普通高等教育系列教材

高等医药院校系列教材

医学物理学学习指导

主　编　万永刚　张　楠

副主编　张立平　王　洁

参　编　王晓东　耿　魁　段文博

机械工业出版社

《医学物理学学习指导》是根据医学物理学课程的基本要求，结合医学学生教学培养的特点，并针对医学学生学习医学物理学课程中存在的问题和遇到的困难，总结多年来的教学实践经验和成果编写的。

　　全书包括医用力学基础、流体的运动、液体的表面现象、振动与波动、静电场、电路、稳恒磁场与电磁感应、波动光学、几何光学、X 射线、原子核物理与核磁共振成像等十一章。各章均包括本章知识要点、解题指导、课后训练及习题答案四个部分。

　　本书可作为高等医学院校各专业的参考书，适合不同层次的教学要求。

图书在版编目（CIP）数据

医学物理学学习指导/万永刚，张楠主编 . —北京：机械工业出版社，2019.5
（2024.8 重印）

高等医药院校系列教材. 普通高等教育系列教材

ISBN 978-7-111-62036-5

Ⅰ.①医…　Ⅱ.①万…②张…　Ⅲ.①医用物理学—高等学校—教学参考资料　Ⅳ.①R312

中国版本图书馆 CIP 数据核字（2019）第 030085 号

机械工业出版社（北京市百万庄大街 22 号　邮政编码 100037）
策划编辑：张金奎　责任编辑：张金奎　任正一
责任校对：樊钟英　封面设计：张　静
责任印制：单爱军
北京虎彩文化传播有限公司印刷
2024 年 8 月第 1 版第 6 次印刷
169mm×239mm · 12.25 印张 · 238 千字
标准书号：ISBN 978-7-111-62036-5
定价：29.80 元

电话服务　　　　　　　　　网络服务
客服电话：010-88361066　　机　工　官　网：www.cmpbook.com
　　　　　010-88379833　　机　工　官　博：weibo.com/cmp1952
　　　　　010-68326294　　金　书　网：www.golden-book.com
封底无防伪标均为盗版　　机工教育服务网：www.cmpedu.com

前　言

　　医学物理学是全国高等医药院校中一门重要的基础理论课程。为了更好地贯彻少而精的原则，让学生在较少的时间内掌握较多的现代医学所需的物理知识，提高学生的自学能力和分析问题、解决问题的能力，我们根据医学物理学课程的基本要求和高等医药院校的实际，编写了这本学习指导。

　　本书分章编写，每章均由以下部分组成：本章知识要点、解题指导、课后训练及习题答案四个部分。

　　"本章知识要点"部分引导学生复习本章的基本内容，并对重点知识进行总结；"解题指导"部分则通过典型例题分析和计算，总结解题的方法，讨论解题技巧，但解题步骤未做统一要求，以便学生根据自己的实际选用；"课后训练"部分强化学生对知识的理解，为学生提供的部分习题只给出答案，未给出解算过程，供学生自我评估使用。

　　参加本书编写的有：万永刚（第一章、第四章、第八章），张楠（第三章、第五章），张立平（第九章、第十章），王洁（第二章），王晓东（第七章），耿魁（第十一章），段文博（第六章）。

　　在本书的编写过程中，参考了大量医学物理学教学工作者编著的教材和学习指导，在此向他们一并表示衷心的感谢！本书适合医学院校五年制本科临床医学、口腔、预防、药学、检验、影像、麻醉等专业使用。

　　本书的编写得到了齐齐哈尔医学院与齐齐哈尔市第六中学领导的关心和大力支持，同时得到了机械工业出版社的支持，在此表示衷心的感谢！

　　由于编者水平有限，本书难免有不当之处，恳请读者和同仁不吝指正。

编　者

2018 年 11 月

目　录

第一章
医用力学基础

一、本章知识要点

（一）刚体的定轴转动

1. 刚体（rigid body）：在任何力的作用下形状和大小都不发生改变的物体称为刚体。若物体在力的作用下形状和大小的改变可以忽略，就可以将其视为刚体。

2. 定轴转动（fixed-axis rotation）：转动物体各质量微元运动轨道的圆心都在一条固定不动的直线上，这条直线叫转轴，这样的运动叫定轴转动。转动是刚体的基本运动形式之一，刚体的一般运动都可分解为平动和转动。

3. 角位移（angular displacement）：刚体绕定轴转动时，刚体上某一垂直于转轴并与转轴相交的直线，在 Δt 时间内转过的角度 $\Delta\theta$ 称为角位移。

4. 角速度（angular velocity）：角速度是描述刚体转动快慢的物理量。刚体在单位时间内的角位移称为角速度，用 ω 表示。

$$\omega = \lim_{\Delta t \to 0} \frac{\Delta\theta}{\Delta t} = \frac{\mathrm{d}\theta}{\mathrm{d}t} \tag{1-1}$$

5. 角加速度（angular acceleration）：单位时间内的角速度的改变量称为角加速度。

$$\alpha = \frac{\mathrm{d}\omega}{\mathrm{d}t} = \frac{\mathrm{d}^2\theta}{\mathrm{d}t^2} \tag{1-2}$$

角位移、角速度、角加速度都是矢量，其方向用右手螺旋法则判定。

6. 角量：以角度为基础来衡量转动情况的物理量（如角位移、角速度、角加速度）统称为角量。

7. 线量：以线度为基础来衡量运动情况的物理量（如位移、速度、加速度）统称为线量。

8. 离转轴的距离为 r 的质点的角量与线量的关系为

位移：　　　$\mathrm{d}s = r\mathrm{d}\theta$ 　　　　　　　　　　　　(1-3)

速度：　　　$v = r\omega$ 　　　　　　　　　　　　　　(1-4)

加速度：　　$a_\mathrm{t} = r\alpha, a_\mathrm{n} = r\omega^2$ 　　　　　　　　　　　(1-5)

9. 刚体做匀变速转动时各个角量之间的关系$(t=0，\omega=\omega_0，\theta=\theta_0)$：

1）角加速度：$\quad\quad\quad\quad\quad\quad\quad\alpha=\mathrm{constant}$

2）角速度：$\quad\quad\quad\quad\quad\quad\quad\omega=\omega_0+\alpha t$ $\quad\quad\quad\quad$ (1-6)

3）角位移：$\quad\quad\quad\quad\quad\quad\Delta\theta=\omega_0 t+\dfrac{1}{2}\alpha t^2$ $\quad\quad\quad\quad$ (1-7)

4）角位置：$\quad\quad\quad\quad\quad\quad\theta=\theta_0+\omega_0 t+\dfrac{1}{2}\alpha t^2$ $\quad\quad\quad$ (1-8)

10. 转动惯量（moment of inertia）：转动物体的动能，其值等于组成物体的各个质点的动能的总和，即

$$E_{\mathrm{k}} = \frac{1}{2}\left(\sum_{i=1}^{n} m_i r_i^2\right)\omega^2 = \frac{1}{2}J\omega^2 \tag{1-9}$$

式中，J 称为转动惯量。

11. 转动惯量的计算：转动惯量是刚体转动惯性的量度，如果刚体的质量是连续分布的，则刚体的转动惯量为

$$J = \int r^2\,\mathrm{d}m = \int r^2 \rho\mathrm{d}V \tag{1-10}$$

决定转动惯量大小的因素：①质量的大小；②质量分布情况（即刚体的形状大小和各部分的密度）；③转轴的位置。

12. 转动定律（law of rotation）：转动物体的角加速度 α 与作用的力矩 M 成正比，与物体的转动惯量 J 成反比，即

$$M=J\,\frac{\mathrm{d}\omega}{\mathrm{d}t}=J\alpha \tag{1-11}$$

13. 质点的角动量（angular momentum）：设质点绕定点 O 旋动，某瞬时的动量 mv 对于点 O 的动量矩，定义为质点对于点 O 的角动量，用 $\boldsymbol{L}$ 表示，即

$$\boldsymbol{L}=\boldsymbol{r}\times m\boldsymbol{v} \tag{1-12}$$

14. 质点系的角动量：质点系对某点 O 的角动量，等于各质点对同一点 O 的角动量的矢量和，即

$$\boldsymbol{L} = \sum_{i=1}^{n} \boldsymbol{r}_i \times m\boldsymbol{v}_i \tag{1-13}$$

15. 绕定轴转动刚体对定轴的角动量：

$$\boldsymbol{L} = \sum_{i=1}^{n} \boldsymbol{r}_i \times m\boldsymbol{v}_i = \left(\sum_{i=1}^{n} mr_i^2\right)\boldsymbol{\omega} = J\boldsymbol{\omega} \tag{1-14}$$

16. 角动量守恒定律（law of conservation of angular momentum）：封闭系统中的内力矩不改变系统的总角动量（或刚体所受的合外力矩等于零时，其角动量保持不变），即：$\sum \boldsymbol{L}_i =$ 恒矢量。

17. 旋进：高速旋转的物体自转轴以角速度 Ω 绕竖直轴转动的现象叫进动（precession），也称为旋进。在重力场中陀螺旋进的角速度为

$$\Omega=\frac{\mathrm{d}\theta}{\mathrm{d}t}=\frac{mgl}{L}=\frac{mgl}{J\omega} \tag{1-15}$$

式中，J 是陀螺的转动惯量。进动角速度 Ω 与 θ 无关，而与自旋角动量 L 成反比。

（二）物体的弹性

1. 形变（deformation）：物体在外力作用下所发生的形状和大小的改变称为形变。形变的种类包括长度改变、体积改变和形状改变。

2. 弹性形变（elastic deformation）：在一定形变限度内，去掉外力后物体能够完全恢复原状，这种形变称为弹性形变。

3. 范（塑）性形变（plastic deformation）：外力超过某一限度后，去掉外力后物体不再能完全恢复原状，这种形变称为范（塑）性形变。

4. 应变（strain）：物体受外力作用时，其长度、形状或体积发生的相对变化称为应变。

5. 正应变（positive strain）：物体受到外力作用时，发生的长度变化 Δl 和物体原来长度 l_0 的比值称为正应变，用 ε 表示。

$$\varepsilon=\frac{\Delta l}{l_0} \tag{1-16}$$

6. 体应变（volume strain）：物体受到压力作用时体积发生变化而形状不变，则体积变化 ΔV 与原体积 V_0 之比称为体应变，用 θ 表示。

$$\theta=\frac{\Delta V}{V_0} \tag{1-17}$$

7. 切应变（shearing strain）：物体受剪切力作用，只发生形状变化而没有体积变化，若设两底面相对偏移距离为 Δx，垂直距离为 d，则剪切的程度以比值 $\Delta x/d$ 来衡量，这一比值称为切应变，用 γ 表示。

$$\gamma=\frac{\Delta x}{d}=\tan\varphi \tag{1-18}$$

说明：①液体无形状变化的弹性，只有体积变化的弹性。但固体两种弹性都有，这是区别液体和固体的标准之一；②应变是量纲为一（无单位）的物理量。它们只是相对地表示形变的程度，而与原来的长度、体积、形状无关。

8. 应变率（strain rate）：应变随时间的变化率，即单位时间内增加或减少的应变称为应变率，它描述的是变形速率。其单位为 s^{-1}。

9. 应力（stress）：应力是指作用在物体内单位截面上的弹性力（内力），它反映物体发生形变时的内力情况。应力的种类：张应力、体应力、切应力。

10. 张应力（tensile stress）：在拉伸应变的情况下，物体内部的任一横截面上单位面积上的力称为张应力，用 σ 表示。

$$\sigma = \frac{F}{S} \tag{1-19}$$

某一点的张应力为

$$\sigma = \lim_{\Delta S \to 0} \frac{\Delta F}{\Delta S} = \frac{\mathrm{d}F}{\mathrm{d}S} \tag{1-20}$$

如果物体两端受到的不是拉力而是压力，物体的长度缩短，张应力此时为负值，也可称为压应力（compressive stress）。

11. 体应力（volume stress）：当物体受到来自各个方向的均匀压力，且物体是各向同性时，可发生体积变化。此时物体内部各个方向的截面上都有同样大小的压应力，或者说具有同样的压强。因此体应力可以用压强 p 表示。

12. 切应力（shearing stress）：当发生切应变时，物体上下两个界面受到与界面平行但方向相反的剪切力的作用。剪切力 F 与截面 S 之比，称为切应力，用 τ 表示。

$$\tau = \frac{F}{S} \tag{1-21}$$

某一点的切应力为

$$\tau = \lim_{\Delta S \to 0} \frac{\Delta F}{\Delta S} = \frac{\mathrm{d}F}{\mathrm{d}S} \tag{1-22}$$

说明：①与截面正交的应力叫正应力，如张应力、压应力。②与截面平行的应力称为切应力。③如果应力的方向和截面成某一角度，则称其为全应力；全应力可分解为正应力和切应力。

13. 弹性（elastic）：在一定形变限度内，去掉外力后物体能够完全恢复变形的特性称为弹性。

14. 塑性（plasticity）：外力除去后变形不能恢复的特性称为**塑性**。

15. 应力-应变关系曲线：应力与应变之间的函数曲线，称为应力-应变关系曲线。

16. 比例极限（proportional limit）：在应力-应变关系曲线上，当应力达到该点之前应力与应变成正比，超过该点之后，应力与应变将不成正比，这一点称为比例极限。

17. 弹性极限（elastic limit）：当应变达到一定值时除去外力后，材料刚好能恢复原状，这一点称为弹性极限。

18. 断裂点（fracture point）：当应力达到某点时，材料断裂，这一点称为断裂点。断裂点的应力称为材料的抗拉强度（tensile strength）。压缩时，断裂点的应力称为抗压强度（compressive strength）。

19. 弹性模量（modulus of elasticity）：应力与应变之比值称为该物体的弹性模量。

20. 杨氏模量（Young's modulus）：材料在受到拉应力或压应力作用时，

在比例极限范围内，应力与应变之比称为杨氏模量，用 E 表示。

$$E = \frac{\sigma}{\varepsilon} = \frac{F/S}{\Delta l / l_0} = \frac{l_0 F}{S \Delta l} \tag{1-23}$$

21. 体积模量（bulk modulus）：在体积形变中，压强与体应变的比值称为体积模量，以符号 K 表示。

$$K = \frac{-p}{\theta} = -\frac{p}{\Delta V / V_0} = -V_0 \frac{p}{\Delta V} \tag{1-24}$$

式中，负号表示体积缩小时压强是增加的。体积模量的倒数，称为压缩率（compressibility），记为 k。

$$k = \frac{1}{K} = -\frac{\Delta V}{p V_0} \tag{1-25}$$

22. 切变模量（shear modulus）：在剪切情况下，在一定弹性范围内，切应力与切应变成正比。切应力与切应变之比值称为切变模量，用 G 表示。

$$G = \frac{\tau}{\gamma} = \frac{F/S}{\varphi} = \frac{Fd}{S \Delta x} \tag{1-26}$$

弹性模量表示物体变形的难易程度，弹性模量越大，物体越不容易变形。当物体受力较小时，应力与应变成正比，比例系数——弹性模量为常量；当物体受力较大时，应力与应变表现为非线性关系，弹性模量与变形有关（不为常量），而这样的物体称为非线性弹性体。

（三）骨骼和肌肉的力学性质

1. 骨骼的力学性质：骨骼是典型的非线性弹性体。与一般的金属材料不同，骨骼具有各向异性的力学性质，即在不同方向载荷作用下表现出不同的力学性能。骨骼的变形、破坏与其受力方式有关。人体的骨骼受不同方式的力或力矩作用时会有不同的力学变化。根据外力和外力矩的方向，将骨骼的受力分为拉伸、压缩、剪切、弯曲、扭转。作用于人体骨骼上的载荷往往是上述几种载荷的复合作用。

2. 肌肉的力学特性：与一般材料特性不同，肌肉收缩时产生的内部拉力（一般称张力）变化主要依赖于肌节内结构的变化，在肌节处于休息长度时（$2\mu m$ 左右）张力最大，但当肌节长度达到 $3.6\mu m$ 后，主动张力却变为零。肌纤维具有主动收缩性，整块肌肉伸缩时的张力应为主动张力与被动张力之和。肌肉生理横截面的增加会导致肌肉收缩力的增加，但不会影响肌肉收缩速度。

二、解题指导——典型例题

【例 1-1】 一汽车沿 x 轴运动，其速度为 $v = 10 + 4t^2 (\mathrm{m \cdot s^{-1}})$，当 $t=0$ 时，汽车在原点右 20m 处；求：（1）$t=4s$ 时汽车的加速度；（2）在上述时刻汽车的位置。

已知：$v=10+4t^2$（$\text{m}\cdot\text{s}^{-1}$），当 $t=0$ 时，$x=20\text{m}$；求：(1) $t=4\text{s}$ 时，$a=$？
(2) $t=4\text{s}$ 时，$x=$？

解：(1) 加速度 $\quad a=\dfrac{\mathrm{d}v}{\mathrm{d}t}=\dfrac{\mathrm{d}(10+4t^2)}{\mathrm{d}t}=8t$（$\text{m}\cdot\text{s}^{-2}$）

当 $t=4\text{s}$ 时 $\qquad\qquad\qquad a=(8\times4)\,\text{m}\cdot\text{s}^{-2}=32\,\text{m}\cdot\text{s}^{-2}$

(2) 因为 $v=\dfrac{\mathrm{d}x}{\mathrm{d}t}$，所以

$$\mathrm{d}x=v\mathrm{d}t=(10+4t^2)\mathrm{d}t$$

积分可得 $\qquad\qquad\quad x=\int(10+4t^2)\mathrm{d}t=10t+\dfrac{4}{3}t^3+C$

当 $t=4\text{s}$ 时，$x=20\text{m}$，代入上式得：$C=20$。所以

$$x=10t+\dfrac{4}{3}t^3+20$$

因此当 $t=4\text{s}$ 时，$x=145.3\text{m}$。

答：$t=4\text{s}$ 时汽车的加速度为 $32\,\text{m}\cdot\text{s}^{-2}$；此时刻汽车距原点 145.3m。

【例 1-2】 质点沿 x 轴运动，加速度和速度的关系是：$a=-kv$，式中 k 为常量；$t=0$ 时，$x=x_0$，$v=v_0$；求质点的运动方程。

已知：$a=-kv$，当 $t=0$ 时，$x=x_0$，$v=v_0$；**求**：运动方程 $x=$？

解：由 $a=\dfrac{\mathrm{d}v}{\mathrm{d}t}=-kv$，分离变量积分有

$$\int_{v_0}^{v}\frac{\mathrm{d}v}{v}=\int_{0}^{t}-k\mathrm{d}t$$

积分得 $\qquad\qquad\qquad\qquad v=v_0\mathrm{e}^{-kt}$

又由 $v=\dfrac{\mathrm{d}x}{\mathrm{d}t}$，有 $\qquad\qquad \int_{x_0}^{x}\mathrm{d}x=\int_{0}^{t}v_0\mathrm{e}^{-kt}\mathrm{d}t$

完成积分即得运动方程 $\qquad x=x_0+\dfrac{v_0}{k}(1-\mathrm{e}^{-kt})$

答：质点的运动方程为 $x=x_0+\dfrac{v_0}{k}(1-\mathrm{e}^{-kt})$。

【例 1-3】 如图 1-1 所示，物体 1 和物体 2 的质量分别为 m_1 与 m_2，滑轮的转动惯量为 J，半径为 r。

(1) 如物体 2 与桌面间的摩擦因数为 μ，求系统的加速度 a 及绳中的张力 F_{T1} 和 F_{T2}（设绳子与滑轮间无相对滑动，滑轮与转轴无摩擦）；

(2) 如物体 2 与桌面间为光滑接触，求系统的加速度 a 及绳中的张力 F_{T1} 和 F_{T2}。

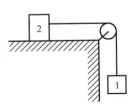

图 1-1

已知：m_1，m_2，J，r；求：（1）物体 2 与桌面间的摩擦因数为 μ 时，$a=?$ $F_{T1}=?$ $F_{T2}=?$（2）当 $\mu=0$ 时，$a=?$ $F_{T1}=?$ $F_{T2}=?$

解：（1）用隔离法，分别画出三个物体的受力图，如图 1-2-a、b、c 所示。对物体 1，在竖直方向应用牛顿运动定律：

$$F_{T1}-mg=m_1(-a)$$

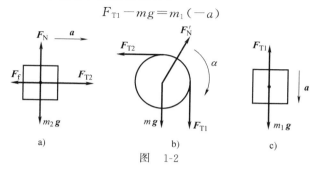

图 1-2

对物体 2，在水平方向和竖直方向分别应用牛顿运动定律：

$$F_{T2}-\mu F_N=m_2 a$$
$$F_N-m_2 g=0$$

对滑轮，应用转动定律： $\qquad F_{T2}r-F_{T1}r=J(-\alpha)$

并利用关系：$a=r\alpha$，由以上各式，解得

$$a=\frac{m_1-\mu m_2}{m_1+m_2+\dfrac{J}{r^2}}g$$

$$F_{T1}=\frac{m_2+\mu m_2+\dfrac{J}{r^2}}{m_1+m_2+\dfrac{J}{r^2}}m_1 g$$

$$F_{T2}=\frac{m_1+\mu m_1+\mu\dfrac{J}{r^2}}{m_1+m_2+\dfrac{J}{r^2}}m_2 g$$

（2）$\mu=0$ 时： $\qquad a=\dfrac{m_1}{m_1+m_2+\dfrac{J}{r^2}}g=\dfrac{m_1 r^2 g}{m_1 r^2+m_2 r^2+J}$

$$F_{T1}=\frac{m_2+\dfrac{J}{r^2}}{m_1+m_2+\dfrac{J}{r^2}}m_1 g=\frac{(m_2 r^2+J)m_1 g}{m_1 r^2+m_2 r^2+J}$$

$$F_{T2}=\frac{m_1}{m_1+m_2+\dfrac{J}{r^2}}m_2 g=\frac{m_1 m_2 r^2 g}{m_1 r^2+m_2 r^2+J}$$

答：略。

【例 1-4】 电风扇开启电源时，经 t_1 时间达到额定转速 ω_0，关闭电源后经时间 t_2 停止。设电风扇的转动惯量为 J，且电动机的电磁力矩与摩擦力矩为恒量。求电动机的电磁力矩。

已知： t_1，ω_0，t_2，J；**求：** $M=?$

解： 设电动机的电磁力矩、摩擦力矩分别为 M、M_f 且恒定，电风扇开启时受电磁力矩与摩擦力矩的作用，即

$$M-M_f=J\alpha_1$$

当电风扇达到额定转速时 $\qquad \omega_0=\alpha_1 t_1$

电风扇关闭过程中，只受到摩擦力矩的作用，即

$$-M_f=J\alpha_2$$

停止时 $\qquad \omega_0+\alpha_2 t_2=0$

解此联立方程组得 $\qquad M=J\omega_0\left(\dfrac{1}{t_1}+\dfrac{1}{t_2}\right)$

答： 电动机的电磁力矩为 $J\omega_0\left(\dfrac{1}{t_1}+\dfrac{1}{t_2}\right)$。

【例 1-5】 一质量为 m、半径为 R 的均匀质量圆盘绕通过盘心且垂直于盘面的光滑轴以 ω_0 的角速度转动。现将盘置于粗糙的水平桌面上，圆盘与桌面间的摩擦因数为 μ。求圆盘经过多少时间、转几圈后停下来？

已知： m，R，ω_0，μ；**求：** $t=?$ $N=?$

解： 摩擦力是分布在整个盘面上的，如图 1-3 所示，计算摩擦力的力矩时，应将圆盘分为无限多个半径为 r、宽为 dr 的圆环积分。故摩擦力矩为

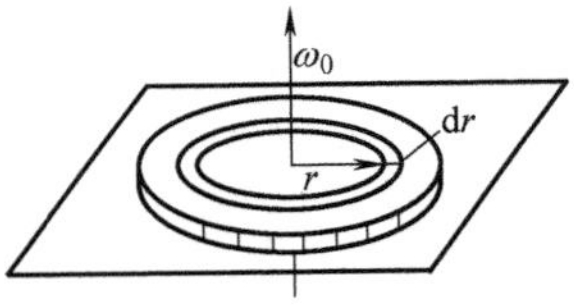

图 1-3

$$M=\int_0^R -\mu gr\,\frac{m}{\pi R^2}\cdot 2\pi r\,dr=-\frac{2}{3}\mu mgR$$

设 ω_0 的方向为正方向，由 $J=\dfrac{1}{2}mR^2$ 得

$$\alpha=\frac{M}{J}=-\frac{4\mu g}{3R}$$

由 $\omega=\omega_0+\alpha t=0$ 得

$$t=-\frac{\omega_0}{\alpha}=\frac{3R\omega_0}{4\mu g}$$

又由 $\omega^2-\omega_0^2=2\alpha\Delta\theta$，停下来时 $\omega=0$，所以停下来前转过的圈数为

$$N=\frac{\Delta\theta}{2\pi}=-\frac{\omega_0^2}{4\pi\alpha}=\frac{3R\omega_0^2}{16\pi\mu g}$$

答：圆盘经$\dfrac{3R\omega_0}{4\mu g}$（s）、转$\dfrac{3R\omega_0^2}{16\pi\mu g}$圈后停下来。

【例 1-6】　如图 1-4 所示，线密度为 ρ，质量为 m 的均匀细杆与转轴（y 轴）的夹角为 α，求其转动惯量。

已知：ρ，m，α；**求：**$J=$？

解：在杆上 l 处任取微元 $\mathrm{d}m$，显然，$\mathrm{d}m=\rho\mathrm{d}l$。

而细杆的总长度：$l_0=\dfrac{m}{\rho}$，于是由 $J=\displaystyle\int_V r^2\mathrm{d}m$ 得

$$J=\int_V r^2\mathrm{d}m=\int_0^{l_0}(l\sin\alpha)^2\rho\mathrm{d}l=\frac{1}{3}\rho l_0^3\sin^2\alpha=\frac{1}{3}ml_0^2\sin^2\alpha$$

答：其转动惯量为 $\dfrac{1}{3}ml_0^2\sin^2\alpha$。

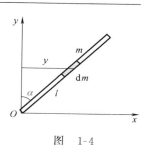

图　1-4

【例 1-7】　如图 1-5 所示，质量为 M、长为 l 的均匀直棒，可绕垂直于棒的一端的水平轴 O 无摩擦地转动。它原来静止在平衡位置上，现有一质量为 m 的弹性小球飞来，正好在棒的下端与棒垂直地相撞。相撞后，使棒从平衡位置处摆动到最大角度 $\theta=30°$ 处。（1）设碰撞为弹性碰撞，试计算小球初速 v_0 的值。（2）相撞时，小球受到多大的冲量？

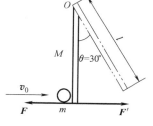

图　1-5

已知：M，l，m，$\theta=30°$；**求：**$v_0=$？ $I=$？

解：设碰后小球速度为 v，棒转速为 ω，因为弹性碰撞，所以

$$\frac{1}{2}mv_0^2=\frac{1}{2}mv^2+\frac{1}{2}J\omega^2 \tag{1}$$

又因为系统合外力矩为 0，所以角动量守恒，有

$$mv_0l=mvl+J\omega \tag{2}$$

碰撞后机械能守恒，所以　　$\dfrac{1}{2}J\omega^2=Mg(1-\cos 30°)$ $\tag{3}$

又　　　　　　　　　　　　$J=\dfrac{1}{3}Ml^2$ $\tag{4}$

由式（3）、式（4）得　　$\omega=\sqrt{\dfrac{3g\left(1-\dfrac{\sqrt{3}}{2}\right)}{l}}$

代入式（1）、式（2）得　　$v_0=\dfrac{\sqrt{6(2-\sqrt{3})}}{12}\dfrac{3m+M}{m}\sqrt{gl}$

方法一：
$$v = v_0 - \frac{J\omega}{ml} = \frac{6m - 2M}{12m}\sqrt{3\left(1 - \frac{\sqrt{3}}{2}\right)gl}$$

故
$$I = \int_{t_1}^{t_2} F\,\mathrm{d}t = mv - mv_0 = -M\frac{\sqrt{3\left(1 - \frac{\sqrt{3}}{2}\right)gl}}{3}$$

方法二：利用牛顿第三定律

$$\int_{t_1}^{t_2} M\mathrm{d}t = J\omega \Rightarrow \int_{t_1}^{t_2} F'l\,\mathrm{d}t = l\int_{t_1}^{t_2} F'\,\mathrm{d}t = J\omega \Rightarrow \int_{t_1}^{t_2} F'\,\mathrm{d}t = \frac{J\omega}{l}$$

因为 $F = -F'$，所以

$$I = \int_{t_1}^{t_2} F\,\mathrm{d}t = -\int_{t_1}^{t_2} F'\,\mathrm{d}t = -\frac{J\omega}{l} = -M\frac{\sqrt{3\left(1 - \frac{\sqrt{3}}{2}\right)gl}}{3}$$

答：小球初速 v_0 的值为 $\frac{\sqrt{6\,(2-\sqrt{3})}}{12}\frac{3m+M}{m}\sqrt{gl}$；相撞时，小球受到的冲量大小为 $M\frac{\sqrt{3\left(1 - \frac{\sqrt{3}}{2}\right)gl}}{3}$。

【例 1-8】 已知铅的密度为 $11.3\times10^3\,\mathrm{kg\cdot m^{-3}}$，其极限强度为 $2\times10^7\,\mathrm{kg\cdot m^{-2}}$，问应悬多长一根铅丝，其本身的重量就足以使它拉断？

已知：$\rho = 11.3\times10^3\,\mathrm{kg\cdot m^{-3}}$，$\sigma = 2\times10^7\,\mathrm{kg\cdot m^{-2}}$；**求**：$L = ?$

解：设铅丝的长度为 L，横截面面积为 S，则铅丝所受的最大拉力等于该段铅丝的重力，即

$$F = mg = LS\rho g$$

因为
$$\sigma = \frac{F}{S} = \frac{LS\rho g}{S} = L\rho g$$

所以
$$L = \frac{\sigma}{\rho g} = 180\mathrm{m}$$

答：所悬铅丝的长度为 180m 时其本身的重量就足以将它拉断。

【例 1-9】 如图 1-6 所示，用夹剪剪断直径为 3mm 的铅丝。若铅丝的剪切极限应力为 $100\times10^6\,\mathrm{N\cdot m^{-2}}$，试问需要多大的力 F？若销钉的直径为 8mm，试求销钉内的切应力。

已知：$d_{铅丝} = 3\times10^{-3}\,\mathrm{m}$，$d_{销钉} = 8\times10^{-3}\,\mathrm{m}$，

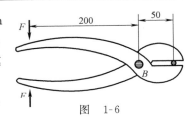

图 1-6

$\tau_{极限}=100\times10^6\,\mathrm{N\cdot m^{-2}}$;**求**:$F=?$ $\tau_{销钉}=?$

解:(1)铅丝和销钉的横截面面积各为

$$S_{铅丝}=\frac{1}{4}\pi d^2=\frac{1}{4}\times3.14\times(3\times10^{-3})^2\,\mathrm{m^2}=7.1\times10^{-6}\,\mathrm{m^2}$$

$$S_{销钉}=\frac{1}{4}\pi d^2=\frac{1}{4}\times3.14\times(8\times10^{-3})^2\,\mathrm{m^2}=50.2\times10^{-6}\,\mathrm{m^2}$$

剪断铅丝的剪切力为

$$F_{铅丝}\geqslant\tau_{极限}S=(100\times10^6\times7.1\times10^{-6})\,\mathrm{N}=710\mathrm{N}$$

剪断铅丝需要的力:

$$F\times200=F_{铅丝}\times50,\ F=\frac{50}{200}\times710\mathrm{N}=177.5\mathrm{N}$$

(2)销钉所受的剪切力为 $\qquad F_{销钉}=F+F_{铅丝}=(177.5+710)\mathrm{N}=887.5\mathrm{N}$

销钉内的切应力为 $\qquad \tau_{销钉}=\dfrac{F_{销钉}}{S_{销钉}}=\dfrac{887.5}{50.2\times10^{-6}}\,\mathrm{N\cdot m^{-2}}=1.77\times10^7\,\mathrm{N\cdot m^{-2}}$

答:至少需要 177.5N 的力,销钉内的切应力为 $1.77\times10^7\,\mathrm{N\cdot m^{-2}}$。

【例 1-10】 质量为 20kg 的重物系于原长为 0.5m、半径为 0.08m 的钢丝一端,使重物在竖直平面内做圆周运动,当重物转到圆周最低点时角速度为 $2\,\mathrm{rad\cdot s^{-1}}$;求:重物经最低点时钢丝的伸长量(钢丝的杨氏模量为 $2\times10^{11}\,\mathrm{N\cdot m^{-2}}$)。

已知:$m=20\mathrm{kg}$,$l_0=0.5\mathrm{m}$,$r=0.08\mathrm{m}$,$\omega=2\mathrm{rad\cdot s^{-1}}$,$E=2\times10^{11}$ $\mathrm{N\cdot m^{-2}}$;**求**:$\Delta l=?$

解:因为:$E=\dfrac{\sigma}{\varepsilon}=\dfrac{F/S}{\varepsilon}$,所以:$\varepsilon=\dfrac{F}{E\cdot S}$。

重物在最低点时对钢丝的拉力为

$$F=mg+m\omega^2l_0=m(g+\omega^2l_0)\quad 即\quad \varepsilon=\frac{m(g+\omega^2l_0)}{E\cdot S}$$

所以 $\qquad \Delta l=\varepsilon l_0=\dfrac{ml_0(g+\omega^2l_0)}{E\cdot S}=\dfrac{ml_0(g+\omega^2l_0)}{E\cdot\pi r^2}=2.94\times10^{-4}\,\mathrm{m}$

答:即重物经最低点时钢丝的伸长量为 $2.94\times10^{-4}\mathrm{m}$。

【例 1-11】 如图 1-7 所示,试求自由悬挂的直杆由自重引起的应力和变形。设杆长 l、截面面积 S、密度 ρ 及杨氏模量 E 均已知。

解:在杆上 x 处取一横截面,此截面的内力为

$$F_x=\rho Sx$$

该截面的应力为 $\qquad\qquad \sigma_x=\dfrac{F_x}{S}=\rho x$

由上式可知 $\sigma_{\max}=\rho l$,故悬挂端的内力最大。

先计算 $\mathrm{d}x$ 微元段的伸长量 $\Delta(\mathrm{d}x)$：

$$\Delta(\mathrm{d}x) = \frac{Fl}{ES} = \frac{F(x)\mathrm{d}x}{ES}$$

积分可得整个杆件的总伸长

$$\Delta l = \int_0^l \frac{F(x)\mathrm{d}x}{ES} = \int_0^l \frac{\rho Sx}{ES}\mathrm{d}x = \frac{\rho}{E}\int_0^l x\mathrm{d}x = \frac{\rho l^2}{2E}$$

或

$$\Delta l = \frac{(\rho l S)l}{2SE} = \frac{Gl}{2SE}$$

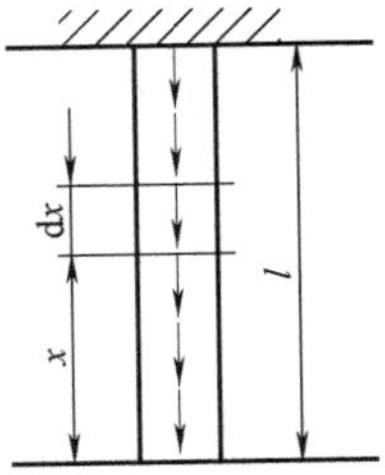

图 1-7

式中，G 为整个杆的重量。

答：直杆由自重引起的应力和变形分别为 ρl 和 $\dfrac{Gl}{2SE}$。

【例 1-12】 弹跳蛋白是一种存在于跳蚤的弹跳机构中和昆虫的飞翔机构中的弹性蛋白，其杨氏模量接近于橡皮。今有一截面面积为 $30\mathrm{cm}^2$ 的弹跳蛋白，在 270N 力的拉伸下，长度变为原长的 1.5 倍，求其杨氏模量。

解：假设这条弹跳蛋白的长度为 l_0，由题意给出的条件，拉长后的长度为

$$l_0 + \Delta l = 1.5l_0$$

故得正应变

$$\varepsilon = \frac{\Delta l}{l_0} = 0.5$$

再根据张应力的定义

$$\sigma = \frac{F}{S}$$

得这条弹跳蛋白的张应力

$$\sigma = \frac{F}{S} = \frac{270}{0.003}\mathrm{N \cdot m^2} = 9 \times 10^4 \mathrm{N \cdot m^{-2}}$$

所以，其杨氏模量为

$$E = \frac{\sigma}{\varepsilon} = \frac{9 \times 10^4}{0.5}\mathrm{N \cdot m^2} = 1.8 \times 10^5 \mathrm{N \cdot m^{-2}}$$

答：其杨氏模量为 $1.8 \times 10^5 \mathrm{N \cdot m^{-2}}$。

三、课后训练

(一) 填空题

1. 应用牛顿运动定律研究物体的机械运动时，所选用的参考系必须是_____。

2. 某质点的运动方程 $x = 3t - 5t^3 + 6$ (SI)，则该质点做_____直线运动，加速度沿 x 轴_____方向。

3. 一运动质点的速率 v 与路程 s 的关系为 $v = 1 + s^2$，则其切向加速度以路程 s 来表示的表达式为 $a_\tau = $_____。

4. 某物体的运动规律为 $\dfrac{\mathrm{d}v}{\mathrm{d}t} = -kv^2t$，式中 k 为常数，当 $t=0$ 时，初速度为 v_0，则速度 v 与时间的函数关系为_____。

5. 当刚体所受的合外力矩为零时，刚体的_____守恒。

6. 保守力做功与_____无关，只与_____有关。

7. 转动惯量是物体_____大小的量度。

8. 长为 l、质量为 m 的均质细杆，以角速度 ω 绕过杆端点垂直于杆的水平轴转动，杆的动量大小为_____，杆绕转动轴的动能为_____，动量矩为_____。

9. 一人站在转动的转台上，在他伸出的两手中各握有一个重物，若此人向着胸部缩回他的双手及重物，忽略所有摩擦，则系统的转动惯量_____，系统的转动角速度_____，系统的角动量_____，系统的转动动能_____。（填增大、减小或保持不变）

10. 半径为 $r=1.5\mathrm{m}$ 的飞轮，初角速度 $\omega_0=10\mathrm{rad \cdot s^{-1}}$，角加速度 $\beta=-5\mathrm{rad \cdot s^{-2}}$，若初始时刻角位移为零，则在 $t=$_____时角位移再次为零，而此时边缘上点的线速度 $v=$_____。

11. 飞轮做匀减速运动，在 5s 内角速度由 $40\pi\ \mathrm{rad \cdot s^{-1}}$ 减到 $10\pi\ \mathrm{rad \cdot s^{-1}}$，则飞轮在这 5s 内总共转过了_____圈，飞轮再经_____的时间才能停止转动。

12. 一转台绕竖直固定轴转动，每 10s 转一周，转台对轴的转动惯量为 $800\mathrm{kg \cdot m^2}$。质量为 50kg 的人开始时站在台的中心，随后沿半径向外跑去，当此人离转台中心为 2m 时，转台的角速度为_____ $\mathrm{rad \cdot s^{-1}}$。

13. 某机器上的飞轮的转动惯量为 $60\mathrm{kg \cdot m^2}$，转动的角速度为 $30\mathrm{rad \cdot s^{-1}}$，在制动力矩的作用下，飞轮经过 20s 匀减速地停止转动，它受到的制动力矩为_____。

14. 质量为 m、半径为 R、轴与圆环平面垂直并且通过其圆心的均匀薄圆环的转动惯量为_____。

15. 质量为 m、长为 l 的均质细棒，可绕垂直于棒的一端的水平轴转动。先将此棒放在水平位置，然后任其下落。在开始转动时角加速度为_____；下落到竖直位置时的动能为_____；下落到竖直位置时的角加速度为_____。

16. 物体在外力作用下所发生的形状和大小的改变称为_____，它又分为_____和_____。

17. 描述长度、体积和形状这三种形变程度的物理量分别称为_____、_____和_____。

18. 应力是指作用于物体_____的弹性内力，它反映了物体发生形变时的_____。

19. 如图 1-8 所示，为一展性金属的应力-应变曲线。图中 a 点为_____，

b 点为_____，c 点为_____。Oa 段表示_____；ab 段表示_____；bc 段表示_____。若 b、c 两点相距较远，则说明材料具有_____；若 b、c 两点相距较近，则说明材料具有_____。

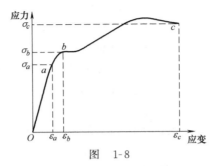

图　1-8

20. 在线弹性范围内，某一物体应力与应变的比值，称为该物体的_____。

21. 一横截面面积为 1.5cm^2 的圆柱形物体，在其一端施加 100N 的压力，其长度缩短了 0.0065%，则物体的杨氏模量为_____ $\text{N} \cdot \text{m}^{-2}$。

22. 某人的胫骨长 0.4m，横截面面积为 5cm^2，如果此骨支持其整个体重 51kg，则其长度缩短的部分为_____ m。

23. 胡克定律描述为在比例极限范围内_____与_____成正比。

24. 人的股骨的平均横截面面积为 10^{-3}m^2，长为 0.4m，已知其杨氏模量为 $0.9 \times 10^{10}\text{N} \cdot \text{m}^{-2}$。问受压时劲度系数是_____。

（二）选择题

1. 下列运动方程中，a、b 为常数，其中代表匀变速直线运动的是 〔　　　〕。

A. $x = a + bt^2$　　　　B. $x = a + b^2 t$　　　　C. $x = a + bt$　　　　D. $x = a + bt^3$

2. 质点做直线运动，已知：$\dfrac{\mathrm{d}v}{\mathrm{d}t} = -kv^2 t$，$t = 0$ 时，$v = v_0$，其中 k 是正的常数，则 〔　　　〕。

A. $v = \dfrac{1}{2}kt^2 + v_0$　　　　　　　　　　B. $v = -\dfrac{1}{2}kt^2 + v_0$

C. $\dfrac{1}{v} = \dfrac{1}{2}kt^2 + \dfrac{1}{v_0}$　　　　　　　　　　D. $\dfrac{1}{v} = -\dfrac{1}{2}kt^2 + v_0$

3. 质量为 10kg 的物体在力 $F = 3 + 4t$ 作用下，从静止开始做直线运动，3s 后物体的速度为 〔　　　〕。

A. $1.8\text{m} \cdot \text{s}^{-1}$　　　　B. $2.7\text{m} \cdot \text{s}^{-1}$　　　　C. $3.6\text{m} \cdot \text{s}^{-1}$　　　　D. $4.5\text{m} \cdot \text{s}^{-1}$

4. 甲、乙两个金属圆盘的质量和厚度均相等，它们的密度之比为 3:2。它们都绕通过圆心且垂直于直径的轴转动，则它们的转动惯量之比为 〔　　　〕。

A. 1:1　　　　B. 3:2　　　　C. 2:3　　　　D. 4:9

5. 两物体的转动惯量相等，当其角速度之比为 3:1 时，两物体的转动动能

之比为 〔　　〕。

  A. 3:1   B. 1:3   C. 9:1   D. 1:9

  6. 两物体的转动动能相等，当其转动惯量之比为 2:1 时，两物体的角速度之比为 〔　　〕。

  A. 2:1   B. 1:2   C. $\sqrt{2}:1$ D. $1:\sqrt{2}$

  7. 有一均匀细棒长为 l，设轴线通过棒的中心时转动惯量为 I_1，轴线通过棒的一端时转动惯量为 I_2，则 I_1 与 I_2 的比为 〔　　〕。

  A. 4:9   B. 1:3   C. 1:4   D. 4:1

  8. 一个均匀的 3/4 圆弧形金属丝，质量为 m，半径为 r，绕通过弧的曲率中心且垂直于半径的轴转动，其转动惯量为 〔　　〕。

  A. mr^2 B. $3mr^2/4$ C. $mr^2/4$ D. $mr^2/2$

  9. 两个完全相同的飞轮绕同一轴分别以 ω 和 2ω 的角速度沿同一方向旋转，某一时刻突然耦合在一起。若将这两个飞轮看成一个系统，则耦合后系统的动能为耦合前的 〔　　〕倍。

  A. 1   B. 0.9   C. 0.5   D. 2

  10. 长为 2m、宽为 1cm、高为 2cm 的金属体，在两端各加 100N 的拉力，则金属块的应力为 〔　　〕。

  A. $0.5\times10^{-6}\mathrm{N\cdot m^{-2}}$ B. $1.0\times10^{-6}\mathrm{N\cdot m^{-2}}$

  C. $2.0\times10^{-6}\mathrm{N\cdot m^{-2}}$ D. $2.5\times10^{-6}\mathrm{N\cdot m^{-2}}$

  11. 长为 l_0 的金属丝受力作用时长度变为 l，此时金属丝的正应变为〔　　〕。

  A. $\dfrac{l-l_0}{l}$ B. $\dfrac{l-l_0}{l_0}$ C. $\dfrac{l_0-l}{l_0}$ D. $\dfrac{l_0-l}{l}$

  12. 边长为 d 的正方体物块，在剪切力 F 作用下的变形如图 1-9 所示，则该物块的切变模量为 〔　　〕。

  A. $\dfrac{F}{d^2\Delta x}$ B. $\dfrac{F}{d\Delta x}$

  C. $\dfrac{Fd}{\Delta x}$ D. $\dfrac{F\Delta x}{d}$

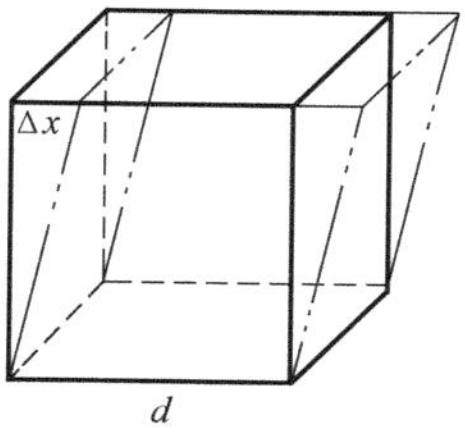

图 1-9

  13. 应力是指 〔　　〕。

A. 作用在物体单位面积上的拉力

B. 作用在物体任意单位横截面面积上的内力

C. 产生拉伸应变的那个力

D. 作用在物体内任意一点的力

  14. 把一块不锈钢放在稳定流动的深水中，它所受到的应力为 〔　　〕。

A. 压应力   B. 切应力

C. 切应力和压应力   D. 张应力和切应力

15. 横截面面积为 $0.06cm^2$、抗拉强度为 $1.2 \times 10^9 N \cdot m^{-2}$ 的物体，它能承受的最大负荷是 [   ]。

     A. $7.2 \times 10^3 N$ B. $1.2 \times 10^9 N$ C. $7.2 \times 10^6 N$ D. $2.4 \times 10^3 N$

16. 水的体积模量为 $2 \times 10^9 N \cdot m^{-2}$，欲使水的体积缩小 $1/1000$，所需的压强为 [   ]。

     A. $2 \times 10^4 Pa$ B. $2 \times 10^5 Pa$ C. $2 \times 10^6 Pa$ D. $2 \times 10^{11} Pa$

17. 杨氏模量为 $9 \times 10^9 N \cdot m^{-2}$、横截面面积为 $4cm^2$ 的密质骨，在 $10^4 N$ 的压力作用下的应变为 [   ]。

     A. 2.25×10^{-3} B. 4.44×10^{-3} C. 2.78×10^{-3} D. 5.60×10^{-3}

18. 长度为 l_0、横截面面积为 S 的某弹性物体，其杨氏模量为 E，在力的作用下伸长至 l，则该物体所增加的弹性势能为 [   ]。

     A. $\dfrac{1}{2} ES (l - l_0)^2$ B. $\dfrac{1}{2} \dfrac{S l_0}{E} (l - l_0)^2$

     C. $\dfrac{1}{2} \dfrac{ES}{l_0} (l - l_0)^2$ D. $\dfrac{1}{2} \dfrac{l_0}{ES} (l - l_0)^2$

19. 如图 1-10 所示为密质骨的应力-应变曲线，在拉伸时，开始一段是直线，应力与应变服从胡克定律。从曲线可以看出，拉伸时的杨氏模量要比压缩时的杨氏模量 [   ]。

     A. 大   B. 小   C. 相等   D. 无法确定

20. 如图 1-11 所示为主动脉弹性组织的应力-应变曲线，由图可见其弹性极限十分接近断裂点，这说明 [   ]。

A. 主动脉弹性很小

B. 只要主动脉不被拉断，在外力作用下都能恢复原状

C. 主动脉脆性很大

D. 主动脉有很弱的抗拉强度

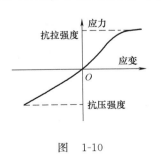

图 1-10

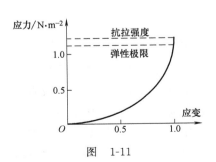

图 1-11

21. 在上图题中还可以看出，主动脉应变可达到 1.0，这表明 [   ]。

A. 它可以伸长到与原长一样　　　　B. 它可以伸长到原长的 2 倍

C. 它可以缩短到原长的 1/10　　　　D. 它可以缩短到原长的 1/2

（三）计算题

1. 一质点沿 x 轴做直线运动，加速度为 $a=-kv$，式中 k 为常数，当 $t=0$ 时，$x=x_0$，$v=v_0$，求任意时刻质点的速度和位置。

2. 一质点沿 x 轴运动，加速度 a 与位置坐标 x 的关系为 $a=2+6x^2$（SI），如果质点在原点处的速度为零，试求质点在任意位置的速度。

3. 长度为 5m 的梯子，顶端斜靠在竖直的墙上。设 $t=0$ 时，顶端离地面 4m，当顶端以 $2\mathrm{m\cdot s^{-1}}$ 的速度沿墙面匀速下滑时；求：（1）梯子下端的运动方程；并画出 $x\text{-}t$ 图和 $v\text{-}t$ 图（设梯子下端与上端离墙角的距离分别为 x 和 y）；（2）在 $t=1$s 时下端的速度。

4. 如图 1-12 所示，质点 P 在水平面内沿一半径 $R=2$m 的圆轨道转动。转动的角速度 ω 与时间 t 的关系为 $\omega=kt^2$（k 为常量），已知 $t=2$s 时质点 P 的速度为 $32\mathrm{m\cdot s^{-1}}$。试求 $t=1$s 时，质点 P 的速度与加速度的大小。

5. 有一质量为 m_1、长为 l 的均匀细棒，静止平放在滑动摩擦因数为 μ 的水平桌面上，它可绕通过其端点 O 且与桌面垂直的固定光滑轴转动。另有一水平运动的质量为 m_2 的小滑块，从侧面垂直于棒与棒的另一端 A 相撞，设碰撞时间极短，已知小滑块在碰撞前后的速度分别为 v_1 和 v_2，如图 1-13 所示。求碰撞后从细棒开始转动到停止转动的过程所需的时间（已知棒绕 O 点的转动惯量 $J=m_1l^2/3$）。

6. 如图 1-14 所示，空心圆环可绕光滑的竖直固定轴 AC 自由转动，转动惯量为 J_0，环的半径为 R，初始时环的角速度为 ω_0。质量为 m 的小球静止在环内最高处 A 点，由于某种微小干扰，小球沿环向下滑动，问小球滑到与环心 O 在同一高度的 B 点和环的最低处的 C 点时，环的角速度及小球相对于环的速度各为多大？（设环的内壁和小球都是光滑的，小球可视为质点，环截面半径 $r\ll R$。）

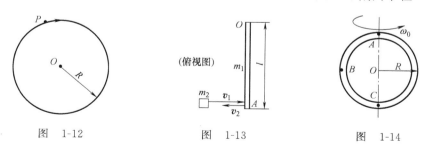

图　1-12　　　　　　　　图　1-13　　　　　　　　图　1-14

7. 在边长为 0.2m 的立方体的两个相对面上各施加 9.8×10^2N 的切向力，它们大小相等，方向相反。施力后两相对面的位移为 0.0001m。求物体的切变模量。

8. 一铜杆长 2m，横截面面积为 $2.0\mathrm{cm^2}$，另一钢杆长 L，横截面面积为

$1.0 cm^2$，现在将两杆接牢，然后在两杆外端施加反向相等的拉力 $3 \times 10^4 N$。钢的杨氏模量为 $1.1 \times 10^{11} N \cdot m^2$，铜的杨氏模量为 $2.3 \times 10^{11} N \cdot m^2$。求两杆中的应力。

9. 一生铁圆柱高 3m，横截面面积为 $0.02 m^2$。求：10t 重物可把它压缩多少？

10. 建筑工地在建一座高塔，砌高塔用的砖的抗压强度为 $8 \times 10^6 N \cdot m^{-2}$，为安全起见，要使最下面一层的砖只受到抗压强度 1/10 的压强，求高塔能砌多高？（砖的密度为 $1.6 \times 10^3 kg \cdot m^{-3}$，并设高塔的横截面面积为一常量。）

11. 在骨试样的拉伸试验中，测出长度为 10cm，截面面积为 $4 cm^2$ 的试样的杨氏模量 $E_2 = 16 \times 10^9 N \cdot m^{-2}$，若断裂应变 $\Delta l / l = 0.01$，求使骨试样断裂的最小拉伸力。

12. 人的股骨的平均横截面面积为 $10^{-3} m^2$，长为 0.4m，其杨氏模量为 $9 \times 10^{11} N \cdot m^{-2}$。问受压时的劲度系数是多少？

13. 设某人的一条腿骨长 50cm，横截面面积平均为 $4 cm^2$，当双腿支持整个 60kg 的体重时，其一条腿股骨长度缩短多少？占原长的百分之几？（骨压缩时的杨氏模量近似按 $10^{11} N \cdot m^{-2}$ 计算）

14. 证明：某弹性物质在增加长度 Δl 后所增储的弹性势能为 $\frac{1}{2} \sigma \varepsilon V_0$。（$V_0$ 为该物质的原体积）。

四、习题答案

（一）填空题

1. 惯性参考系 2. 变速 负 3. $4s^4$ 4. $\frac{1}{v} = \frac{1}{2}kt^2 + \frac{1}{v_0}$ 5. 角动量 6. 移动 路径 始末位置 7. 转动惯性 8. $lm\omega/2$ $ml^2\omega^2/6$ $ml^2\omega/3$ 9. 减小 增大 不变 不变 10. 4s $-15 rad \cdot s^{-1}$ 11. 6 7s 12. 0.16π 13. 90kg · m 14. mR^2 15. $3g/2l$ $mgl/2$ 0 16. 形变 弹性形变 塑性形变 17. 线应变 体应变 切应变 18. 内单位面积上 内力 19. 比例极限 弹性极限 断裂点 应力与应变成正比关系 应力与应变不成正比关系 材料的塑性范围 延展性 脆性 20. 弹性模量 21. 1.026 22. 4.4×10^{-3} 23. 应力 应变 24. $2.25 \times 10^7 N \cdot m^{-1}$

（二）选择题

1. A 2. C 3. B 4. C 5. C 6. D 7. C 8. A 9. B 10. A 11. B 12. B 13. B 14. C 15. A 16. C 17. C 18. C 19. A 20. B 21. B

（三）计算题

略

第二章
流体的运动

一、本章知识要点

（一）理想流体的稳定流动

1. 流体（fluid）：气体和液体统称为流体。

2. 流体动力学（hydrodynamics）：研究流体运动规律的学科称为流体动力学。

3. 理想流体（ideal fluid）：绝对不可压缩、完全没有黏性的流体称为理想流体。理想流体是理想化的流体模型。绝大多数液体和在恒温、恒压下的气体都可以认为是理想流体。

4. 流场（field of flow）：流体流动过程中的任一时刻，流体所占据的空间每一点都具有一定的流速，即 $v=v(x, y, z, t)$，通常将这种流速在空间的分布称为流体速度场，简称流场。

5. 流线（stream line）：在任一瞬间，在流体中画一些曲线，使这些曲线上各点的切线方向与流体粒子在这一点的速度方向相同，这些曲线称为这一时刻的流线。

6. 稳定流动（steady flow）：若流体中流线上各点的速度不随时间的改变而变化，这样的流动称为稳定流动（定常流动）。稳定流动流线的特点：①流线的形状不随时间变化；②流线不会相交；③稳定流动的流线可看成流体粒子的运动轨迹。

7. 流管（tube of flow）：流体做稳定流动时，在其中取一小截面 S，通过它周边上的各点作许多流线，由这些流线所围成的管状区域称为流管。流体做稳定流动时，流管外面的流体不能流入流管内，流管内的流体也不能流出流管外。

8. 质量连续性方程（continuity equation）：流体做稳定流动时，同一流管中任一截面处的流体密度 ρ、流速 v 和该截面面积 S 的乘积为一常量，这个关系称为稳定流动时的连续性方程。$\rho v S$ 是单位时间内通过任一截面的流体质量，通常称为质量流量，因此连续性方程又称为质量流量守恒定律。

$$Q_m = \rho v S = 常量 \tag{2-1}$$

9. 体积流量守恒定律：理想流体做稳定流动时，同一流管任一截面处流体

的体积流量相等，即

$$Q_v = vS = 常量 \tag{2-2}$$

10. 理想流体的伯努利方程（Bernoulli equation of ideal fluid）：理想流体在流管中做稳定流动时，单位体积流体的动能、重力势能和该点的压强之和为一恒量，即

$$p + \frac{1}{2}\rho v^2 + \rho g h = 常量 \tag{2-3}$$

11. 动压强（dynamical pressure）：式（2-3）中的 $\frac{1}{2}\rho v^2$ 具有压强的量纲，且与流速有关，称其为动压强。

12. 静压强（static pressure）：式（2-3）中的 $p + \rho g h$ 项具有压强的量纲，而与流体是否流动无关，称其为静压强。

13. 流量计：流体的流量可用汾丘里流量计（Venturi meter）来测量，它是一段水平管，两端的截面与管道截面相同，中间逐渐缩小以保证流体稳定流动。设管子粗、细两处的横截面面积、压强、流速分别为 S_1、p_1、v_1 和 S_2、p_2、v_2，粗细两处竖直管内的液面高度差为 h，根据伯努利方程可得流体的流量为

$$Q = S_1 S_2 \sqrt{\frac{2gh}{S_1^2 - S_2^2}} \tag{2-4}$$

14. 流速计：皮托管（Pitot tube）是一种测量流体流速的装置，其结构是在水平流管中插入一根直管和一根直角弯管，直管下端的管口截面与流体流线平行，而弯管下端管口截面与流体流线垂直。若已知流体的密度 ρ、直管和弯管的液面高度差 h 以及两管内的液体密度 ρ'，则水平流管中流体的流速为

$$v = \sqrt{\frac{2(\rho' - \rho)gh}{\rho}} \tag{2-5}$$

15. 体位对血压的影响：如果流体在等截面管中流动，且流速不变，由伯努利方程可得

$$p_1 + \rho g h_1 = p_2 + \rho g h_2 \tag{2-6}$$

式（2-6）说明流体中某点的压强随该点的高度变化而变化，在这种情况下，高处的压强较小，而低处的压强较大。

（二）黏滞流体的运动

1. 层流（laminar flow）：黏滞流体流动时，靠近器壁的流体流速为零，愈靠近中间层的流体流速愈快，中间层的流体流速最快，表现出分层流动，这种流动称为层流。

2. 湍流（turbulent flow）：当流体流动的速度大于一定数值时，流体将不再保持分层流动，外层的流体粒子不断地被卷入内层，形成旋涡，称为湍流。

3. 速度梯度（velocity gradient）：x 是与流速方向垂直的线量，$\dfrac{\mathrm{d}v}{\mathrm{d}x}$ 是流速在某点沿 x 方向的变化率，它表示流速随 x 的变化快慢程度，称之为速度梯度。

4. 牛顿黏滞定律：黏性力 F 的大小与两层的接触面积 S 的大小成正比，与考察点的速度梯度 $\dfrac{\mathrm{d}v}{\mathrm{d}x}$ 成正比，即

$$F = \eta S \frac{\mathrm{d}v}{\mathrm{d}x} \tag{2-7}$$

式中，比例系数 η 称为流体的黏度（viscosity）。η 值的大小取决于流体的性质，并和温度有关。一般来说，液体的 η 值随温度升高而减小，气体的 η 值随温度的升高而增大，η 的单位为 N·s·m^{-2} 或 Pa·s。

在生物力学中，牛顿黏滞定律常用 $\tau = \eta\dot{\gamma}$ 表示，式中 $\tau = F/S$ 为切应力，表示作用在流层的单位面积上的内摩擦力；$\dot{\gamma} = \dfrac{\mathrm{d}\gamma}{\mathrm{d}t} = \dfrac{\mathrm{d}v}{\mathrm{d}x}$ 称为切变率，即切应变对时间的变化率。

5. 牛顿流体（Newtonian fluid）**和非牛顿流体**：凡服从牛顿黏滞定律的流体称为牛顿流体，不服从这一关系式的流体称为非牛顿流体（非牛顿流体的 η 值不是常量）。

6. 雷诺数（Reynolds number）Re：判断黏滞流体流动状态的一个量纲为一的数，其大小为

$$Re = \frac{\rho v r}{\eta} \tag{2-8}$$

当 $Re < 1000$ 时，流体为层流；当 $1000 < Re < 1500$ 时，流体的流动状态不稳定（可以由层流变为湍流，或相反），即过渡流动；当 $Re > 1500$ 时，流体做湍流。湍流的特点是：消耗能量多，能发出声音。

7. 黏滞流体的伯努利方程：黏滞流体在流动时存在黏性力，流体必须克服黏性力做功，因此有

$$p_1 + \frac{1}{2}\rho v_1^2 + \rho g h_1 = p_2 + \frac{1}{2}\rho v_2^2 + \rho g h_2 + \Delta E \tag{2-9}$$

8. 泊肃叶定律（Poiseuille law）：黏度为 η 的流体在半径为 R、长为 L 的水平直圆管中流动，管两端压强差为 $\Delta p = p_2 - p_1$。其体积流量为

$$Q = \frac{\pi R^4 \Delta p}{8\eta L} \tag{2-10}$$

9. 流层流体的流速：黏滞流体在半径为 R 的水平直圆管中流动，离圆管轴心距离为 r 处流层流体的流速为

$$v = \frac{p_2 - p_1}{4\eta L}(R^2 - r^2) \tag{2-11}$$

10. 流阻：水平直圆管两端的压强差 Δp 与管中体积流量 Q 的比值称为流阻。它反映流体对其流动的阻碍作用，即

$$R_f = \frac{\Delta p}{Q} = \frac{8\eta L}{\pi R^4} \tag{2-12}$$

式（2-12）中，当 n 个流阻串联时，总流阻与各流阻的关系为：$R_{f总} = R_{f1} + R_{f2} + \cdots + R_{fn}$；当 n 个流阻并联时，总流阻与各流阻的关系为：$\dfrac{1}{R_{f总}} = \dfrac{1}{R_{f1}} + \dfrac{1}{R_{f2}} + \cdots + \dfrac{1}{R_{fn}}$。

11. 斯托克斯定律（Stokes law）：半径为 R 的球体在黏滞流体中做匀速运动时，其表面将附着一层液体，该液层与其相邻液层之间存在内摩擦力，该力阻碍球体的运动，若液体相对于球体做层流运动，这个阻力的大小为

$$F = 6\pi\eta vR \tag{2-13}$$

式（2-13）称为斯托克斯定律。式中，力 F 称为斯托克斯力；v 是球体相对于流体的速度。

12. 沉降速度或收尾速度（terminal velocity）：半径为 R、密度为 σ 的小球在密度为 ρ 的黏滞流体中匀速下沉时，其所受的向上的浮力 $\frac{4}{3}\pi R^3 \rho g$、向上的斯托克斯力 $6\pi\eta vR$ 和向下的重力 $\frac{4}{3}\pi R^3 \sigma g$ 达到平衡时的速度 v 称为沉降速度，即

$$v = \frac{2}{9\eta}R^2(\rho - \sigma)g \tag{2-14}$$

（三）血液的流动

1. 人体血液循环系统组成：人体血液循环系统包括动力和管路两部分，其动力部分是心脏，管路部分是血管。

2. 血液的组成：血液由血浆和血球两部分组成，它含有多种血细胞，是非牛顿流体。

3. 血液黏度：血液是黏滞流体，常用以下几种黏度描述血液的黏性：表观黏度、相对黏度、还原黏度。

4. 血液的其他力学性质：屈服应力、黏弹性、触变性。

5. 心脏做功：
$$A = \frac{7}{6}p_L + \rho v_L^2$$

式中，ρ 表示血液的密度；p_L 表示血液离开心室时的平均压强（即主动脉平均血压）；v_L 表示离开左心室时的血液流速。

6. 血流速度分布：由于血管的垂直总截面积从动脉到毛细血管逐渐增大，而从毛细血管到静脉又逐渐减小，故血液流速从动脉到毛细血管逐渐减慢，而从毛细血管到静脉又逐渐加快。

7. 收缩压（systolic pressure）：当左心室收缩而向主动脉射血时，主动脉中

的血压达到的最高值，称为收缩压。

8. 舒张压（diastolic pressure）：在左心室舒张期，主动脉回缩，将血液逐渐注入分支血管，血压随之下降并达到最低值，此最低值称为舒张压。

9. 脉压（pulse pressure）：收缩压与舒张压之差称为脉压。

10. 平均动脉压（mean arterial pressure）：一个心动周期中动脉血压的平均值称为平均动脉压。

二、解题指导——典型例题

【**例 2-1**】 设 37℃时血液的黏度 $\eta = 3.4 \times 10^{-3}\,\text{Pa}\cdot\text{s}$，密度 $\rho = 1.05 \times 10^{3}\,\text{kg}\cdot\text{m}^{-3}$，若血液以 $72\,\text{cm}\cdot\text{s}^{-1}$ 的平均流速通过主动脉产生了湍流，设此时的雷诺数为 1000，求该主动脉的横截面面积。

解：根据雷诺数的定义 $Re = \dfrac{\rho v r}{\eta}$，可知主动脉的半径 $r = \dfrac{\eta Re}{\rho v}$，代入已知条件，得

$$r = \frac{\eta Re}{\rho v} = \frac{3.4 \times 10^{-3} \times 1000}{1.05 \times 10^{3} \times 72 \times 10^{-2}}\,\text{m} = 4.5 \times 10^{-3}\,\text{m}$$

进一步得到主动脉的横截面面积 $S = \pi r^2 = 3.14 \times (4.5 \times 10^{-3})^2\,\text{m}^2 = 6.36 \times 10^{-5}\,\text{m}^2$。

答：该主动脉的横截面面积为 $6.36 \times 10^{-5}\,\text{m}^2$。

【**例 2-2**】 注射器的活塞横截面面积 $S_1 = 1.2\,\text{cm}^2$，而注射器针孔的横截面面积 $S_2 = 0.25\,\text{mm}^2$。当注射器水平放置时，用 $F = 4.9\,\text{N}$ 的力压迫活塞，使之移动 $l = 4\,\text{cm}$，问水从注射器中流出需要多少时间？

已知：$S_1 = 1.2\,\text{cm}^2$，$S_2 = 0.25\,\text{mm}^2$，$F = 4.9\,\text{N}$，$l = 4\,\text{cm}$，$h_1 = h_2$；**求**：$t = ?$

解：设活塞和针孔处的流速各为 v_1、v_2，因为 $S_1 \gg S_2$，根据连续性方程可得 $v_1 \approx 0$。

根据伯努利方程可得 $\qquad p_1 + \dfrac{1}{2}\rho v_1^2 = p_2 + \dfrac{1}{2}\rho v_2^2$

而 $p_1 = p_0 + \dfrac{F}{S_1}$、$p_2 = p_0$，代入上式可得

$$v_2 = \sqrt{\frac{2F}{\rho S_1}} = 9.1\,\text{m}\cdot\text{s}^{-1}$$

设水从注射器流出的时间为 t，则

$$t = \frac{V}{Q} = \frac{S_1 l}{S_2 v_2} = \frac{1.2 \times 10^{-4} \times 4 \times 10^{-2}}{0.25 \times 10^{-3} \times 9.1}\,\text{s} = 2.1\,\text{s}$$

答：水从注射器中流出需要 2.1s。

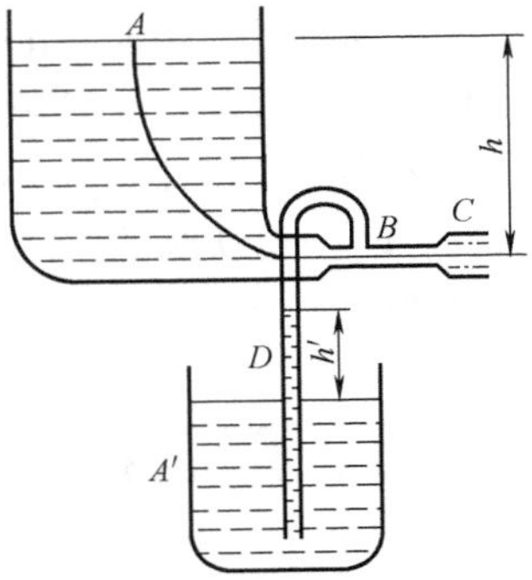

【例 2-3】 如图 2-1 所示，一盛满水的大容器的底部接一水平管，水平管中部 B 处的截面积为 C 处截面积的 1/2。容器的横截面面积远大于水平管 C 处的横截面面积，一细的 U 形连通管的一端与水平管 B 处连通，另一端插入盛水容器 A' 中，若大容器中水面与水平管 C 出口的高度差为 h，求水在 D 管中上升的高度 h'。

已知： $S_C = 2$ 个单位，$S_B = 1$ 个单位，$S_A \gg S_C$，$h_A - h_C = h$，$h_B = h_C$，$p_A = p_B = p_0$；**求：** $h' = ?$

图 2-1

解： 水可以看作理想流体，A 为水面上一点，在水中取一由 A 点到 C 点的流线，由伯努利方程得

$$p_A + \frac{1}{2}\rho v_A^2 + \rho g h_A = p_C + \frac{1}{2}\rho v_C^2 + \rho g h_C$$

因为 $S_A \gg S_C$，所以 $v_A \approx 0$，且 $p_A = p_C = p_0$，所以有

$$v_C = \sqrt{2g(h_A - h_C)} = \sqrt{2gh}$$

在水平管中取 B、C 两点，由连续性方程得

$$S_B v_B = S_C v_C, \quad \frac{1}{2}S_C v_B = S_C v_C$$

所以
$$v_B = 2v_C = 2\sqrt{2gh}$$

由伯努利方程得

$$p_B + \frac{1}{2}\rho v_B^2 + \rho g h_B = p_C + \frac{1}{2}\rho v_C^2 + \rho g h_C$$

其中 $h_B = h_C$、$p_C = p_0$，所以

$$p_B = p_0 + \frac{1}{2}\rho v_C^2 - \frac{1}{2}\rho v_B^2 = p_0 + \rho g h - 4\rho g h = p_0 - 3\rho g h$$

又因为：$p_B = p_0 - \rho g h' = p_0 - 3\rho g h$，故水在 D 管中上升的高度为 $h' = 3h$。

答： 水在 D 管中上升的高度为 $3h$。

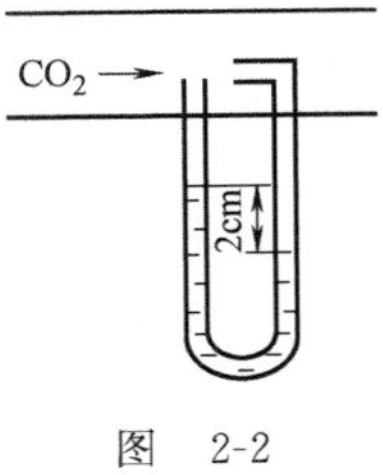

【例 2-4】 图 2-2 为采气管的示意图。采气管的截面积为 20cm^2，用其采集 CO_2 气体（密度为 $2\text{kg} \cdot \text{m}^{-3}$），如果压强计的水柱差为 2cm，求 5min 所采集的 CO_2 气体的体积为多少立方米？

已知： $S = 20 \times 10^{-4}\text{m}^2$，$\rho = 2\text{kg} \cdot \text{m}^{-3}$，$\Delta h = 2 \times 10^{-2}\text{m}$，$\rho' = 10^3\text{kg} \cdot \text{m}^{-3}$；**求：** $V = ?$

图 2-2

解： 设 U 形管左端开口处压强为 p_1，流速为采气管内气体的流速 v_1；右端

开口处压强为 p_2，流速 $v_2=0$，根据伯努利方程可得

$$p_1+\frac{1}{2}\rho v_1{}^2=p_2+\frac{1}{2}\rho v_2^2$$

解得

$$\frac{1}{2}\rho v_1^2=p_2-p_1=\rho'g\Delta h$$

采气管内气体的流速为 $\qquad v_1=\sqrt{\dfrac{2\rho'g\Delta h}{\rho}}=14\text{m}\cdot\text{s}^{-1}$

体积流量为 $\qquad Q=Sv_1=(20\times10^{-4}\times14)\text{m}^3\cdot\text{s}^{-1}=2.8\times10^{-2}\text{m}^3\cdot\text{s}^{-1}$

5min 所采集的 CO_2 气体的体积为

$$V=Qt=(2.8\times10^{-2}\times5\times60)\text{m}^3=8.4\text{m}^3$$

答：5min 所采集的 CO_2 气体的体积为 8.4m^3。

【例 2-5】 一个四壁竖直的开口大水槽，不断向槽中注水，使水的深度始终保持为 H，在水槽的侧面距水面 h 深处开一个小孔，如图 2-3 所示。问：（1）从小孔射出的水的射程是多少？（2）在槽壁上再开一个小孔，小孔距槽底多高时，才能使水流有相同的射程？

已知：H，$h_A-h_B=h$，$S_C=S_B$；**求**：$S_B=?$ $h_1=?$

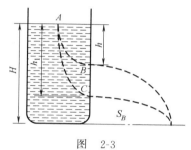

图 2-3

解：（1）在水面 A 点和小孔处 B 点之间取一流线，由伯努利方程得

$$p_A+\frac{1}{2}\rho v_A^2+\rho gh_A=p_B+\frac{1}{2}\rho v_B^2+\rho gh_B$$

其中 $p_A=p_B=p_0$，$v_A\approx0$，$h_A-h_B=h$。所以有

$$v_B=\sqrt{2gh}$$

B 孔距槽底的距离为 $\qquad H-h=\frac{1}{2}gt^2$

解得

$$t=\sqrt{\frac{2(H-h)}{g}}$$

设从小孔射出的水的射程为 S_B，则

$$S_B=v_Bt=\sqrt{2gh\cdot\frac{2(H-h)}{g}}=2\sqrt{h(H-h)}$$

（2）设在壁上所开小孔在水面下 h_1 处，在 A 点和 C 点之间取一流线，由伯努利方程得

$$p_A+\frac{1}{2}\rho v_A^2+\rho gh_A=p_C+\frac{1}{2}\rho v_C^2+\rho gh_C$$

其中 $p_A = p_C = p_0$，$v_A \approx 0$，$h_A - h_C = h_1$。解得

$$\frac{1}{2}\rho v_C^2 = \rho g h_1 \quad 即 \quad v_C = \sqrt{2gh_1}$$

C 孔距槽底的距离为 $\qquad H - h_1 = \frac{1}{2}gt^2$

所以

$$t = \sqrt{\frac{2(H - h_1)}{g}}$$

射程 $\qquad S_C = v_C t = 2\sqrt{h_1(H - h_1)}$

因为 $S_C = S_B$，所以 $h(H - h) = h_1(H - h_1)$，故 $h_1 = H - h$。即所开小孔在水下 $H - h$ 深处。

答：从小孔射出的水的射程是 $2\sqrt{h(H - h)}$；在槽壁上再开一个小孔，小孔距槽底 $H - h$ 高时，才能使水流有相同的射程。

【例 2-6】 一大容器的底部连接一水平细管，细管上连接三个等距离的竖直细管，注入大容器的牛顿流体沿水平管流动时，压强沿管路降低的情况如图 2-4 所示。已知 $h = 25\text{cm}$，$h_C = 15\text{cm}$，$h_D = 10\text{cm}$，$h_E = 5\text{cm}$，$a = 10\text{cm}$，求流体在水平管中流动的速度。

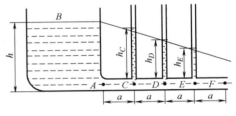

图 2-4

解：在细管轴线上取五点 A、C、D、E、F，由垂直管的高度可知

$$p_C - p_D = \rho g(h_C - h_D)$$
$$p_D - p_E = \rho g(h_D - h_E)$$

因为 $\qquad h_C - h_D = h_D - h_E$

所以 $\qquad p_C - p_D = p_D - p_E = \Delta p$

由此可推知 $\qquad p_A - p_C = p_E - p_F = \Delta p$

所以 $\qquad p_A - p_F = 4\Delta p = 4\rho g(h_C - h_D)$

在大容器液面处取一点 B，从 B 点到 A 点作一流水线，由于容器很大，液流很小，伯努利方程在大容器中大致成立，即

$$p_B + \frac{1}{2}\rho v_B^2 + \rho g h_B = p_A + \frac{1}{2}\rho v_A^2 + \rho g h_A$$

因为 $\qquad p_B = p_0$，$h_B = h$，$v_B \approx 0$，$p_A = p_0 + 4\Delta p$，$h_A = 0$

所以 $\qquad p_0 + \rho g h = p_0 + 4\Delta p + \frac{1}{2}\rho v_A^2$

$$\rho g h - 4\rho g(h_C - h_D) = \frac{1}{2}\rho v_A{}^2$$

$$v_A = \sqrt{2g[h - 4(h_C - h_D)]} = \sqrt{2\times10[0.25 - 4\times(0.15 - 0.10)]}\,\mathrm{m \cdot s^{-1}} = 1\mathrm{m \cdot s^{-1}}$$

答：流体在水管中流动的速度为 $1\mathrm{m \cdot s^{-1}}$。

【例 2-7】 血液的黏度为 $3\times10^{-3}\mathrm{Pa \cdot s}$，当血液以 $0.6\mathrm{mm \cdot s^{-1}}$ 的速度流过一段长 $2\mathrm{mm}$、半径为 $2\mu\mathrm{m}$ 的毛细血管时；求：（1）流过毛细血管的血液的流量；（2）毛细血管的流阻；（3）毛细血管的血压下降是多少？（4）若通过主动脉的血流量是 $83\mathrm{cm^3 \cdot s^{-1}}$，估计体内毛细血管的总数。

已知：$\eta = 3\times10^{-3}\mathrm{Pa \cdot s}$，$v = 0.60\times10^{-3}\mathrm{m \cdot s^{-1}}$，$l = 2\times10^{-3}\mathrm{m}$，$r = 2\times10^{-6}\mathrm{m}$，$Q_{总} = 83\times10^{-6}\mathrm{m^3 \cdot s^{-1}}$；**求**：$Q = ?$ $R = ?$ $\Delta p = ?$ $N = ?$

解：$Q = Sv = \pi r^2 v = 7.536\times10^{-15}\mathrm{m^3 \cdot s^{-1}}$

$R = \dfrac{8\eta l}{\pi r^4} = 9.55\times10^{17}\mathrm{Pa \cdot s \cdot m^{-3}}$

$\Delta p = QR = 7.197\times10^{3}\mathrm{Pa}$

$N = \dfrac{Q_{总}}{Q} = 1.1\times10^{10}$

答：流过毛细血管的血液的流量为 $7.536\times10^{-15}\mathrm{m^3 \cdot s^{-1}}$；毛细血管的流阻为 $9.55\times10^{17}\mathrm{Pa \cdot s \cdot m^{-3}}$；毛细血管的血压降为 $7.197\times10^{3}\mathrm{Pa}$；若通过主动脉的血流量是 $83\mathrm{cm^3 \cdot s^{-1}}$，估计体内毛细血管的总数为 1.1×10^{10} 条。

【例 2-8】 将半径为 $2\mathrm{cm}$ 的引水管连接到草坪的洒水器上，洒水器装一个有 20 个小孔的莲蓬头，每个小孔直径为 $0.5\mathrm{cm}$。如果水在引水管中的流速为 $1\mathrm{m \cdot s^{-1}}$，求由各小孔喷出的水流速度是多少？

已知：总管的半径 $r_1 = 2\mathrm{cm}$，水的流速 $v_1 = 1\mathrm{m \cdot s^{-1}}$；支管的半径为 $r_2 = 0.25\mathrm{cm}$，支管数目为 20。**求**：$v_2 = ?$

解：根据连续性方程 $S_1 v_1 = nS_2 v_2$，有 $\pi r_1^2 v_1 = n\pi r_2^2 v_2$，代入数据，得

$$(2\times10^{-2})^2\times1 = 20\times(0.25\times10^{-2})^2 v_2$$

从而，解得小孔喷出的水流速度 $v_2 = 3.2\mathrm{m \cdot s^{-1}}$。

【例 2-9】 某条狗的一根大动脉，内直径为 $8\mathrm{mm}$，长度为 $10\mathrm{cm}$，流过这段血管的血流流量为 $1\mathrm{cm^3 \cdot s^{-1}}$，设血液的黏度为 $2.0\times10^{-3}\mathrm{Pa \cdot s}$。求：（1）血液的平均速度；（2）这段动脉管的流阻；（3）这段血管的血压降落。

已知：$r = 4\times10^{-3}\mathrm{m}$，$L = 10\mathrm{cm}$，$Q = 1\mathrm{cm^3 \cdot s^{-1}}$，$\eta = 2.0\times10^{-3}\mathrm{Pa \cdot s}$；**求**：$v = ?$ $R = ?$ $\Delta p = ?$

解：（1）根据体积流量的定义，得血液的平均速度

$$v = \frac{Q}{S} = \frac{1 \times 10^{-6}}{3.14 \times (4 \times 10^{-3})^2} \text{m} \cdot \text{s}^{-1} = 0.02 \text{m} \cdot \text{s}^{-1}$$

（2）根据流阻的定义：$R = 8\eta L / \pi r^4$，可得该段动脉管的流阻

$$R = \frac{8\eta L}{\pi r^4} = \frac{8 \times 2.0 \times 10^{-3} \times 10 \times 10^{-2}}{3.14 \times (4 \times 10^{-3})^4} \text{Pa} \cdot \text{s} \cdot \text{m}^{-3} = 2 \times 10^6 \text{Pa} \cdot \text{s} \cdot \text{m}^{-3}$$

（3）根据泊肃叶定律：$Q = \frac{\Delta p}{R}$，得这段血管的血压降落

$$\Delta p = QR = 1 \times 10^{-6} \times 2 \times 10^6 \text{Pa} = 2 \text{Pa}$$

答： 血液平均速度为 $0.02 \text{m} \cdot \text{s}^{-1}$，这段动脉管的流阻为 $2 \times 10^6 \text{Pa} \cdot \text{s} \cdot \text{m}^{-3}$，血压降落为 2Pa。

三、课后训练

（一）填空题

1. 理想流体的特点是_____和_____。

2. 连续性方程适用的条件为_____和_____。

3. 牛顿层流关系式为_____，其中 η 为流体的_____，$\frac{\mathrm{d}v}{\mathrm{d}x}$ 表示流体中一点的速度沿 x 方向的变化率，叫作 x 方向的_____。

4. 实际流体在管中流动时，它的流动状态是层流还是湍流可用一个数值即_____来衡量。

5. 水在水平管中流动，A 点的流速为 $1.0 \text{m} \cdot \text{s}^{-1}$，$B$ 点的流速为 $2.0 \text{m} \cdot \text{s}^{-1}$，则 A、B 两点的压强差为_____ Pa。

6. 用流速计测量水平管中水的流速时，两管中水柱高度分别为 1.6cm 和 6.5cm，所测水的流速为_____ $\text{m} \cdot \text{s}^{-1}$。

7. 皮下注射针头直径增加一倍时，同样压力情况下其药液流量将变为原来的_____倍。

8. 水在不同粗、细的水平管中做稳定流动，在管半径为 3.0cm 处的流速为 $1.0 \text{m} \cdot \text{s}^{-1}$，则在管半径为 1.5cm 处，水流速为_____ $\text{m} \cdot \text{s}^{-1}$。

9. 一盛水大容器，在其侧面水面下 0.2m 处有一直径为 1mm 的小圆孔，则水在小圆孔处的流速为_____ $\text{m} \cdot \text{s}^{-1}$。

10. 密度为 $2.6 \times 10^3 \text{kg} \cdot \text{m}^{-3}$ 的理想流体，在半径为 2cm 的水平管中做稳定流动，流速为 $0.5 \text{m} \cdot \text{s}^{-1}$，则 1min 内流过任意截面的质量为_____ kg。

11. 理想流体在半径为 R 的流管中做稳定流动，流速为 v，将此管与六个半

径为 $R/3$ 的流管接通，则流体在每个半径为 $R/3$ 的流管中稳定流动的流速为_____。

12. 水在粗细不同的水平管中做稳定流动，流量为 $3\times10^3\mathrm{cm}^3\cdot\mathrm{s}^{-1}$，水平管的粗处截面面积为 $40\mathrm{cm}^2$，细处截面面积为 $10\mathrm{cm}^2$，则粗、细两处的压强差为_____ Pa。

13. 黏滞流体在半径为 R 的水平管道中流动，流量为 Q，如果流体在半径为 $R/2$ 的水平管道中流动（流体在两种管中压强差相等，管长相等），其流量应为_____。

14. 成人主动脉的半径约为 $1.3\times10^{-2}\mathrm{m}$，在一段 $0.2\mathrm{m}$ 距离内的血压降落为 $5.97\mathrm{Pa}$，若血液黏度为 $3.0\times10^{-3}\mathrm{Pa}\cdot\mathrm{s}$，则血流量为_____ $\mathrm{m}^3\cdot\mathrm{s}^{-1}$。

15. 正常成年人血液流量为 $0.83\times10^{-4}\mathrm{m}^3\cdot\mathrm{s}^{-1}$，体循环的总血压降为 $1.2\times10^4\mathrm{Pa}$，则体循环的总流阻为_____ $\mathrm{Pa}\cdot\mathrm{s}\cdot\mathrm{m}^{-3}$。

16. 血液黏度为 $3.0\times10^{-3}\mathrm{Pa}\cdot\mathrm{s}$，密度为 $1.05\times10^3\mathrm{kg}\cdot\mathrm{m}^{-3}$，若血液在血管中流动的平均速度为 $0.25\mathrm{m}\cdot\mathrm{s}^{-1}$，则产生湍流时的半径为_____ m（临界雷诺数为 1000）。

17. 某种黏滞流体流过一水平管子时，流阻为 R，若将管子半径减半，其他方面不变，则该流体流过管子时的流阻为_____。

18. 半径为 r 的球体，在黏度为 η、密度为 ρ_0 的流体中下落时，其所受阻力与球体下落的速度 v 服从斯托克斯定理，则球形物质的密度为_____。

19. 一红细胞可近似看成是一半径为 $2.0\times10^{-6}\mathrm{m}$ 的小球，其密度为 $1.09\times10^3\mathrm{kg}\cdot\mathrm{m}^{-3}$，则它在重力作用下在血液中沉淀 $1\mathrm{cm}$ 所需的时间为_____ s。

20. 液体的黏度随温度升高_____，气体的黏度随温度升高_____。

（二）选择题

1. 理想流体做稳定流动时 [   ]。
A. 流线上各点的速度一定相同
B. 流线上各点的速度不随时间而改变
C. 流体粒子做匀速直线运动
D. 流体中各点的速度大小相等

2. 理想流体在粗细不均匀的水平管中做稳定流动时 [   ]。
A. 粗处压强大于细处压强
B. 粗处压强小于细处压强
C. 粗处压强等于细处压强
D. 无法确定

3. 理想流体在粗细不均匀的流管中做稳定流动时 [   ]。
A. 粗处流速大
B. 细处流速大
C. 粗处、细处流速相同
D. 无法确定

4. 理想流体在粗细不均匀，位置高低不同的管中做稳定流动时 [   ]。
A. 位置低处的压强一定比较大
B. 位置低处的流速一定比较大

C. 位置高处的单位体积流体的动能总是比较小

D. 压强较小处，单位体积流体的动能和重力势能之和一定较大

5. 大气压强 $p_0 = 10^5$ Pa，重力加速度 $g = 10$ m·s^{-2}，在此环境下抽水机要从河中抽上水来，其位置 [ ]。

A. 一定低于水面　　　　　　　　B. 不得高出水面 10m

C. 一定与水面等高　　　　　　　D. 一定高出水面 10m

6. 当平行放置，而且靠得较近的两页纸中间有气流通过时，这两页纸将 [ ]。

A. 相互分开　　　　　　　　　　B. 相互靠拢

C. 静止不动　　　　　　　　　　D. 运动情况无法确定

7. 用粗细均匀的虹吸管从一大容器中吸水，当水池中的水面比虹吸管出口高 h 时，虹吸管出口的速度 v 与 h 的关系为 [ ]。

A. $v \propto h$　　　　　　　　　　B. $v \propto 1/h$

C. $v \propto \sqrt{h}$　　　　　　　　D. v 与 h 无关

8. 一盛水大容器，在容器的侧面水面下 h 处有一横截面面积为 S 的小孔，水从小孔流出，开始时的流量为 [ ]。

A. $\sqrt{2Sgh}$　　　　　　　　　B. $\sqrt{2gh}$

C. $S\sqrt{2gh}$　　　　　　　　　D. $2Sgh$

9. 如图 2-5 所示，一粗细均匀的竖直水管，管壁上不同高度的 A、B、C 三处开有三个相同的小孔，当水在管中自上而下稳定流下时，B 孔处既无水流出，也无气泡进入，则 [ ]。

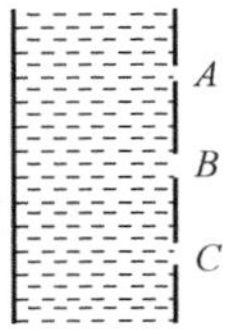

A. A 孔有水流出，C 孔有气泡流入水中

B. A 孔有气泡流入水中，C 孔有水流出

C. A、C 两孔均有气泡进入水中

D. A、C 两孔均有水流出

图　2-5

10. 如图 2-6 所示，水在粗细均匀的虹吸管中流动，图中 a、b、c、d 四点的压强关系为 [ ]。

A. $p_a > p_b > p_c > p_d$　　　　　　B. $p_a = p_b = p_c = p_d$

C. $p_a = p_d > p_b = p_c$　　　　　　D. $p_a = p_d < p_b = p_c$

11. 如图 2-7 所示，一容量很大的水箱置于水平地面上，不断地向水箱内注水，使其水面维持在一定高度，A、B、C 为水箱壁上的三个小孔，B 孔恰在水深一半处，则三孔中射出的水落到地面上时的速率 [ ]。

A. A 孔的最大　　　　　　　　B. B 孔的最大

C. C 孔的最大　　　　　　　　D. 三者一样大

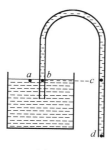

图　2-6

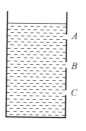

图　2-7

12. 在上题中，各孔射出的水平射程 〔　　〕。

A. A 孔最近　　　　B. B 孔最远　　　　C. C 孔最远　　　　D. 三者一样远

13. 如图 2-8 所示，将一虹吸管先充满水，然后把一端插入容器之中，另一端在容器外，若大气压强为 p_0，则水从容器外管口流出的速度为 〔　　〕。

A. $\sqrt{2gh}$

B. $\sqrt{2gh_0}$

C. $\sqrt{p_0 + \rho gh}$

D. $\sqrt{\rho gh - p_0}$

14. 在大水桶的侧面开两个小孔，如图 2-9 所示，在保持桶内水面高度不变的情况下，同时打开两个小孔，两小孔流速 v_1 和 v_2 的关系为 〔　　〕。

A. $v_1 < v_2$　　　　B. $v_1 > v_2$　　　　C. $v_1 = v_2$　　　　D. 不能确定

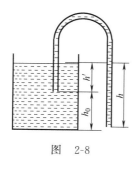

图　2-8

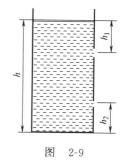

图　2-9

15. 如图 2-10 所示，实际流体在水平管中向右流动，U 形管的两管口在同一水平线上，当同时打开开关 T_1、T_2 时，U 形管中水银面的高度差 〔　　〕。

A. $h_1 - h_2 > 0$

B. $h_1 - h_2 < 0$

C. $h_1 - h_2 = 0$

D. 无法确定

16. 如图 2-11 所示，理想流体在粗细不同的水平管中做稳定流动，在水平管粗细不同处的上方竖直接两个管状压强计，此时压强计中液面有一定的高度差，若将细端管口堵住，则 〔　　〕。

A. 两液面高度不变

B. 两液面上升到相同高度

C. 液面下降到相同高度　　　　　　　　D. 两液面同时下降相等高度

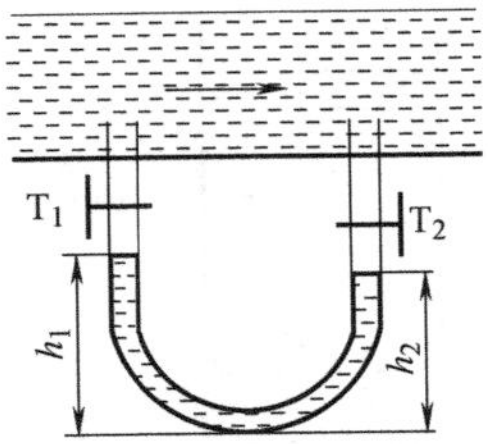

图　2-10

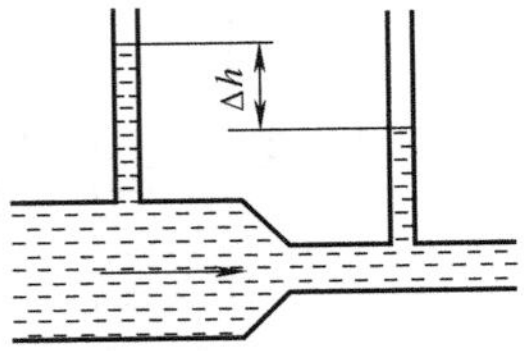

图　2-11

17. 实际流体在粗细均匀的水平管中由左向右流动，管中同一水平线上由左到右有两点 A、B，则 A、B 两点的流速及压强的关系为〔　　〕。

A. $v_A > v_B$，$p_A > p_B$　　　　　　　　B. $v_A < v_B$，$p_A < p_B$

C. $v_A = v_B$，$p_A > p_B$　　　　　　　　D. $v_A = v_B$，$p_A < p_B$

18. 站在高速行驶火车旁的人会被火车〔　　〕。

A. 吸进轨道　　　　　　　　　　　　　B. 甩离火车

C. 倒向火车前进的方向　　　　　　　　D. 没有影响

19. 黏滞流体在截面不同的流管中做层流流动，在截面积为 S_0 处的最大流速为 v，则在截面 S_1 处的平均流速为〔　　〕。

A. $\dfrac{S_0 v}{S_1}$　　　　　B. $\dfrac{S_1 v}{S_0}$　　　　　C. $\dfrac{S_1 v}{2S_0}$　　　　　D. $\dfrac{S_0 v}{2S_1}$

20. 黏滞定律的应用条件是〔　　〕。

A. 牛顿流体做层流　　　　　　　　　　B. 牛顿流体做湍流

C. 理想流体做稳定流动　　　　　　　　D. 非牛顿流体做层流

21. 实际流体在粗细不同的水平管中流动时，沿着流体的流动方向〔　　〕。

A. 压强一定不断减小

B. 压强与该处单位体积的动能之和不断减小

C. 单位体积的流体的动能不变

D. 压强与该处单位体积的动能之和不变

22. 血液从动脉到毛细血管速度逐渐变慢的主要原因是〔　　〕。

A. 血液是非牛顿流体　　　　　　　　　B. 毛细血管内压强小

C. 毛细血管总面积比动脉管大　　　　　D. 毛细血管流阻大

23. 用斯托克斯定理测流体黏度时，所用物体及物体在流体中下落的速度应为〔　　〕。

A. 球形物体，加速下落　　　　　　　　B. 球形物体，慢速下落

C. 球形小物体，匀速下落　　　　　　　D. 小物体，速度很小

24. 伯努利方程适用的条件为〔　　〕。

　　A. 理想流体　　　　B. 稳定流动　　　　C. 层流　　　　　　D. 同一流管

　　25. 理想流体在粗细不同的水平管中做稳定流动时,下列说法中正确的是 [　　]。

　　A. 粗处流速小,压强大

　　B. 细处流速大,压强大

　　C. 各处单位体积的动压强一定相等

　　D. 各处单位体积的动压强和静压强之和一定相等

　　26. 理想流体做稳定流动时 [　　]。

　　A. 体积流量守恒　　　　　　　　B. 质量流量守恒

　　C. 质量流量不守恒　　　　　　　D. 流体中各处流速一定相等

　　27. 对理想流体来说,下列结论正确的是 [　　]。

　　A. 只能做定常流动　　　　　　　B. 绝对不可被压缩

　　C. 绝对没有内摩擦　　　　　　　D. 质量流量可不守恒

　　28. 实际流体的黏度与下列哪些因素有关 [　　]。

　　A. 内摩擦力　　　　　　　　　　B. 温度

　　C. 速度梯度　　　　　　　　　　D. 流体本身的性质

　　29. 实际流体在流管中做层流时,某一点处黏滞力的大小与下列哪些因素有关 [　　]。

　　A. 流体本身的性质　　　　　　　B. 管的截面积

　　C. 温度　　　　　　　　　　　　D. 该点的速度梯度

(三) 计算题

　　1. 水在粗细不同的水平管中做稳定流动,已知在截面 S_1 处的压强为 110Pa,流速为 $0.5 m \cdot s^{-1}$,在截面 S_2 处的压强为 10Pa,求 S_2 处的流速。

　　2. 水在截面不同的水平管中做稳定流动,出口处的截面积是管最细处的二倍,若出口处的流速为 $4 m \cdot s^{-1}$,问最细处的压强为多少?若在此最细处开一个小孔,水会不会流出来?

　　3. 冷却器由 19 根 $\phi 20mm \times 2mm$ (即管的外直径 20mm,壁厚为 2mm) 的列管组成,冷却水由 $\phi 54mm \times 2mm$ 的导管流入列管中,已知导管中水的流速为 $1.4 m \cdot s^{-1}$,求列管中水流的速度。

　　4. 一个顶端开口的圆桶,横截面面积为 $40 cm^2$,在圆桶底部侧面开一个横截面面积为 $0.5 cm^2$ 的小孔。求当水从圆桶顶部以 $100 cm^3 \cdot s^{-1}$ 的流量注入圆桶时,桶中水面的最大高度。

　　5. 大容器内装有理想流体,其密度为 ρ,现将一虹吸管插入容器内使用,各液面之间的位置关系如图 2-12 所示。求:(1) 液体由管口流出的速率;(2) 虹吸管顶端 A 点处的压强;(3) 虹吸管可以把液体升高的最大高度。

6. 一直径为 10cm、高为 20cm 的圆柱形容器，底面中心有一面积为 1cm² 的小孔，当以 150cm³·s⁻¹ 的流量向容器中注水时，（1）求容器内水面可以上升的高度；（2）若达到此高度后，停止注水，问容器内水流尽需多长时间？

7. 如图 2-13 所示为一盛水大容器，用截面积为 5cm² 的虹吸管把容器中的水吸出，若虹吸管的最高点在水面上 1.2m 处，求在稳定流动的条件下管内最高点的压强和虹吸管的流量。

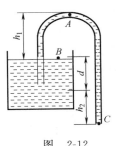

图 2-12

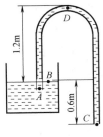

图 2-13

8. 如图 2-14 所示，油箱底部有一小孔，被一个塞子塞住，先向箱中注入 4m 深的水，再注入厚度为 1m 的油，若油的密度为 $0.9×10^3 kg·m^{-3}$，求刚拔下塞子时水由小孔流出的速度。

9. 如图 2-15 所示，一横截面面积很大的水箱底部与一粗细不等的水平管连接，水平管的截面积依次为 2cm²、1cm²、0.5cm²，保持水深 40.0cm。求：（1）水平管中水的流量；（2）水平管的流速；（3）与水平管相通的各竖直管中液柱的高度。

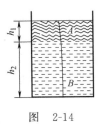

图 2-14

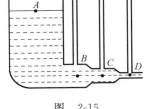

图 2-15

10. 在水管的某一点，水的流速为 2cm·s⁻¹，其压强高出大气压 10⁴Pa，沿水管到另一点高度比第一点降低了 1m，如果在第二点处水管的横截面积是第一点处的 1/2，试求第二点处的压强高出大气压强多少？

11. 如图 2-16 所示，水由蓄水池中稳定流出，A 点的高度为 10m，B 点和 C 点的高度均为 1m，在 B 点处管的横截面面积为 0.04m²，在 C 点处为 0.02m²，蓄水池面积比管子的横截面面积大得多。（1）B 点处的压强是多少？（2）1s 内水的排出量是多少？

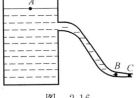

图 2-16

12. 液体中有一半径为 1mm 的空气泡，液体的黏度为 1.5Pa·s，密度为 900kg·m⁻³，求该空气泡在液体中上升的速率。

13. 某种黏滞流体在半径为 r_0 的均匀水平管中流动时的流阻为 R，若使其流阻增至 $81R$，其半径应变为多少？

14. 黏度为 3.0×10^{-3} Pa·s、密度为 1.25×10^3 kg·m⁻³ 的流体在半径 1cm 的水平管中流动，若流速为 45cm·s⁻¹，问流体为何种流动状态？

15. 20℃ 的水在半径为 1.0cm 的管内流动，如果在管的中心处流速为 10cm·s⁻¹，若在 20℃ 时水的黏度 $\eta = 1.005 \times 10^3$ Pa·s，求由于黏滞性使得沿管长为 2m 的两个截面间的压强的降落值。

16. 如图 2-17 所示，在一个大容器的底部有一根水平的细玻璃管，直径 $d = 0.1$ cm，长 $l = 10$ cm，容器内盛有深为 $h = 50$ cm 的硫酸，其密度 $\rho = 1.9 \times 10^3$ kg·m⁻³，测得 1min 内由细管流出的硫酸质量为 6.6g，求其黏度 η。

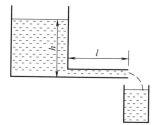

图 2-17

17. 设橄榄油的黏度为 0.18Pa·s，当其流过长为 50cm、半径为 1cm 的管子时，两端的压强差为 2×10^4 Pa，则其体积流量是多少？

四、习题答案

（一）填空题

1. 不可压缩 无黏滞性 2. 不可压缩流体 稳定流动 3. $F = \eta S \dfrac{\mathrm{d}v}{\mathrm{d}x}$ 黏度 速度梯度 4. 雷诺数 5. 1.5×10^3 6. 0.98 7. 16 8. 4 9. 1.98 10. 98 11. $3v/2$ 12. 4.2×10^3 13. $Q/16$ 14. 1.1×10^{-4} 15. 1.4×10^8 16. 1.14×10^{-2} 17. $16R$ 18. $\rho + \dfrac{9v\eta}{2r^2 g}$ 19. 2.8×10^4 20. 下降 上升

（二）选择题

1. B 2. A 3. B 4. D 5. B 6. B 7. C 8. C 9. B 10. C 11. D 12. B 13. A 14. A 15. B 16. B 17. C 18. A 19. D 20. A 21. B 22. C 23. C 24. ABD 25. AD 26. AB 27. BC 28. BD 29. ACD

（三）计算题

略

第三章

液体的表面现象

一、本章知识要点

（一）液体的表面张力和表面能

1. 表面张力（surface tension）：液体表面有收缩到最小的趋势，这种使液体表面收缩的力称为表面张力。表面张力是由于分子力的作用而产生的。

2. 表面张力系数（surface tension coefficient）：设想在液面上作一长为 L 的线段，则表面张力的作用表现在线段两边液面以一定的拉力 F 相互作用，而力的方向恒与线段垂直，大小与线段的长度成正比，即

$$F = \alpha L \tag{3-1}$$

比例系数 α 就是液体的表面张力系数。表面张力系数与液体的性质有关（随着温度的升高而减小）。

3. 表面能（surface energy）：由于物体表面积改变而引起的内能改变，单位面积的表面能的数值和表面张力系数相同，但两者物理意义不同。

（二）弯曲液面的附加压强

液体表面层相当于一个拉紧的膜。如果液面是水平的，则表面张力也是水平的。如果液面是曲面，液体表面张力有拉平液面的趋势，致使液面内和液面外有一压强差，此即为附加压强，用 Δp 表示。

$$\Delta p = \frac{2\alpha}{r} \tag{3-2}$$

如果是凸液面，Δp 取正值；如果是凹液面，Δp 取负值。

（三）液体与固体接触处的表面现象 毛细现象

1. 内聚力：液体分子之间的吸引力称为内聚力。

2. 附着力：液体分子与固体分子之间的吸引力称为附着力。

3. 接触角（contact angle）：在固体和液体的界面处，液体表面的切面经液体内部与固体接触面之间的夹角称为接触角，用 θ 表示。其值介于 $0°$ 和 $180°$ 之间，具体值由附着力和内聚力的大小而定。附着力越大，θ 越小，液体越能润湿固体。

4. 毛细现象（capillarity）：将毛细管插入液体内，管内外的液面会出现高度差，液体能润湿管壁，管内液面升高；液体不能润湿管壁，管内液面下降，这种现象称为毛细现象。

5. 插入液体的毛细管内外液面的高度差：

$$h = \frac{2\alpha}{rg\rho}\cos\theta \tag{3-3}$$

毛细管中液面上升的高度与表面张力系数 α 成正比，与毛细管的半径 r 成反比，与接触角的余弦成正比。管径越小，液面上升得越高。对于不润湿液体，在毛细管内的液面是凸的，液面内的压强高于液面外的压强，此时接触角 $\theta > \pi/2$，故所得的 h 为负，表示管中液面下降。

6. 气体栓塞（gas embolism）：液体在细管中流动时，如果管内有气泡，液体的流动会受到阻碍，气泡多时可发生阻塞，液体就不能流动了，这种现象称为气体栓塞。

7. 表面活性物质（surfactant）：溶液的表面张力系数通常与溶剂的表面张力系数有所不同，有的溶质使溶液表面张力系数减小，有的溶质使表面张力系数增大，前者称为该溶剂的表面活性物质，后者称为该溶剂的表面非活性物质。

8. 表面吸附（surface adsorption）：在某些特殊情况下，表面层可以完全由溶质组成，我们把表面活性物质在溶液表面层聚集并伸展成薄膜的现象称为表面吸附。

二、解题指导——典型例题

【**例 3-1**】　吹一个直径为 10cm 的肥皂泡，设肥皂液的表面张力系数 $\alpha = 40 \times 10^{-3} \text{N} \cdot \text{m}^{-1}$。试求吹此肥皂泡所做的功，以及泡内外的压强差。

已知： $d = 10\text{cm}$，$\alpha = 40 \times 10^{-3}\text{N} \cdot \text{m}^{-1}$；**求：** $\Delta A = ?$　$\Delta p = ?$

解： 肥皂泡有内、外两个表面，其表面积为 $\Delta S = 2 \times 4\pi R^2$，所以

$$\Delta A = \alpha \cdot \Delta S = \left[40 \times 10^{-3} \times 2 \times 4\pi \times (5 \times 10^{-2})^2 \right]\text{J} = 8\pi \times 10^{-4}\text{J}$$

$$\Delta p = \frac{4\alpha}{R} = \frac{4 \times 40 \times 10^{-3}}{5 \times 10^{-2}}\text{Pa} = 3.2\text{Pa}$$

答： 吹该肥皂泡所做的功为 $8\pi \times 10^{-4}\text{J}$，肥皂泡内外的压强差为 3.2Pa。

【**例 3-2**】　一 U 形玻璃管的两竖直管的直径分别为 1mm 和 3mm。试求两管内水面的高度差。（水的表面张力系数 $\alpha = 73 \times 10^{-3}\text{N} \cdot \text{m}^{-1}$。）

已知：$r_1 = 1\text{mm}$，$r_2 = 3\text{mm}$，$\alpha = 73 \times 10^{-3} \text{N} \cdot \text{m}^{-1}$；求：$\Delta h = ?$

解：两竖直管液面下的压强分别 p_1、p_2，则

$$p_1 = p_0 - \frac{2\alpha}{r_1}, \quad p_2 = p_0 - \frac{2\alpha}{r_2}$$

而 $p_2 - p_1 = \rho g h$，由以上三式可得

$$h = \frac{2\alpha}{\rho g}\left(\frac{1}{r_1} - \frac{1}{r_2}\right) = \left[\frac{2 \times 73 \times 10^{-3}}{10^3 \times 9.8} \times \frac{1}{10^{-3}} \times \left(\frac{1}{0.5} - \frac{1}{1.5}\right)\right]\text{m}$$

$$= 19.86 \times 10^{-3}\text{m} \approx 2\text{cm}$$

答：两管内水面的高度差为 2cm。

【例 3-3】 在内半径 $r = 0.30\text{mm}$ 的毛细管中注入水，在管的下端形成一半径为 $R = 3.0\text{mm}$ 的水滴，求管中水柱的高度。

已知：$r = 0.30\text{mm}$，$R = 3.0\text{mm}$；求：$h = ?$

解：设毛细管上部液面下一点的压强为 p_1，毛细管下端水滴液面上一点的压强为 p_2，有

$$p_1 = p_0 - \frac{2\alpha}{r}, \quad p_2 = p_0 + \frac{2\alpha}{R}$$

而 $p_2 - p_1 = \rho g h$，由上面三式可得

$$h = \frac{2\alpha}{\rho g}\left(\frac{1}{r} + \frac{1}{R}\right) = \frac{2 \times 73 \times 10^{-3}}{10^3 \times 9.8} \times \left(\frac{1}{0.30 \times 10^{-3}} + \frac{1}{3.0 \times 10^{-3}}\right)\text{m} = 5.46 \times 10^{-2}\text{m}$$

$$\approx 5.5\text{cm}$$

答：管中水柱的高度为 5.5cm。

【例 3-4】 有一毛细管长 $L = 20\text{cm}$，内直径 $d = 1.5\text{mm}$，水平地浸在水银中，其中空气全部留在管中，如果管子浸在深度 $h = 10\text{cm}$ 处，问管中空气柱的长度 L_1 是多少？（设大气压强 $p_0 = 76\text{cmHg}$，已知水银表面张力系数 $\alpha = 0.49 \text{ N} \cdot \text{m}^{-1}$，与玻璃的接触角 $\theta = \pi$。）

已知：$L = 20\text{cm}$，$d = 1.5\text{mm}$，$h = 10\text{cm}$，$p_0 = 76\text{cmHg}$，$\alpha = 0.49\text{N} \cdot \text{m}^{-1}$，$\theta = \pi$；求：$L_1 = ?$

答：设水平浸在深度 $h = 10\text{cm}$ 处的玻璃毛细管内气体压强为 p，因为 $\theta = \pi$，根据 $\Delta p = \frac{2\alpha}{R}$ 可得

$$p = p_0 + \rho g h - \frac{2\alpha}{d/2}$$

根据玻意耳-马略特定律可得

$$p_0 L = \left(p_0 + \rho g h - \frac{2\alpha}{d/2}\right)L_1$$

所以

$$L_1 = \frac{p_0 L}{p_0 + \rho g h - 2 \times \dfrac{2\alpha}{d}}$$

$$= \frac{(13.6 \times 10^3 \times 9.8 \times 76 \times 10^{-2}) \times 0.2}{13.6 \times 10^3 \times 9.8 \times 76 \times 10^{-2} + 13.6 \times 10^3 \times 9.8 \times 0.1 - \dfrac{4 \times 0.49}{1.5 \times 10^{-3}}} \text{m}$$

$$= 0.179 \text{m}$$

答：管中空气柱的长度是 0.179m。

【例 3-5】　若从内径为 1.35mm 的滴管中滴下 100 滴的液体，其重量为 3.14g，试求该液体的表面张力系数（假定液滴断开处的直径等于管的内径）。

解：液滴表面张力 $F = \alpha \cdot L = \alpha \cdot \pi d$，液体下滴时，液滴的重力与表面张力相等，$F = G$，即 $\alpha \cdot \pi d = G$，故

$$\alpha \times 3.14 \times 1.35 \times 10^{-3} = 3.14 \times 10^{-3} \times 9.8 / 100$$

解得 $\alpha = 0.0726 \text{N} \cdot \text{m}^{-1}$。

【例 3-6】　设两个内径不同的毛细管插入水中时，两管中的液面高度差为 2.6cm，若两管插入酒精中时，则液面高度差只有 1cm，如果已知水的表面张力系数为 $0.073 \text{N} \cdot \text{m}^{-1}$，酒精的密度为 $0.79 \text{g} \cdot \text{cm}^{-3}$，试求酒精的表面张力系数。

解：设两管半径分别为 r_1、r_2，在水、酒精中的各物理量分别用下标"1"、"2"表示，则由毛细管液面高度公式可得在水、酒精中的液面高度差分别为

$$\Delta h_1 = \frac{2\alpha_1 \cos\theta}{\rho_1 g r_1} - \frac{2\alpha_1 \cos\theta}{\rho_1 g r_2} = \frac{2\alpha_1 \cos\theta}{\rho_1 g}\left(\frac{1}{r_1} - \frac{1}{r_2}\right)$$

$$\Delta h_2 = \frac{2\alpha_2 \cos\theta}{\rho_2 g r_1} - \frac{2\alpha_2 \cos\theta}{\rho_2 g r_2} = \frac{2\alpha_2 \cos\theta}{\rho_2 g}\left(\frac{1}{r_1} - \frac{1}{r_2}\right)$$

将上两式相除得

$$\frac{\Delta h_1}{\Delta h_2} = \frac{\alpha_1 \rho_2}{\alpha_2 \rho_1}$$

所以酒精的表面张力系数为

$$\alpha_2 = \frac{\alpha_1 \rho_2 \Delta h_2}{\Delta h_1 \rho_1} = \frac{0.073 \times 0.79 \times 10^3 \times 1.0 \times 10^{-2}}{2.6 \times 10^{-2} \times 10^3} \text{N} \cdot \text{m}^{-1} = 0.022 \text{N} \cdot \text{m}^{-1}$$

答：酒精的表面张力系数为 $0.022 \text{N} \cdot \text{m}^{-1}$。

三、课后训练

(一) 填空题

1. 凸面产生的附加压强方向_____，凹面产生的附加压强方向_____。

2. 在一根管子的两端吹成大小不等的两个肥皂泡，打开中间的活塞，使两边相通。则大泡会不断_____，小泡会不断_____。

3. 当接触角 θ _____ $\pi/2$ 时，液体润湿固体；当 θ _____ $\pi/2$ 时，液体不润湿固体（填大于或小于）。

4. 当润湿性液体在细管中流动时，如果管中出现气泡，液体的流动就会受到阻碍。气泡多时就可能将管子阻塞，使液体不能流动，这种现象叫作_____。

5. 一半径为 8.0×10^{-2} cm 的气泡恰在水面下，水的表面张力系数为 73×10^{-3} N·m^{-1}，则泡内空气的压强为_____ Pa。

6. 有 8 个半径为 1mm 的小水滴，融合成一个大水滴，已知水的表面张力系数为 73×10^{-3} N·m^{-1}，其放出的能量为_____ J。

7. 在直径为 0.30mm 的玻璃毛细管内，乙醇上升到 3.90cm 高度。设乙醇完全润湿玻璃，乙醇的密度为 0.791×10^3 kg·m^{-3}，则乙醇的表面张力系数为_____ N·m^{-1}。

8. 已知肥皂液的表面张力系数为 $\alpha = 40 \times 10^{-3}$ N·m^{-1}，吹成一个半径为 5cm 的肥皂泡时，增加表面积所做的功为_____ J。

9. 表面张力系数为 73×10^{-3} N·m^{-1} 的水在毛细管中上升 2.5cm；丙醇密度为 0.793×10^3 kg·m^{-3}，在同样的毛细管中上升高度为 1.4cm。设二者完全润湿毛细管，则丙醇的表面张力系数为_____ N·m^{-1}。

10. 加入表面活性物质的浓度越大，α 越_____；加入表面非活性物质，浓度越大，α 越_____。

11. 人体肺泡大小不等，大多数相连通，人能正常呼吸是因为大小肺泡内壁分布着_____物质，其相对分布浓度大的是_____肺泡。

12. 在临床静脉注射或输液时，特别注意防止_____输入到血管中，以免引起_____。

(二) 选择题

1. 有一球形液膜，液膜内外有两个表面的半径 $R_1 = R_2 = R$，则液膜内外的压强差为 [   ]。

A. $\dfrac{4\alpha}{R}$ B. $\dfrac{2\alpha}{R}$ C. $\dfrac{\alpha}{2R}$ D. 无法确定

2. 将一毛细管插入液体中，如果液体不润湿管壁，则管中液体将会 [　　　]。

　　A. 上升　　　　　　　B. 下降　　　　　　　C. 不变　　　　　　　D. 无法确定

3. 当接触角 $\theta=\pi$ 时，液体和固体的关系是 [　　　]。

　　A. 润湿固体　　　　　　　　　　　B. 完全润湿固体

　　C. 不润湿固体　　　　　　　　　　D. 完全不润湿固体

4. 当液体表面积增加时，它的表面能 [　　　]。

　　A. 不变　　　　　　　B. 增大　　　　　　　C. 减小　　　　　　　D. 无法确定

5. 在地球上，液体在毛细管中上升的高度为 h，若将同样的实验移到月球上做（设温度相同），则液体上升的高度为 h'，则 [　　　]。

　　A. $h=h'$　　　　　　B. $h>h'$　　　　　　C. $h<h'$　　　　　　D. $h'=0$

6. 在充满流体的流管两端加恒定压强差，液流速度为 v，若其中混有一较大气泡时，其流速为 v'，则 [　　　]。

　　A. $v=v'$　　　　　　B. $v>v'$　　　　　　C. $v<v'$　　　　　　D. 无法确定

7. 将两个完全相同的毛细管分别插在水和酒精中（都浸润毛细管），已知水的表面张力系数比酒精大三倍，则 [　　　]

　　A. 酒精中毛细管的液面高　　　　　B. 水中毛细管的液面高

　　C. 两管一样高　　　　　　　　　　D. 无法确定

8. 若要使毛细管中的水面升高，可以 [　　　]

　　A. 使水升温　　　　　　　　　　　B. 加入肥皂

　　C. 减小毛细管的直径　　　　　　　D. 将毛细管往水里插深一些

9. 在空中一半径为 R 肥皂泡内外空气的压强差为 [　　　]

　　A. $4\alpha/R$　　　　　B. $2\alpha/R$　　　　　C. $-4\alpha/R$　　　　　D. $-2\alpha/R$

10. 弯曲液面上附加压强的方向 [　　　]

　　A. 一定指向液体内部　　　　　　　B. 一定指向液体外部

　　C. 一定指向液体表面　　　　　　　D. 一定指向弯曲液面的曲率中心

11. 液体表面张力产生的微观机理是 [　　　]。

　　A. 表面层分子受周围分子作用不对称，合引力指向液体内部

　　B. 内聚力大于附着力

　　C. 表面层分子受周围分子作用对称，合引力为零

　　D. 液体不润湿固体

12. 把表面张力系数为 α、半径为 R 的肥皂泡吹成半径为 $2R$ 的肥皂泡，所做的功为 [　　　]。

　　A. $4\pi\alpha R^2$　　　　　B. $12\pi\alpha R^2$　　　　　C. $8\pi\alpha R^2$　　　　　D. $24\pi\alpha R^2$

13. 液体润湿固体的微观机理是 [　　　]。

　　A. 表面张力系数大　　　　　　　　B. 内聚力大于附着力

C. 黏度大   D. 附着力大于内聚力

14. 一半径为 R 肥皂泡内空气的压强为 〔　　〕。

A. $p_0 + 4\alpha/R$ B. $p_0 + 2\alpha/R$ C. $p_0 - 4\alpha/R$ D. $p_0 - 2\alpha/R$

（三）计算题

有一玻璃毛细管，一端封闭，内直径 $d = 2.0 \times 10^{-5}$ m，长 $l = 2.0$ m，竖直倒插入水中。问插入水中的一段长应等于多少才能使管内外水面同高？已知大气压 $p = 1.013 \times 10^5$ Pa，水的表面张力系数 $\alpha = 73 \times 10^{-3}$ N·m^{-1}，接触角 $\theta = 0°$。

四、习题答案

（一）填空题

1. 指向液体　背离液体　2. 变大　变小　3. 小于　大于　4. 气体栓塞
5. 1.0148×10^5　6. 3.67×10^{-6}　7. 2.264×10^{-2}　8. 2.5×10^{-3}　9. 3.2×10^{-2}
10. 小　大　11. 表面活性物质　小　12. 气泡　气体栓塞

（二）选择题

1. A　2. B　3. D　4. B　5. C　6. B　7. B　8. C　9. A　10. D　11. A
12. B　13. D　14. A

（三）计算题

略

第四章
振动与波动

一、本章知识要点

（一）简谐振动

1. 振动（vibration）：任何一个物理量随时间的周期变化都可以称为振动。

2. 机械振动（mechanical vibration）：物体在一定位置附近做来回往复的运动称为机械振动。

3. 简谐振动（simple harmonic vibration）：用时间的正弦函数或余弦函数来描述的运动称为简谐振动。只要物体在弹性力 $F=-kx$ 或形如 $F=-kx$ 的线性回复力的作用下，其位移 x 必定满足微分方程 $\dfrac{\mathrm{d}^2 x}{\mathrm{d}t^2}+\omega^2 x=0$，此方程的解为 $x=A\cos(\omega t+\varphi)$。因此，将 $F=-kx$ 称为简谐振动的动力学特征，而将 $\dfrac{\mathrm{d}^2 x}{\mathrm{d}t^2}+\omega^2 x=0$ 和 $x=A\cos(\omega t+\varphi)$ 称为简谐振动的运动学特征。

4. 简谐振动的速度（velocity of simple harmonic vibration）：根据速度的定义可知速度的表达式为

$$v=\frac{\mathrm{d}x}{\mathrm{d}t}=-\omega A\sin(\omega t+\varphi) \tag{4-1}$$

5. 简谐振动的加速度（acceleration of simple harmonic vibration）：根据加速度的定义可求得加速度的表达式为

$$a=\frac{\mathrm{d}^2 x}{\mathrm{d}t^2}=-\omega^2 A\cos(\omega t+\varphi)=-\omega^2 x \tag{4-2}$$

6. 振幅（amplitude）：振动物体离开平衡位置的最大位移称为振动的振幅，常用 A 表示。

7. 周期（period）：振动物体完成一次完整振动所需要的时间称为振动的周期，常用 T 表示。

8. 频率（frequency）：振动物体在单位时间内所完成的振动次数称为振动的频率，常用 ν 表示。

9. 角频率（angular frequency）：振动物体在 2π s 内所完成的振动次数称为振动的角频率，常用 ω 表示。

10. 周期、频率与角频率的关系：$\nu=\dfrac{1}{T}$，$\omega=2\pi\nu=\dfrac{2\pi}{T}$，式中 T、ν 和 ω 的单位分别是 s（秒）、Hz（赫兹）和 rad·s^{-1}（弧度·秒$^{-1}$）。由于 ω、ν 和 T 完全决定于振动系统本身的性质，因此分别称为系统的固有角频率（natural angular frequency）、固有频率（natural frequency）和固有周期（natural period）。

11. 相位（phase）：简谐振动的运动表达式中的 $\omega t+\varphi$ 是决定简谐振动状态的物理量，称为振动的相位。

12. 初相位（initial phase）：$t=0$ 时的相位（即 φ）称为初相位。振幅 A 和初相位 φ 的数值，由简谐振动系统的固有角频率和初始条件（initial condition，即初始位移和初始速度）决定。其中

$$\text{振幅：} A=\sqrt{x_0^2+\frac{v_0^2}{\omega^2}}; \quad \text{初相位：} \varphi=\arctan\frac{-v_0}{\omega x_0}$$

13. 简谐振动的矢量图示法：用一个匀速旋转矢量的末端在一条轴线上的投影点的运动来表示简谐振动，这种方法称为简谐振动的矢量图示法。

14. 简谐振动的能量：一个做简谐振动的物体由于运动，它在任意时刻所具有的动能为

$$E_{\mathrm{k}}=\frac{1}{2}mv^2=\frac{1}{2}m\omega^2 A^2\sin^2(\omega t+\varphi) \tag{4-3}$$

由于受到线性回复力 $F=-kx$ 的作用，在任意时刻振动系统的势能为

$$E_{\mathrm{p}}=\frac{1}{2}kx^2=\frac{1}{2}kA^2\cos^2(\omega t+\varphi) \tag{4-4}$$

在任意时刻振动系统的总机械能为

$$E=E_{\mathrm{k}}+E_{\mathrm{p}}=\frac{1}{2}m\omega^2 A^2=\frac{1}{2}kA^2 \tag{4-5}$$

即：对任意一简谐振动系统来说，系统的总机械能在振动过程中守恒。

（二）简谐振动的合成

1. 同方向、同频率简谐振动的合成：两个同方向、同频率简谐振动的合振动仍是一简谐振动。

设一质点在同一直线上同时进行两个独立的同频率的简谐振动，任意时刻这两个简谐振动的位移可表示为：$x_1=A_1\cos(\omega t+\varphi_1)$ 和 $x_2=A_2\cos(\omega t+\varphi_2)$，合振动的运动方程为 $x=A\cos(\omega t+\varphi)$。以上说明合振动的频率与分振动的频率相同。合振动的振幅 A 和初相位 φ 分别为

$$A=\sqrt{A_1^2+A_2^2+2A_1A_2\cos(\varphi_2-\varphi_1)} \tag{4-6}$$

$$\varphi = \arctan \frac{A_1 \sin\varphi_1 + A_2 \sin\varphi_2}{A_1 \cos\varphi_1 + A_2 \cos\varphi_2} \tag{4-7}$$

（1）当相位差 $\varphi_2 - \varphi_1 = \pm 2k\pi$　（$k = 1, 2, 3, \cdots$）时，合振幅最大；

（2）当相位差 $\varphi_2 - \varphi_1 = \pm (2k+1)\pi$　（$k = 1, 2, 3, \cdots$）时，合振幅最小；

（3）当相位差取其他值时，$|A_2 - A_1| < A < (A_2 + A_1)$。

2. 同方向、不同频率的简谐振动的合成：合振动不再是简谐振动，但仍然是周期性振动；合振动的形式由分振动的频率、振幅及初相位差来确定。

设一质点在同一直线上同时进行两个独立的不同频率的简谐振动，当两个振动的频率不同时，而振幅和初相位相同时，任意时刻这两个简谐振动的位移可表示为

$$x_1 = A\cos(\omega_1 t + \varphi) \quad \text{和} \quad x_2 = A\cos(\omega_2 t + \varphi) \tag{4-8}$$

合振动的运动方程为

$$x = 2A\cos\left(\frac{\omega_2 - \omega_1}{2}t\right)\cos\left(\frac{\omega_2 + \omega_1}{2}t + \varphi\right) \tag{4-9}$$

此式可看成振幅为 $\left|2A\cos\left(\dfrac{\omega_2 - \omega_1}{2}t\right)\right|$、角频率为 $\dfrac{\omega_2 + \omega_1}{2}$ 的简谐振动。由于两个分振动频率的微小差异而产生的合振动振幅时强时弱的现象，称为**拍**（beat）。单位时间内振动加强或减弱的次数称为**拍频**（beat frequency），用 ν 表示，且有

$$\nu = 2 \times \frac{1}{2\pi}\left(\frac{\omega_2 - \omega_1}{2}\right) = \nu_2 - \nu_1 \tag{4-10}$$

式（4-10）中拍频等于两个分振动频率之差。

3. 谐振分析（harmonic vibration analysis）：把一个复杂的周期性振动分解为一系列简谐振动之和的方法称为谐振分析。

根据傅里叶级数理论，一个周期为 T 的周期函数 $f(t)$ 可以展开为正弦函数或余弦函数的级数，即

$$f(t) = A_0 + \sum_{n=1}^{\infty} A_n \cos(n\omega t + \varphi_n) \tag{4-11}$$

其中，各个分振动中频率最低的称为**基频**（fundamental frequency），其他分振动的频率都是基频的整数倍，依次分别称为二次谐频、三次谐频……n 次谐频（harmonic frequency）。

将一周期性振动展开为傅里叶级数的结果，可以直观地表示为以角频率 ω 为横坐标、相应的振幅为纵坐标所作出的频谱图。其中每一条线称为**谱线**（spectral line），长度代表相应频率的振幅值。

4. 两个同频率、互相垂直的简谐振动的合成：合振动的轨迹一般是椭圆，其形状和运动方向由分振动振幅的大小和相差决定。

设两个频率相同的简谐振动在相互垂直的 x、y 轴上进行振动,任意时刻这两个简谐振动的表示式为

$$x = A_1\cos(\omega t + \varphi_1) \text{ 和 } y = A_2\cos(\omega t + \varphi_2) \qquad (4\text{-}12)$$

合振动的轨迹方程为

$$\frac{x^2}{A_1^2} + \frac{y^2}{A_2^2} - \frac{2xy}{A_1 A_2}\cos(\varphi_2 - \varphi_1) = \sin^2(\varphi_2 - \varphi_1) \qquad (4\text{-}13)$$

这是一个椭圆方程,而椭圆的形状取决于分振动的相位差。

(1) 当 $\varphi_2 - \varphi_1 = 0$ 时,两振动同相,合振动的轨迹是通过坐标原点而斜率为 A_2/A_1 的一条直线,轨迹方程为

$$\frac{x}{A_1} - \frac{y}{A_2} = 0 \Rightarrow y = \frac{A_2}{A_1}x \qquad (4\text{-}14)$$

(2) 当 $\varphi_2 - \varphi_1 = \pi$ 时,两振动反相,合振动的轨迹是通过坐标原点而斜率为 $-A_2/A_1$ 的一条直线,轨迹方程为

$$\frac{x}{A_1} + \frac{y}{A_2} = 0 \Rightarrow y = -\frac{A_2}{A_1}x \qquad (4\text{-}15)$$

(3) 当 $\varphi_2 - \varphi_1 = \pm\pi/2$ 时,合振动的轨迹是以坐标轴为主轴的椭圆或圆。轨迹方程为

$$\frac{x}{A_1^2} + \frac{y}{A_2^2} = 1 \qquad (4\text{-}16)$$

如果 $\varphi_2 - \varphi_1 = +\pi/2$,振动沿顺时针方向进行;如果 $\varphi_2 - \varphi_1 = -\pi/2$,振动沿逆时针方向进行。

(4) 当 $\varphi_2 - \varphi_1$ 等于其他值时,合振动的轨迹一般是椭圆,其形状和运动方向由分振动振幅的大小和相差决定。

(三) 阻尼振动 受迫振动 共振

1. 阻尼振动(damped vibration):振动系统在阻尼作用下振幅随时间减小的振动称为阻尼振动。

当振动系统运动的速度不大时,所受阻力与速度成正比,即 $f = -\gamma v = -\gamma \frac{\mathrm{d}x}{\mathrm{d}t}$,其振动方程为 $\frac{\mathrm{d}^2 x}{\mathrm{d}t^2} + 2\beta\frac{\mathrm{d}x}{\mathrm{d}t} + \omega_0^2 x = 0$。其中:$\omega_0^2 = k/m$,$\omega_0$ 为固有角频率;$2\beta = \gamma/m$,β 为阻尼因子,β 越大振幅衰减越快;γ 为阻尼系数(damping coefficient)。当阻尼较小时 $\beta < \omega_0$,方程的解为 $x = A_0 \mathrm{e}^{-\beta t}\cos(\omega t + \varphi)$,其中 $\omega = \sqrt{\omega_0^2 - \beta^2}$。阻尼振动的周期可表示为 $T = \frac{2\pi}{\omega} = \frac{2\pi}{\sqrt{\omega_0^2 - \beta^2}}$。

阻尼振动的周期比振动系统的固有周期要长。这种阻尼较小的情况称为欠阻尼(underdamping)。

如果阻尼较大,以至于 $\beta > \omega_0$,这时运动已不是周期性的了。偏离平衡位置

的初位移随时间按指数规律衰减，以至于没有回到平衡位置就停下来，这种情况称为过阻尼（overdamping）。

如果阻尼的影响介于欠阻尼与过阻尼之间，即 $\beta=\omega_0$，系统很快回到平衡位置并停下来，这种情况称为临界阻尼（critical damping）。

2. 受迫振动（forced vibration）：在周期性外力作用下发生的振动称为受迫振动。

物体在周期性外力（驱动力）$F_0\cos\omega' t$ 作用下的振动方程为

$$\frac{\mathrm{d}^2 x}{\mathrm{d}t^2}+2\beta\frac{\mathrm{d}x}{\mathrm{d}t}+\omega_0^2=hc\cos\omega' t \tag{4-17}$$

式中，$\omega_0^2=\dfrac{k}{m}$；$2\beta=\dfrac{\gamma}{m}$；$h=\dfrac{E_0}{m}$。

受迫振动的稳态方程为 $x=A\cos(\omega' t+\varphi)$，其中振幅和初相位分别为

$$A=\frac{h}{\sqrt{(\omega_0^2-\omega'^2)^2+4\beta^2\omega'^2}},\quad \varphi=\arctan\left(-\frac{2\beta\omega'}{\omega_0^2-\omega'^2}\right)$$

从实质上说，振动系统的能量一方面由于阻尼的存在而减小，振动也随着衰减；另一方面通过驱动力对振动系统做功所提供的能量恰好补偿因阻尼所损失的能量，振动因此得以维持并达到稳定状态。

3. 共振（resonance）：当驱动力的角频率接近系统的固有角频率时，受迫振动的振幅急剧增大的现象称为共振。共振时外力角频率 ω_r 称为共振角频率，$\omega_r=\sqrt{\omega_0^2-2\beta^2}$；共振时的最大振幅为

$$A_r=\frac{h}{2\beta\sqrt{\omega_0^2-\beta^2}} \tag{4-18}$$

（四）机械波

1. 机械波（mechanical wave）：机械振动在弹性介质中的传播称为机械波。波源及弹性介质是产生和传播机械波的必要条件。只有在弹性介质中，某个质点的振动才能带动与其相邻质点的振动，因此波动是能量传递的一种形式。

2. 横波（transverse wave）：质点的振动方向与波的传播方向垂直的波称为横波。

3. 纵波（longitudinal wave）：质点的振动方向与波的传播方向平行的波称为纵波。

4. 波面（wave surface）：某一时刻振动相位相同的点连成的面，称为波面。

5. 波前（wave front）：最前面的波面称为波前。

6. 球面波（spherical wave）：在各向同性的均匀介质中，波动在各个方向的传播速度相同，点波源所产生的波面是一系列同心球面，称为球面波。

7. 平面波（plane wave）：波面是平面的波称为平面波。

8. 波线（wave ray）：表示波传播方向的线称为波线；在各向同性的均匀介质中，波线与波面垂直。

9. 波速（wave velocity）：单位时间内振动传播的距离称为波速。在固体中，横波的波速为 $u=\sqrt{G/\rho}$，式中 G 为介质的切变模量，ρ 为固体的密度；纵波的波速为 $u=\sqrt{E/\rho}$，式中 E 为介质的杨氏模量，ρ 为固体的密度。在液体或气体中，纵波的波速为 $u=\sqrt{K/\rho}$，式中 K 为液体或气体的体积模量，ρ 为液体或气体的密度。

10. 波长（wavelength）：在波动中，同一波线上两个相位差为 2π 的点之间的距离称为波长，常用 λ 表示。

11. 周期（period）：一个完整的波通过波线上某点所需的时间称为波的周期，常用 T 表示。

12. 频率（frequency）：在单位时间内，波前进的距离中完整波的数目称为波的频率，常用 ν 表示，与周期的关系为：$\lambda/T=\lambda\nu=u$。同一波在不同介质中波速不同，而频率（或周期）不变，所以波长随介质而改变。

（五）平面简谐波

1. 简谐波（simple harmonic wave）：简谐振动的传播所形成的波，称为简谐波。简谐波是最简单、最基本的波。

2. 平面简谐波的波函数（wave function）：以速度 u 在 x 轴正向传播的波函数可表达为下述各式之一：

$$y=A\cos\left[\omega\left(t-\frac{x}{u}\right)+\varphi\right] \tag{4-19}$$

$$y=A\cos\left[2\pi\left(\frac{t}{T}-\frac{x}{\lambda}\right)+\varphi\right] \tag{4-20}$$

$$y=A\cos\left[2\pi\left(\nu t-\frac{x}{\lambda}\right)+\varphi\right] \tag{4-21}$$

$$y=A\cos\left[(\omega t-kx)+\varphi\right] \tag{4-22}$$

其中 $k=2\pi/\lambda$，称为波数（wave number），表示在 2π 内所包含完整波的数目。波的传播速度 $u=\omega/k$。

当简谐波沿 x 轴负方向传播时，波函数为

$$y=A\cos\left[\omega\left(t+\frac{x}{u}\right)+\varphi\right] \tag{4-23}$$

3. 平面简谐波表达式的物理意义：在平面简谐波的波函数中，含有 x、t 两个自变量，

（1）若 $t=$ 常数，令 $t=t_1$，则质点位移 y 仅是 x 的函数，即

$$y=A\cos\left(\omega t_1-\frac{2\pi x}{\lambda}\right)$$

上式表示以 y 为纵坐标、x 为横坐标的一条余弦曲线，它是 $t=t_1$ 时刻波线上各个质点偏离各自平衡位置的位移所构成的波形曲线。

（2）若 $x=$ 常数，令 $x=x_1$，则质点位移 y 仅是时间 t 的函数，即

$$y=A\cos\left(\omega t-\frac{2\pi x_1}{\lambda}\right)$$

上式表示 x_1 处质点在其平衡位置附近以角频率 ω 做简谐运动。

（3）若 x、t 都变化，波函数表示沿波的传播方向上各个不同的质点在不同时刻的位移，反映了波形的传播。

4. 波动方程（wave equation）：

$$\frac{\partial^2 y}{\partial x^2}=\frac{1}{u^2}\frac{\partial^2 y}{\partial t^2} \tag{4-24}$$

该方程是由平面简谐波的波函数导出的，可以证明它是各种平面波所必须满足的微分方程式，而且平面波的波函数就是它的解。

5. 波的能量（wave energy）：波在传播时，介质中质点要产生振动，同时介质要发生变形，因而具有动能和弹性势能。

设平面简谐波以速度 u 在密度为 ρ 的均匀介质中传播，在任意坐标 x 处取一体积元 ΔV，在 t 时刻的动能 E_k 和势能 E_p 为

$$E_k=E_p=\frac{1}{2}\rho\Delta VA^2\omega^2\sin^2\left[\omega\left(t-\frac{x}{u}\right)+\varphi\right] \tag{4-25}$$

体积元 ΔV 的总机械能为

$$E=E_k+E_p=\rho\Delta VA^2\omega^2\sin^2\left[\omega\left(t-\frac{x}{u}\right)+\varphi\right] \tag{4-26}$$

式（4-25）和式（4-26）表明，在行波传播过程中，体积元的动能和势能同相，而且相等。

6. 波的能量密度：介质中单位体积的波动能量称为波的能量密度，用 w 表示。

$$w=\frac{E}{\Delta V}=\rho A^2\omega^2\sin^2\left[\omega\left(t-\frac{x}{u}\right)+\varphi\right] \tag{4-27}$$

7. 平均能量密度：能量密度 w 在一个周期内的平均值，称为平均能量密度，用 $\bar{w}$ 表示。

$$\bar{w}=\frac{1}{2}\rho A^2\omega^2 \tag{4-28}$$

8. 波的强度（intensity of wave）：穿过与波线垂直的单位面积的平均能流称为波的强度或平均能流密度，用 I 表示。

$$I=\frac{\bar{P}}{S}=\frac{\bar{w}uS}{S}=\bar{w}u=\frac{1}{2}\rho uA^2\omega^2 \tag{4-29}$$

即波的强度与振幅的二次方、角频率的二次方成正比。

9. 波的衰减：机械波在介质中传播时，它的强度将随着传播距离的增加而减弱，振幅也随之减小的现象称为波的衰减，并且平面波的强度在传播过程中

按指数规律衰减，即 $I = I_0 e^{-\mu x}$，其中 μ 称为介质的吸收系数，它与介质的性质和波的频率有关。

（六）波的干涉

1. 惠更斯原理（Huygens principle）：介质中波前上的每一点都可以看作新波源，向各个方向发射子波；在其后的任一时刻，这些子波的包迹就是该时刻的新波前（可用于解释衍射、反射、折射）。

2. 波的叠加原理（superposition principle of wave）：几列波可以互不影响地同时通过某一区域；在相遇处，任一质点的位移是各列波单独在该点所引起的振动位移的矢量和。

3. 相干条件： 频率相同、振动方向相同、初相位相同或相位差恒定。

4. 相干波（coherent wave）：满足频率相同、振动方向相同、初相位相同或相位差恒定的波称为相干波。相应的波源称为相干波源（coherent sources）。

5. 波的干涉（interference of wave）：满足频率相同、振动方向相同、初相位相同或相位差恒定的两列波相遇时，在叠加区域的某些位置上振动始终加强，而在另一些位置上振动始终减弱或完全抵消的现象称为波的干涉。

两相干波源 $y_{01} = A_{01}\cos(\omega t + \varphi_1)$ 和 $y_{02} = A_{02}\cos(\omega t + \varphi_2)$ 发出的波在空间 P 点相遇时引起的分振动为 $y_1 = A_1\cos\left(\omega t + \varphi_1 - \dfrac{2\pi r_1}{\lambda}\right)$ 和 $y_2 = A_2\cos\left(\omega t + \varphi_2 - \dfrac{2\pi r_2}{\lambda}\right)$，其中 r_1、r_2 为两波源到 P 点的距离，二者的相位差为 $\Delta\varphi = \varphi_2 - \varphi_1 - 2\pi\dfrac{r_2 - r_1}{\lambda}$。

P 点合振动为
$$y = A\cos(\omega t + \varphi)$$

其中，合振动的振幅为
$$A = \sqrt{A_1^2 + A_2^2 + 2A_1 A_2\cos\left(\varphi_2 - \varphi_1 - 2\pi\dfrac{r_2 - r_1}{\lambda}\right)}$$

合振动的初相位为
$$\varphi = \arctan\dfrac{A_1\sin\left(\varphi_1 - \dfrac{2\pi r_1}{\lambda}\right) + A_2\sin\left(\varphi_2 - \dfrac{2\pi r_2}{\lambda}\right)}{A_1\cos\left(\varphi_1 - \dfrac{2\pi r_1}{\lambda}\right) + A_2\cos\left(\varphi_2 - \dfrac{2\pi r_2}{\lambda}\right)}$$

6. 相干波加强和减弱的条件：

（1）当 $\Delta\varphi = \varphi_2 - \varphi_1 - 2\pi\dfrac{r_2 - r_1}{\lambda} = \pm 2k\pi$ $(k = 0, 1, 2, 3, \cdots)$时，干涉相长；

（2）当 $\Delta\varphi = \varphi_2 - \varphi_1 - 2\pi\dfrac{r_2 - r_1}{\lambda} = \pm(2k+1)\pi$ $(k = 0, 1, 2, 3, \cdots)$时，干涉相消。

（3）在相位差为其他值时，合振幅介于 $|A_1 - A_2|$ 与 $A_1 + A_2$ 之间。

如果两相干波源的振动初相位相同，即 $\varphi_2 = \varphi_1$，以 δ 表示两相干波源到 P 点的波程差，则上述条件可以简化为

(1) $\delta=r_1-r_2=\pm k\lambda$ （$k=0$，1，2，3，…），干涉相长；

(2) $\delta=r_1-r_2=\pm(2k+1)\dfrac{\lambda}{2}$ （$k=0$，1，2，3，…），干涉相消。

即当两相干波源同相时，在两波叠加区域内，波程差为零或等于波长的整数倍（半波长的偶数倍）的各点，强度最大；波程差等于半波长的奇数倍各点，强度最小。

7. 调幅波（amplitude modulated wave）：两个振幅相等、初相位均为零的简谐波以接近的频率和波长在同一空间区域叠加，合成波振幅本身（合成波的包络）形成一个波，这个波相对合成波而言是缓慢变化的，称为调幅波。

8. 驻波（standing wave）：当两列频率相同、振动方向相同且振幅相同而传播方向相反的简谐波叠加时，合成波是一种波形不随时间变化的波，称为驻波。

设有沿 x 轴正向和负向传播的两列振幅相同的相干波的表达式分别为

$$y_1=A\cos2\pi\left(\nu t-\frac{x}{\lambda}\right), \quad y_2=A\cos2\pi\left(\nu t+\frac{x}{\lambda}\right)$$

合成波的表达式为

$$y=y_1+y_2=2A\cos2\pi\frac{x}{\lambda}\cos2\pi\nu t \tag{4-30}$$

式（4-30）右侧由两项组成：一项只与位置有关，称为振幅因子，由 $\left|2A\cos2\pi\dfrac{x}{\lambda}\right|$ 决定；另一项只与时间有关，称为简谐振动因子。波线上各质量微元都以同一频率做简谐振动，但是不同质量微元的振幅随其位置做周期性的变化。驻波不是振动状态的传播，也没有能量的传播。而是介质中各质点都做稳定的振动。

振幅最大的位置称为波腹（wave loop），波腹的位置为 $x=k\dfrac{\lambda}{2}$ （$k=0$，±1，±2，…），相邻两波腹间的距离为 $x_{k+1}-x_k=\dfrac{\lambda}{2}$。

振幅为零的位置称为波节（wave node），波节的位置为 $x=(2k+1)\dfrac{\lambda}{4}$ （$k=0$，±1，±2，…），相邻两波节间的距离为 $x_{k+1}-x_k=\dfrac{\lambda}{2}$。

相邻两波腹或波节之间的距离都是半波长 $\lambda/2$。

9. 简正模式（normal mode）：对于两端固定的弦，能在其上形成驻波的波长值为 $\lambda_n=2L/n(n=1，2，3，…)$，相应的频率为 $\nu_n=nu/2L(n=1，2，3，…)$，其中与 $n=1$ 对应的频率称为基频，其他频率依次称为二次谐频、三次谐频……n 次谐频。各种允许频率所对应的驻波称为弦线振动的简正模式，相应的频率称为简正频率。

（七）声波

1. 声波（sound wave）：频率在 $20\sim20\,000\mathrm{Hz}$ 范围内的机械波可以引起人的听觉，称为声波。

2. 超声波（ultrasonic wave）**和次声波**（infrasonic wave）：频率高于$20\,000\mathrm{Hz}$的声波称为超声波；频率低于 $20\mathrm{Hz}$ 的声波称为次声波。

3. 瞬时声压（instantaneous sound pressure）：在某一时刻，介质中某一点的压强与无声波通过时的压强之差，称为该点的瞬时声压，并用 p 表示。对于平面简谐波而言，有

$$p=\rho u\omega A\cos\left[\omega\left(t-\frac{x}{u}\right)+\varphi+\frac{\pi}{2}\right]=p_{\mathrm{m}}\cos\left[\omega\left(t-\frac{x}{u}\right)+\varphi+\frac{\pi}{2}\right] \tag{4-31}$$

式中，$p_{\mathrm{m}}=\rho u\omega A$ 称为声压幅值，简称声幅。

由式（4-31）可知，声波既可表示为位移波，也可以表示为压强波，两者之间存在 $\pi/2$ 的相位差。

4. 声阻抗（acoustic impedance）：声压幅值与介质质点振动速度的幅值之比称为声阻抗。它是表征介质传播声波能力特性的一个重要物理量，其大小取决于介质密度与声速，用 Z 表示，公式为

$$Z=\frac{p_{\mathrm{m}}}{v_{\mathrm{m}}}=\frac{\rho u\omega A}{\omega A}=\rho u \tag{4-32}$$

式中，$v_{\mathrm{m}}=\omega A$ 是质点振动速度的幅值。

5. 声强（intensity of sound）：单位时间内通过垂直于声波传播方向的单位面积的声波能量称为声强，用 I 表示。

$$I=\frac{1}{2}\rho u\omega^2 A^2=\frac{1}{2}Zv_{\mathrm{m}}^2=\frac{p_{\mathrm{m}}^2}{2Z} \tag{4-33}$$

6. 反射和折射：声波在传播过程中，遇到两种声阻抗不同的介质界面时，会发生反射和折射。

强度反射系数：反射波的强度与入射波的强度之比，称为强度反射系数，用 α_{ir} 表示。

强度透射系数：透射波的强度与入射波的强度之比，称为强度透射系数，用 α_{it} 表示。

在垂直入射的条件下，有

$$\alpha_{\mathrm{ir}}=\frac{I_{\mathrm{r}}}{I_{\mathrm{i}}}=\left(\frac{Z_2-Z_1}{Z_2+Z_1}\right)^2, \quad \alpha_{\mathrm{it}}=\frac{I_{\mathrm{t}}}{I_{\mathrm{i}}}=\frac{4Z_2Z_1}{(Z_2+Z_1)^2}$$

当两种介质的声阻抗相差较大时，反射强，透射弱；声阻抗接近时，透射强，反射弱。

7. 听阈（auditory threshold）**和痛阈**（threshold of pain）：声波在人耳中产生的听觉与频率和声强有关，能引起听觉的最低声强称为听阈；人耳所能忍受

的最高声强称为痛阈。

8. 听阈曲线、痛阈曲线和听觉区域：正常人的听阈随声波频率变化的曲线称为听阈曲线，正常人的痛阈随频率变化的曲线称为痛阈曲线；由听阈曲线、痛阈曲线、20 Hz 线和 20 000 Hz 线所围成的区域称为听觉区域。

9. 声强级（intensity level of sound）：声强的对数标度称为声强级，用 L 表示。声强级的单位为贝尔和分贝。1 贝尔（B）＝10 分贝（dB）。

$$L = \lg \frac{I}{I_0} \text{B} = 10 \lg \frac{I}{I_0} \text{dB} \tag{4-34}$$

式中，$I_0 = 10^{-12} \text{W} \cdot \text{m}^{-2}$，是 1000 Hz 声音的听阈值，称为标准参考声强。

10. 响度（loudness）**和响度级**（loudness level）：人耳对声强的客观感觉称为响度；响度的数字描述称为响度级。规定频率为 1000 Hz 的纯音的响度级与它的声强级具有相同的数值，同一等响曲线上的各点其响度级相同。响度级的单位：方（phon）。

11. 多普勒效应（Doppler effect）：当波源或观测者相对于介质运动时，观测者接收到的波的频率与波源发出的波的频率不同的现象，称为波的多普勒效应。

（1）设波源和观测者在同一直线上运动，它们相对于介质的速度分别为 v_s 和 v_0，波在介质中的传播速度为 u，波源和观测者观测到的频率分别为 ν 和 ν'，则观测者观测到的声波频率为

$$\nu' = \frac{u \pm v_0}{u \mp v_s} \nu \tag{4-35}$$

v_0、v_s 正负的规定：观测者向着波源运动时，v_0 取正，离开时取负；波源向着观测者运动时，v_s 取正，离开时取负。

（2）如果波源的速度方向和观测者的速度方向不共线，设波源的运动方向与二者连线成 α 角，观测者的运动方向与二者连线成 β 角，则观测者观测到的声波频率为

$$\nu' = \frac{u \pm v_0 \cos\beta}{u \mp v_s \cos\alpha} \nu \tag{4-36}$$

12. 冲击波（shock wave）：任意物体在介质中的运动速度大于波在该介质中的传播速度时，在该物体的后面形成的锥形波，称为冲击波。

当波源运动的速度 v_s 超过波的运动时，波源位于波的前方，波源发出的波的各个波前的切面形成一个圆锥面，这个圆锥面称为**马赫锥**，其顶角 α 满足

$$\sin\alpha = \frac{ut}{v_s t} = \frac{u}{v_s} = \frac{1}{M} \tag{4-37}$$

式中，M 称为马赫数（Mach number）。各波前随时间不断扩展，锥面也不断扩展，从而形成这种以点波源为顶点的圆锥形的冲击波。

（八）超声波及其医学应用

1. 超声波的特点：由于超声波频率高、波长短，故具有许多一般声波所没

有的特性。

（1）能流密度大。由于能流密度与频率的二次方成正比，故超声波的能流密度比一般声波大得多。

（2）方向性好。由于超声波的波长短，衍射效应不显著，所以可以近似地认为超声波沿直线传播，即传播的方向性好，容易得到定向而集中的超声波束，能够产生反射、折射，也可以被聚焦。超声波的这一特性，称为束射特性。

（3）穿透力强。超声波的穿透本领大，特别是在液体和固体中传播时衰减很小，在不透明的固体中也能穿透几十米的厚度，所以超声波主要用在固体和液体中。超声波在空气中衰减较快，与电磁波相反，在水中应用超声波最为适宜。

2. 机械作用： 高频超声波通过介质时，介质中粒子做受迫高频振动，使介质质点的位移、速度、加速度以及介质中的应力分布等分别达到一定数值，这种强烈的机械振动能破坏某些物质的力学结构，从而产生一系列超声效应。

3. 空化作用： 超声波在液体中会产生空化作用。超声波的频率高、功率大，可以引起液体的疏密变化，使液体时而受压，时而受拉。由于液体承受拉力的能力很差，所以在较强的拉力作用下，液体会断裂，产生一些近似真空的小空穴。在小空穴的形成过程中，由于摩擦产生正、负电荷，引起放电发光等现象。这就是超声波的空化作用。

4. 热作用： 当超声波在介质中传播时，将会有一部分能量被介质吸收而转化为热量，引起介质温度升高，称为热作用。

5. 压电效应（piezoelectric effect）：当晶片受到变化的压力和拉力交替作用时，在晶片两表面上产生同样规律的电压变化，这种现象称为正压电效应。反之，当这两个表面加上电压时，晶片的厚度将随电场方向而变化，这种现象称为逆压电效应。

6. 超声波在医学中的应用： 有超声诊断、超声治疗和生物组织超声特性研究等三个方面。

二、解题指导——典型例题

【例 4-1】 已知某质点做简谐运动，振动曲线如图 4-1 所示，试根据图中数据写出振动表达式。

解： 设振动表达式为

$$x = A\cos(\omega t + \varphi)$$

由图 4-1 可见，$A = 2\text{m}$，当 $t = 0$ 时有

$$x = 2\cos\varphi = \sqrt{2}$$

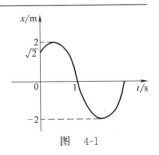

图　4-1

所以 $\varphi=\pm\pi/4$。因为 $v_0=-2\omega\sin\varphi>0$，则有 $\sin\varphi<0$，所以

$$\varphi=-\frac{\pi}{4}，\quad x=2\cos\left(\omega t-\frac{\pi}{4}\right)$$

再由图 4-1 中另一已知条件求 ω。

当 $t=1\mathrm{s}$ 时，$x_1=2\cos\left(\omega-\frac{\pi}{4}\right)=0$，则有　　$\omega-\frac{\pi}{4}=\pm\frac{\pi}{2}$

而 $v_1=-2\omega\sin\left(\omega-\frac{\pi}{4}\right)<0$，所以　　$\omega-\frac{\pi}{4}=+\frac{\pi}{2}，\quad\omega=\frac{3\pi}{4}$

解得振动的表达式为　　　$x=2\cos\left(\frac{3\pi}{4}t-\frac{\pi}{4}\right)$

答：振动表达式为：$x=2\cos\left(\frac{3\pi}{4}t-\frac{\pi}{4}\right)$。

【例 4-2】　一物体沿 x 轴做简谐振动，振幅为 0.24m，周期为 2s，当 $t=0$ 时，$x_0=0.12\mathrm{m}$ 且向 x 轴正方向运动。试求：(1) 振动方程；(2) 从 $x_0=-0.12\mathrm{m}$ 且向 x 轴负方向运动这一状态，回到平衡位置所需的最短时间。

已知：$A=0.24\mathrm{m}$，$T=2\mathrm{s}$，当 $t=0$ 时，$x_0=0.12\mathrm{m}$，$v_0>0$；**求**：(1) 振动方程；(2) 从 $x_0=-0.12\mathrm{m}$ 且向 x 轴负方向运动这一状态，回到平衡位置所需的最短时间。

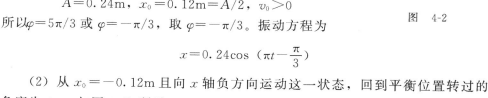

图　4-2

解：(1) $\omega=\dfrac{2\pi}{T}=\pi$

如图 4-2a 所示，画出 $t=0$ 时旋转矢量的位置，来确定初相位。

$$A=0.24\mathrm{m}，x_0=0.12\mathrm{m}=A/2，v_0>0$$

所以 $\varphi=5\pi/3$ 或 $\varphi=-\pi/3$，取 $\varphi=-\pi/3$。振动方程为

$$x=0.24\cos\left(\pi t-\frac{\pi}{3}\right)$$

(2) 从 $x_0=-0.12\mathrm{m}$ 且向 x 轴负方向运动这一状态，回到平衡位置转过的角度为 $\Delta\varphi$，如图 4-2b 所示：

$$\Delta\varphi=\frac{\pi}{3}+\frac{\pi}{2}=\frac{5\pi}{6}，\quad\Delta t=\frac{\Delta\varphi}{\omega}=\frac{5}{6}\mathrm{s}=0.83\mathrm{s}$$

答：(1) 振动方程为 $x=0.24\cos\left(\pi t-\dfrac{\pi}{3}\right)$；(2) 从 $x=-0.12\mathrm{m}$ 且向 x 轴负方向运动这一状态，回到平衡位置所需的最短时间为 0.83s。

【例 4-3】　设有下列两对相互垂直的振动：(1) $x=a\sin\omega t，y=b\cos\omega t$；(2) $x=$

$a\cos\omega t$，$y=b\sin\omega t$。试问它们的合成分别代表什么运动？二者有何区别？

解： 由（1）$x=a\sin\omega t$，$y=b\cos\omega t$

（2）$x=a\cos\omega t$，$y=b\sin\omega t$

均有

$$\frac{x^2}{a^2}+\frac{y^2}{b^2}=1$$

如图 4-3 所示，这代表质点的运动是沿椭圆轨道的旋转运动。

对于（1）$x=a\sin\omega t$，$y=b\cos\omega t$

当 $t=0$ 时，质点在 B 点，当 $t=T/4$ 时，质点在 A 点，质点是沿顺时针方向旋转的。

对于（2）$x=a\cos\omega t$，$y=b\sin\omega t$

当 $t=0$ 时，质点在 A 点，当 $t=T/4$ 时，质点在 B 点，质点是沿逆时针方向旋转的。

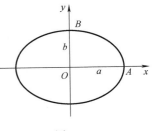

图 4-3

答： 二者都是沿椭圆轨道的旋转运动；前者质点是沿顺时针方向旋转，后者质点是沿逆时针方向旋转。

【例 4-4】 已知 $A=0.12\mathrm{m}$，$T=2\mathrm{s}$。当 $t=0$ 时，$x_0=0.06\mathrm{m}$，此时，质点沿 x 轴正向运动。求：（1）谐振动方程；（2）当 $t=0.5\mathrm{s}$ 时，质点的位置、速度、加速度；（3）由初始时刻到 $x=-0.06\mathrm{m}$ 处所需的最短时间。

已知： $A=0.12\mathrm{m}$，$T=2\mathrm{s}$，当 $t=0$ 时，$x_0=0.06\mathrm{m}$；**求：** （1）$x=?$（2）当 $t=0.5\mathrm{s}$ 时，$x=?$ $v=?$ $a=?$（3）$\Delta t=?$

解： （1）因为 $T=2\mathrm{s}$，于是，$\omega=\dfrac{2\pi}{T}=\pi\mathrm{rad}\cdot\mathrm{s}^{-1}$，将已知条件代入运动方程 $x=A\cos(\omega t+\varphi)$ 得

$$x_0=A\cos\varphi，\cos\varphi=\frac{1}{2}，\text{即 }\varphi=\pm\frac{\pi}{3}$$

考虑到 $t=0$ 时，$v=-A\omega\sin\varphi>0$，所以取 $\varphi=-\pi/3$，于是谐振动方程为

$$x=0.12\cos\left(\pi t-\frac{\pi}{3}\right)$$

（2）当 $t=0.5\mathrm{s}$ 时，分别代入

$$x=0.12\cos\left(\pi t-\frac{\pi}{3}\right)，v=-0.12\pi\sin\left(\pi t-\frac{\pi}{3}\right)，a=-\pi^2 x$$

可得质点的位置、速度、加速度分别为

$$x=0.104\mathrm{m}，v=-0.189\mathrm{m}\cdot\mathrm{s}^{-1}，a=-1.03\mathrm{m}\cdot\mathrm{s}^{-2}$$

（3）当 $x=-0.06\mathrm{m}$ 时，由 $x=A\cos(\omega t+\varphi)$ 得

$$-0.06=0.12\cos\left(\pi t-\frac{\pi}{3}\right)$$

可得
$$\pi t-\frac{\pi}{3}=\frac{2\pi}{3} \quad 或 \quad \frac{4\pi}{3}$$

对应最短时间应取
$$\pi t-\frac{\pi}{3}=\frac{2\pi}{3}, \quad 则 \quad \Delta t=1\mathrm{s}$$

用旋转矢量法，质点由初始时刻第一次到 $x=-0.06\mathrm{m}$ 时转过的角度 $\Delta\theta=\pi$，所需时间最短，为

$$\Delta t=\frac{\Delta\theta}{\omega}=\frac{\pi}{\pi}=1\mathrm{s}$$

【例 4-5】 如图 4-4 所示，证明用力下压处于平衡的比重计，放手后比重计将做简谐振动。比重计圆筒半径为 d，液体密度为 ρ。（不计液体黏滞阻力）

证明： 以比重计平衡位置为原点建立如图 4-4 所示的坐标系。

平衡时
$$mg=\rho gV$$

偏离平衡位置的位移为 x 时
$$F=-\left[V+\pi\left(\frac{d}{2}\right)^2 x\right]\rho g+mg$$

由以上两式得
$$F=-\pi\left(\frac{d}{2}\right)^2 x\rho g$$

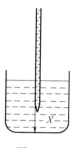

图　4-4

于是，由牛顿第二定律可得比重计运动的动力学方程为

$$\frac{\mathrm{d}^2 x}{\mathrm{d}t^2}=-\frac{\pi d^2\rho g}{4m}x \quad （简谐振动）$$

角频率和周期分别为

$$\omega=\sqrt{\frac{\pi d^2\rho g}{4m}}, \quad T=\frac{2\pi}{\omega}=\frac{4}{d}\sqrt{\frac{\pi m}{\rho g}}$$

【例 4-6】 如图 4-5 所示，定滑轮的半径为 R，转动惯量为 J，弹簧的劲度系数为 k，物体质量为 m。不计体系的摩擦，证明将物体拉离平衡位置后的自由振动为简谐振动，并求周期。

证明： 以平衡位置为原点，向下为正方向，建立坐标系。设挂上重物 m 后弹簧伸长 y_0，显然：$mg=ky_0$。

当向下离开平衡位置 y 时物体系的机械能为

$$E=\frac{1}{2}mv^2+\frac{1}{2}J\omega^2+\frac{1}{2}k(y+y_0)^2-mgy$$

即
$$\frac{1}{2}\left(m+\frac{J}{R^2}\right)v^2+\frac{1}{2}ky^2=E-\frac{1}{2}ky_0^2$$

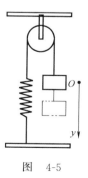

图　4-5

由于系统的机械能守恒，E 为常数，则

$$\frac{1}{2}\left(m+\frac{J}{R^2}\right)v^2+\frac{1}{2}ky^2=\text{常数}$$

将上式对时间求导，其中 $v=\dfrac{\mathrm{d}y}{\mathrm{d}t}$ 为平动速度，并做整理可得

$$\frac{\mathrm{d}^2y}{\mathrm{d}t^2}+\frac{ky}{m+\dfrac{J}{R^2}}=0$$

对比动力学公式可知，物体的振动就是简谐振动。角频率和周期分别为

$$\omega=\sqrt{\frac{k}{m+\dfrac{J}{R^2}}},\ T=2\pi\sqrt{\frac{mR^2+J}{kR^2}}$$

【例 4-7】 一轻弹簧在 60N 的拉力下伸长 30cm，把质量 4kg 的物体悬挂在弹簧的下端，并使之静止，再把物体向下拉 10cm，然后由静止释放并开始计时。求：（1）物体振动方程；（2）物体在平衡位置上方 5cm 时弹簧的拉力；（3）物体从第一次越过平衡位置时刻起到它运动到上方 5cm 处所需要的最短时间。

已知：当 $F=60$N 时，$x=30$cm；$m=4$kg，$x_0=10$cm，$v_0=0$；求：（1）$x=?$（2）当 $x=-5$cm 时，$F=?$（3）需要的最短时间 $\Delta t=?$

解：（1）$k=\dfrac{F}{x}=2\times10^2$N·m^{-1}，$\omega=\sqrt{\dfrac{k}{m}}=7.07$rad·s^{-1}

选平衡位置为坐标原点，x 轴指向下方，如图 4-6a 所示。

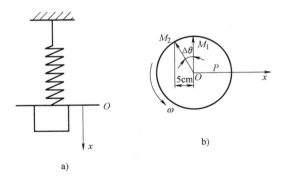

图 4-6

从题知 $t=0$，$x_0=10$cm，$v_0=0$，$A=\sqrt{x_0^2+\left(\dfrac{v_0}{\omega}\right)^2}=10$cm，$\cos\varphi=1$

所以初相位 $\varphi=0$。振动方程为

$$x=0.1\cos\ (7.07t)$$

（2）当 $x=-5\text{cm}$ 时有

$$mg-F=ma, F=m(g-a)$$

因为 $a=-\omega^2 x=2.5\text{m}\cdot\text{s}^{-2}$，故

$$F=[4\times(9.8-2.5)]\text{N}=29.2\text{N}$$

F 是方向向上的拉力。

（3）此时 $x=0.5A$，如图 4-6b 所示，$\Delta\theta=\pi/6$，则

$$\Delta t=\frac{\Delta\theta}{\omega}=\frac{\pi/6}{7.07}\text{s}=0.074\text{s}$$

答：（1）物体的振动方程为 $x=0.1\cos(7.07t)$，（2）弹簧的拉力 $F=29.2\text{N}$，（3）所需要的最短时间 $\Delta t=0.074\text{s}$。

【例 4-8】 一轻弹簧上端固定，下端系一物体，此时弹簧伸长了 $l=9.8\text{cm}$，现让物体上下振动。（1）证明物体做简谐振动；（2）若以物体经平衡位置向下运动时为计时起点，此时速率为 1m/s，写出振动方程。

解：（1）选平衡位置为坐标原点，坐标轴取向下为正。平衡时有 $mg=kl$，即 $k=mg/l$。

当物体位移为 x 时有

$$F=mg-k(l+x)=-kx$$

所以，物体仍做简谐振动。

（2）由 $m\dfrac{\text{d}^2 x}{\text{d}t^2}=-kx$ 可以看出：它与水平弹簧振子一样，但竖直弹簧振子多受了重力作用。因此，常力不改变振动系统的周期、角频率。

$$\omega=\sqrt{\frac{k}{m}}=\sqrt{\frac{g}{l}}=\sqrt{\frac{9.8}{9.8\times10^{-2}}}\text{s}^{-1}=10\text{s}^{-1}, T=\frac{2\pi}{\omega}=2\pi\sqrt{\frac{l}{g}}$$

由题知：当 $t=0$ 时，$x_0=0$，$v_0=1\text{m}\cdot\text{s}^{-1}$ 且向正方向运动，则有

$$A=\sqrt{x_0^2+\left(\frac{v_0}{\omega}\right)^2}=0.1\text{m}$$

由旋转矢量图示法可知

$$\varphi=-\frac{\pi}{2}$$

振动的表达式为

$$x=0.1\cos\left(10t-\frac{\pi}{2}\right)$$

【例 4-9】 在横截面为 S 的 U 形管中有适量液体，液体总长度为 l，质量为 m，密度为 ρ，求液面上下起伏的振动周期。（忽略液体与管壁间的摩擦）

已知： l，m，ρ；**求：** $T=?$

解： 液体受到初始扰动后，振动过程中没有机械能损失，可用能量方法来

分析。选如图 4-7 所示的坐标，并选两液面相齐时的平衡位置为坐标原点，且取平衡时液体势能为零。设在时刻 t 左边液面的位移为 y，此时右边液面下降了高度 y，这时系统的势能可以认为把右边降下的那段液体提升到左边增加的势能。

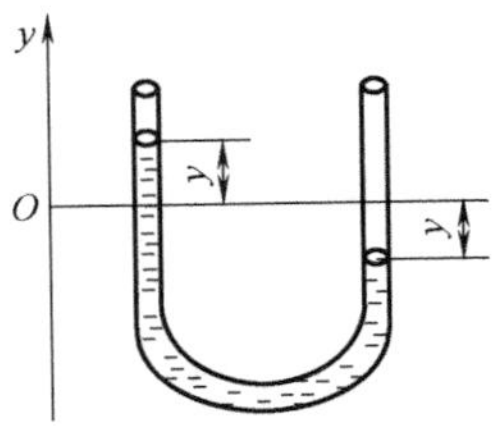

图 4-7

这段液体的质量为 $\rho y S$，提升的高度为 y，所以此时系统的势能为 $\rho S y^2 g$，左面液面的速度为 $v = \dfrac{\mathrm{d}y}{\mathrm{d}t}$，由于液体的不可压缩性，因此整个液体的动能为

$$E_k = \frac{1}{2} m \left(\frac{\mathrm{d}y}{\mathrm{d}t} \right)^2 \quad (m \text{ 为整个液体的质量})$$

由能量守恒得

$$\frac{1}{2} m \left(\frac{\mathrm{d}y}{\mathrm{d}t} \right)^2 + \rho S g y^2 = 常数$$

将上式对时间 t 求导，并整理后可得

$$\frac{\mathrm{d}^2 y}{\mathrm{d}t^2} + \omega^2 y = 0$$

其中

$$\omega^2 = \frac{2\rho g S}{m}, \quad T = \frac{2\pi}{\omega} = 2\pi \sqrt{\frac{m}{2\rho g S}}$$

而 $m = \rho l S$，所以

$$T = 2\pi \sqrt{\frac{l}{2g}}$$

【例 4-10】 在简谐振动中，当位移为振幅的一半时，总能量中有多大一部分为动能，多大一部分为势能？在多大位移处动能与势能相等？

解： 在简谐振动中物体总能量

$$E = \frac{1}{2} m v^2 + \frac{1}{2} k x^2 = \frac{1}{2} k A^2$$

其中 A 为振幅；当 $x = \dfrac{A}{2}$ 时，

$$E_p = \frac{1}{2} k \left(\frac{A}{2} \right)^2 = \frac{1}{4} \cdot \frac{1}{2} k A^2 = \frac{1}{4} E$$

$$E_k = E - E_p = \frac{1}{2} k A^2 - \frac{1}{4} \cdot \frac{1}{2} k A^2 = \frac{3}{4} \cdot \frac{1}{2} k A^2 = \frac{3}{4} E$$

即总能量中有 3/4 为动能，1/4 为势能。若 $E_k = E_p$，由于 $E_k + E_p = E$，故

$$E_p = E_k = \frac{1}{2} E = \frac{1}{2} \cdot \frac{1}{2} k A^2$$

这时若物体位移为 x_1，则 $\dfrac{1}{2} k x_1^2 = \dfrac{1}{2} \cdot \dfrac{1}{2} k A^2$，$x_1 = \dfrac{\sqrt{2}}{2} A$

即在位移 $\sqrt{2}A/2$ 处，动能和势能相等。

【例 4-11】 一质量 10g 的物体做简谐振动，其振幅为 24cm，周期为 4.0s，当 $t=0$ 时，位移为 $+24$cm；求：（1）$t=0.5$s 时，物体所在的位置；（2）$t=0.5$s 时，物体所受力的大小与方向；（3）由起始位置运动到 $x=12$cm 处所需的最少时间；（4）在 $x=12$cm 处，物体的速度、动能以及系统的势能与总能量。

已知：$m=10$g，$A=24$cm，$T=4.0$s，当 $t=0$ 时，$A=+24$cm；求：（1）$t=0.5$s 时，$x=?$（2）$t=0.5$s 时，F 的大小和方向；（3）由起始位置运动到 $x=12$cm 处所需的最少时间 $t=?$（4）在 $x=12$cm 处，$v=?$ $E_k=?$ $E_p=?$ $E=?$

解：令振动方程为 $\qquad x=A\cos(\omega t+\varphi_0)$

由题意有 $\qquad A=24$cm，$T=4.0$s，$\omega=\dfrac{2\pi}{T}=\dfrac{\pi}{2}$

且 $t=0$ 时，$x=A$，$\cos\varphi_0=1$，初相位 $\varphi_0=0$。所以振动方程为

$$x=24\cos\frac{\pi t}{2}$$

所以（1）$t=0.5$s 时，$x=24\cos\left(\dfrac{\pi}{4}\right)=12\sqrt{2}cm=17.0$cm

（2）$x=24\cos\left(\dfrac{\pi}{4}\right)=12\sqrt{2}$，$F=ma=m\dfrac{\mathrm{d}^2x}{\mathrm{d}t^2}=-m\omega^2 A\cos(\omega t+\varphi_0)$

$t=0.5$s 时，$F=\left[-10\times10^{-3}\times24\times10^{-2}\times\left(\dfrac{\pi}{2}\right)^2\times\cos\left(\dfrac{\pi}{4}\right)\right]$N

$\qquad\qquad=-4.19\times10^{-3}$N

负号表示力的方向沿 x 轴负向。

（3）当 $x=12$cm 时，$\cos\left(\dfrac{\pi}{2}t\right)=\dfrac{1}{2}$，相位 $\dfrac{\pi}{2}t$ 取值为 $2n\pi\pm\dfrac{\pi}{3}$ （$n=0$，1，2，…）。

最少的时间：$\dfrac{\pi}{2}t=\dfrac{\pi}{3}$，$t=\dfrac{2}{3}$s。

（4）$x=12$cm 时，$v=\dfrac{\mathrm{d}x}{\mathrm{d}t}=-12\pi\sin\dfrac{\pi}{2}t=\pm12\pi\dfrac{\sqrt{3}}{2}$cm·s$^{-1}=\pm32.6$cm·s^{-1}。

正负号表示物体可能向 x 轴正向或负向运动。

此时动能 $\quad E_k=\dfrac{1}{2}mv^2=\dfrac{1}{2}\times10\times10^{-3}\times(32.6\times10^{-2})^2J=5.33\times10^{-4}$J

势能 $E_p=\dfrac{1}{2}kx^2$，由 $\omega=\sqrt{\dfrac{k}{m}}$，有 $k=m\omega^2$，故

$E_p=\dfrac{1}{2}m\omega^2 x^2=\left[\dfrac{1}{2}\times10\times10^{-3}\times\left(\dfrac{\pi}{2}\right)^2\times(12\times10^{-2})^2\right]J=1.78\times10^{-4}$J

总能量 $\qquad\qquad E=E_p+E_k=7.11\times10^{-4}$J

答：(1) $t=0.5$s 时，$x=17.0$cm；(2) $t=0.5$s 时，物体所受力大小为 $F=4.19\times10^{-3}$N，方向沿 x 轴负向；(3) 由起始位置运动到 $x=12$cm 处所需的最少时间 $t=2/3$s；(4) 在 $x=12$cm 处，$v=\pm32.6$cm·s^{-1}，$E_k=5.33\times10^{-4}$J，$E_p=1.78\times10^{-4}$J，$E=7.11\times10^{-4}$J。

【例 4-12】 在一平板上放质量 $m=1.0$kg 的物体，平板在竖直方向上下作简谐振动，周期为 $T=0.5$s，振幅 $A=0.02$m，试求：(1) 在位移最大时，物体对平板的压力；(2) 平板应以多大振幅做振动，才能使重物开始跳离木板。

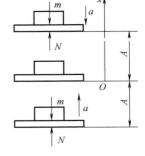

图 4-8

已知：$m=1.0$kg，$T=0.5$s，$A=0.02$m；**求**：(1) 在位移最大时，$N=?$ (2) $A=?$ 时，才能使重物开始跳离木板。

解：(1) 选择物体平衡位置为坐标原点，向上的方向为 x 轴正向，如图 4-8 所示。

由牛顿第二定律有 $N-mg=ma$，此时：

$$N=mg-ma_{max}=m(g-A\omega^2)=m\left[g-\left(\frac{2\pi}{T}\right)^2A\right]=6.6\text{N}$$

当系统运动到最低位置时：$a=a_{max}=A\omega^2$，此时：

$$N=mg+ma_{max}=m(g+A\omega^2)=[1.0\times(9.8+3.2)]\text{N}=13\text{N}$$

(2) 物体跳离木板，应在最高位置时受木板的力

$$N=mg-ma_{max}=m(g-A\omega^2)=0$$

$$A=\frac{g}{\omega^2}=\frac{gT^2}{4\pi^2}=0.062\text{m}$$

答：(1) 在位移最大时，物体对平板的压力 $N=13$N；(2) 平板应以 $A=0.062$m 做振动，才能使重物开始跳离木板。

【例 4-13】 已知：$y=1.2\times10^{-3}\cos(10^5\pi t-220x)$m；**求**：$A$，$v$，$\lambda$，$u$。

解：将波动方程化成标准形式如下：

$$y=1.2\times10^{-3}\cos\left[10^5\pi\left(t-\frac{220x}{10^5\pi}\right)\right]=1.2\times10^{-3}\cos\left[10^5\pi\left(t-\frac{x}{\frac{10^5\pi}{220}}\right)\right]$$

由此可知

$$A=1.2\times10^{-3}\text{m},\ \omega=10^5\pi,\ u=\frac{10^5\pi}{220},\ \nu=\frac{\omega}{2\pi}=\frac{10^5\pi}{2\pi}=5\times10^4\text{Hz}$$

$$\lambda=\frac{u}{\nu}=\frac{\frac{10^5\pi}{220}}{5\times10^4}=\frac{\pi}{110}$$

【例 4-14】　求如图 4-9 所示波动图像的波动方程。

解：根据图 4-9 可知，$A=10\text{cm}$，$u=10$ m·s⁻¹，$\lambda=4\text{m}$，$\nu=u/\lambda=10/4\text{Hz}=2.5\text{Hz}$，$\omega=2\pi\nu=2\pi\times2.5=5\pi$；$t=0$ 时，坐标原点处质点的速度小于零，位移等于零，$\varphi=-\pi/2$，原点的振动方程为

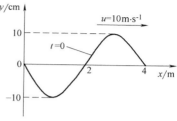

$$y=A\cos(\omega t+\varphi)=10\cos\left(5\pi t-\frac{\pi}{2}\right)$$

波沿 x 轴正向传播，其波动方程为

图　4-9

$$y=A\cos\left[\omega\left(t-\frac{x}{u}\right)+\varphi\right]=10\cos\left[5\pi\left(t-\frac{x}{10}\right)-\frac{\pi}{2}\right]$$

答：波动方程为

$$y=A\cos\left[\omega\left(t-\frac{x}{u}\right)+\varphi\right]=10\cos\left[5\pi(t-\frac{x}{10})-\frac{\pi}{2}\right]$$

【例 4-15】　若平面简谐波在均匀介质中以速度 u 传播，已知 a 点的振动表达式为 $y=A\cos(\omega t+\pi/2)$，试分别写出如图 4-10 所示的坐标系中的波动方程及 b 点的振动表达式。

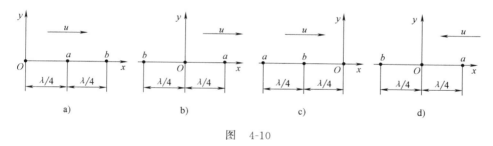

图　4-10

解：（1）图 4-10a 所示波向 x 轴正向传播，$x_a=\lambda/4$，波动方程为

$$y=A\cos\left[\left(\omega t+\frac{\pi}{2}\right)-\frac{2\pi}{\lambda}(x-x_a)\right]=A\cos\left(\omega t-\frac{2\pi}{\lambda}x+\pi\right)$$

在 b 点，$x_b=\lambda/2$，b 点振动方程为

$$y_b=A\cos\left(\omega t-\frac{2\pi}{\lambda}\cdot\frac{\lambda}{2}+\pi\right)=A\cos\omega t$$

（2）图 4-10b 所示波向 x 轴正向传播，$x_a=\lambda/4$，与图 4-10a 条件相同。其波动方程为

$$y=A\cos\left(\omega t-\frac{2\pi}{\lambda}x+\pi\right)$$

这时 $x_b = -\lambda/4$，b 点振动方程为

$$y_b = A\cos\left(\omega t + \frac{3}{2}\pi\right)$$

（3）图 4-10c 所示波向 x 轴正向传播，$x_a = -\lambda/2$，波动方程为

$$y = A\cos\left[\left(\omega t + \frac{\pi}{2}\right) - \frac{2\pi}{\lambda}(x - x_a)\right] = A\cos\left[\left(\omega t + \frac{\pi}{2}\right) - \frac{2\pi}{\lambda}\left(x + \frac{\lambda}{2}\right)\right]$$
$$= A\cos\left(\omega t - \frac{2\pi}{\lambda}x - \frac{\pi}{2}\right)$$

因为 $x_b = -\lambda/4$，b 点振动方程为

$$y_b = A\cos\left[\omega t - \frac{2\pi}{\lambda}\left(-\frac{\lambda}{4}\right) - \frac{\pi}{2}\right] = A\cos\omega t$$

（4）图 4-10d 所示波向 x 轴负向传播，$x_a = \lambda/4$，波动方程为

$$y = A\cos\left[\left(\omega t + \frac{\pi}{2}\right) + \frac{2\pi}{\lambda}\left(x - \frac{\lambda}{4}\right)\right] = A\cos\left(\omega t + \frac{2\pi}{\lambda}x\right)$$

因为 $x_b = -\lambda/4$，b 点振动方程为

$$y_b = A\cos\left[\omega t + \frac{2\pi}{\lambda}\left(-\frac{\lambda}{4}\right)\right] = A\cos\left(\omega t - \frac{\pi}{2}\right)$$

【例 4-16】 简谐机械波在介质中传播时，波的周期与波源的振动周期是否相等？波的速度与振源的振动速度是否相同？

答：波的频率就是波源振动的频率，波的周期与波源振动的周期相等。但是波的速度和波源振动速度是两个不同的概念。波速是振动相位在空间的传播速度，在某一特定的介质中，波速是常数，而波源振动的速度是周期性变化的，波速与波源的振动速度之间没有任何联系。

【例 4-17】 横波和纵波有什么区别？空气中能传播横波吗？在同一介质中传播的横波和纵波，其波速相同吗？波速和介质的哪些性质有关？

答：横波指介质中质点离开平衡位置的位移与波传播方向垂直的波；而纵波的质点位移与波的传播方向一致。

空气只有纵向的容变弹性，而没有切向的切变弹性。因此空气只能传播纵波，不能传播横波。

在固体中能够同时产生纵向的容变和切向的应变，因而固体能够同时传播纵波与横波。但是纵波和横波的传播速度分别取决于介质的体积模量 K 和切变模量 G，即

$$纵波波速 \ u = \sqrt{\frac{K}{\rho}}，横波波速 \ u = \sqrt{\frac{G}{\rho}}$$

固体的体积模量和切变模量，一般来说是不同的，纵波和横波的传播速度也不同。纵波的波速取决于介质的体积模量和介质的密度。而横波的波速取决于介质的切变模量和介质的密度。

【例 4-18】　如图 4-11 所示，一平面简谐波沿 x 轴反向传播，波速为 u，波长为 λ，M、P 是正半轴上两点，相距为 l，问 M 点与 P 点处于同一振动状态的时间哪个在先，时间间隔为多少？

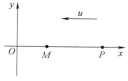

解：波沿 x 轴负方向传播，波动先传到 P 点，然后才到 M 点。P 与 M 点处于同一振动状态时，P 点时间在先，M 点时间在后。超前的时间为 l/u。

M 与 P 点的振动相位差为 $\qquad \Delta\varphi=\dfrac{2\pi}{\lambda}l$

图　4-11

【例 4-19】　如图 4-12 所示是一条波线上 $t=0$ 时刻的波形图。问 O、a 和 b 三点处质点的振动初相位各是多少？（设波沿 x 轴反向传播）

已知：如图 4-12，$t=0$；**求：**$\varphi_0=?$　$\varphi_a=?$　$\varphi_b=?$

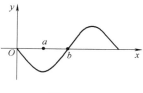

解：由于波沿 x 轴反向传播，波动方程为

$$y=A\cos\left(\omega t+\varphi_0+\frac{2\pi}{\lambda}x\right)$$

当 $t=0$ 时 $\qquad y=A\cos\left(\varphi_0+\frac{2\pi}{\lambda}x\right)$

图　4-12

且当 $x=x_a=\lambda/4$ 时，$y_a=-A$，则有

$$A\cos\left(\frac{2\pi}{\lambda}\cdot\frac{\lambda}{4}+\varphi_0\right)=-A,\ \cos\left(\frac{\pi}{2}+\varphi_0\right)=-1$$

解得 $\qquad\qquad \left(\frac{\pi}{2}+\varphi_0\right)=\pi,\ \varphi_0=\frac{\pi}{2}$

故波的传播方程为 $\qquad y=A\cos\left(\omega t+\frac{2\pi}{\lambda}x+\frac{\pi}{2}\right)$

将 $x_0=0$，$x_a=\lambda/4$ 和 $x_b=\lambda/2$ 代入波动方程，可得三点振动方程分别为

$$y_0=A\cos\left(\omega t+\frac{\pi}{2}\right)$$

$$y_a=A\cos\left(\omega t+\frac{2\pi}{\lambda}\cdot\frac{\lambda}{4}+\frac{\pi}{2}\right)=A\cos(\omega t+\pi)$$

$$y_b=A\cos\left(\omega t+\frac{2\pi}{\lambda}\cdot\frac{\lambda}{2}+\frac{\pi}{2}\right)=A\cos\left(\omega t+\frac{3}{2}\pi\right)$$

答：三点的振动初相位分别为 $\pi/2$，π，$3\pi/2$。

【例 4-20】 已知波源在原点$(x=0)$处，它的波动方程为$y=A\cos(Bt-Cx)$，式中A、B、C均为正值常量，试求：（1）波的振幅、波速、频率、周期和波长；（2）写出传播方向上$x=1$处一点的振动方程；（3）试求任意时刻，波在传播方向上相距为D的两点之间的相位差。

已知： 已知波源在原点$(x=0)$处，$y=A\cos(Bt-Cx)$，$A>0$，$B>0$，$C>0$，$x_1=1$，$x_3-x_2=D$；**求：**（1）$A=?$ $u=?$ $\nu=?$ $T=?$ $\lambda=?$ （2）$y_1=?$ （3）$\varphi_3-\varphi_2=?$

解：（1）将平面简谐波方程$y=A\cos(Bt-Cx)$与波动方程的标准形式

$$y=A\cos\left(\omega t-\frac{2\pi}{\lambda}x\right)$$

比较可知：波的振幅为A，角频率$\omega=B$，波长满足$2\pi/\lambda=C$，因此有

频率：$\nu=\dfrac{\omega}{2\pi}=\dfrac{B}{2\pi}$；　　　　周期：$T=\dfrac{1}{\nu}=\dfrac{2\pi}{B}$；

波长：$\lambda=\dfrac{2\pi}{C}$；　　　　　　波速：$u=\lambda\nu=\dfrac{B}{C}$。

（2）传播方向上距离波源l处的振动方程，可将$x_1=1$代入原方程得到

$$y_1=A\cos\omega(Bt-Cl)$$

（3）波线上两点相距一个波长λ时，振动相位差为2π，当波线上两点相距D时，相位差为

$$\varphi_3-\varphi_2=\frac{D}{\lambda}\times 2\pi=D\frac{2\pi}{\lambda}=DC$$

答：（1）振幅为A，波速为B/C，频率为$\dfrac{B}{2\pi}$，周期为$\dfrac{2\pi}{B}$，波长为$\dfrac{2\pi}{C}$；（2）$x=1$处一点的振动方程为$y_1=A\cos\omega(Bt-Cl)$；（3）任意时刻波在传播方向上相距为D的两点之间的相位差为DC。

【例 4-21】 一波源做简谐振动，周期为$0.01s$，经平衡位置向正方向运动时作为计时起点。设此振动以$u=400\text{m}\cdot\text{s}^{-1}$的速度沿直线向前传播；求：（1）这波动沿某一波线的方程；（2）距波源为16m处质点的振动方程和初相位；（3）距波源为15m和16m处的两质点的相位差。

解：（1）波源初始时刻的振动状态为经平衡位置向x轴正方向运动，波源振动的初相位为$-\pi/2$，波源的振动方程为

$$y=A\cos\left(\omega t-\frac{\pi}{2}\right)=A\cos\left(\frac{2\pi}{T}t-\frac{\pi}{2}\right)=A\cos\left(200\pi t-\frac{\pi}{2}\right)$$

振动以$u=400\text{m}\cdot\text{s}^{-1}$的速度沿$x$轴向前传播，波动方程为

$$y = A\cos\left[200\pi\left(t - \frac{x}{u}\right) - \frac{\pi}{2}\right] = A\cos\left(200\pi t - 200\pi\frac{x}{u} - \frac{\pi}{2}\right) = A\cos\left(200\pi t - \frac{\pi}{2}x - \frac{\pi}{2}\right)$$

（2）$x_1 = 16$m 处质点的振动方程为

$$y_1 = A\cos\left(200\pi t - \frac{\pi}{2}x_1 - \frac{\pi}{2}\right) = A\cos\left(200\pi t - \frac{\pi}{2}\times16 - \frac{\pi}{2}\right) = A\cos\left(200\pi t - \frac{\pi}{2}\right)$$

初相位 $\varphi_1 = -\frac{\pi}{2}$。

（3）$x_2 = 15$m 处质点的振动方程为

$$y_2 = A\cos\left(200\pi t - \frac{\pi}{2}\times15 - \frac{\pi}{2}\right) = A\cos200\pi t$$

初相位 $\varphi_2 = 0$。两点振动的相位差：$\Delta\varphi = \varphi_2 - \varphi_1 = \frac{\pi}{2}$。

【例 4-22】 已知某平面简谐波的波源的振动方程为 $y = 0.06\sin\frac{\pi}{2}t$，式中 y 以 m 计，t 以 s 计，设波速为 2m·s^{-1}，试求离波源 5m 处质点的振动方程。

解： 波源振动方程为 $\qquad y = 0.06\sin\frac{\pi}{2}t$

波动方程为

$$y = 0.06\sin\left[\frac{\pi}{2}\left(t - \frac{x}{u}\right)\right] = 0.06\sin\left(\frac{\pi}{2}t - \frac{\pi x}{2u}\right) = 0.06\sin\left(\frac{\pi}{2}t - \frac{\pi x}{4}\right)$$

离波源 $x_1 = 5$m 处的振动方程为

$$y = 0.06\sin\left(\frac{\pi}{2}t - \frac{\pi x_1}{4}\right) = 0.06\sin\left(\frac{\pi}{2}t - \frac{5\pi}{4}\right)$$

【例 4-23】 已知一沿 x 轴正方向传播的波在 $t = 1/3$s 时的波形如图 4-13 所示，且周期 $T = 2$s。（1）写出 O 点和 P 点的振动表达式；（2）写出该波的波动方程式；（3）求 O 点到 P 点的距离。

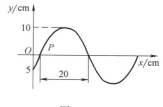

图　4-13

解： （1）波动的振幅 $A = 0.1$m，周期 $T = 2$s。设 O 点和 P 点振动方程为

$$y_O = A\cos(\omega t + \varphi_O) = A\cos\left(\frac{2\pi}{T}t + \varphi_O\right) = 0.1\cos(\pi t + \varphi_O)$$

$$y_P = A\cos(\omega t + \varphi_P) = A\cos\left(\frac{2\pi}{T}t + \varphi_P\right) = 0.1\cos(\pi t + \varphi_P)$$

在 O 点和 P 点的质点振动速度分别为

$$v_O = \frac{\mathrm{d}y_O}{\mathrm{d}t} = -0.1\pi\sin(\pi t + \varphi_O)$$

$$v_P = \frac{\mathrm{d}y_P}{\mathrm{d}t} = -0.1\pi\sin(\pi t + \varphi_P)$$

由于波沿 x 轴正向传播，可判断题图中 O 点和 P 点振动速度方向均向下，为负值。

当 $t = 1/3\mathrm{s}$ 时： $y_O = -A/2$，$y_P = 0$

因而有

$$\cos\left(\frac{\pi}{3} + \varphi_O\right) = -\frac{1}{2}, \quad \cos\left(\frac{\pi}{3} + \varphi_P\right) = 0$$

于是 $\dfrac{\pi}{3} + \varphi_O = \dfrac{2\pi}{3}$ 或 $\dfrac{4\pi}{3}$，$\dfrac{\pi}{3} + \varphi_P = \dfrac{\pi}{2}$ 或 $\dfrac{3\pi}{2}$

将这一相位代入质点的速度表达式

$$v_O = -0.1\pi\sin(\pi t + \varphi_O), \quad v_P = -0.1\pi\sin(\pi t + \varphi_P)$$

有 $\dfrac{\pi}{3} + \varphi_O = \dfrac{2\pi}{3}$时，$v_O < 0$；$\dfrac{\pi}{3} + \varphi_O = \dfrac{4\pi}{3}$时，$v_O > 0$

$\dfrac{\pi}{3} + \varphi_P = \dfrac{\pi}{2}$时，$v_P < 0$；$\dfrac{\pi}{3} + \varphi_P = \dfrac{3\pi}{2}$时，$v_P > 0$

所以满足初始条件的相位为

$$\frac{\pi}{3} + \varphi_O = \frac{2\pi}{3}, \quad 即 \quad \varphi_O = \frac{\pi}{3}; \quad \frac{\pi}{3} + \varphi_P = \frac{\pi}{2}, \quad 即 \quad \varphi_P = \frac{\pi}{6} \qquad （＊）$$

故 O 点和 P 点的振动方程分别为

$$y_O = 0.1\cos\left(\pi t + \frac{\pi}{3}\right), \quad y_P = 0.1\cos\left(\pi t + \frac{\pi}{6}\right)$$

（2）不妨设波源在 O 点，由于波向正 x 方向传播，波动方程为

$$y = 0.1\cos\left[\pi\left(t - \frac{x}{u}\right) + \frac{\pi}{3}\right] = 0.1\cos\left[\left(\pi t - \frac{2\pi}{\lambda}x\right) + \frac{\pi}{3}\right]$$

本题图中给出，$\lambda/2 = 20\mathrm{cm}$，$\lambda = 40\mathrm{cm}$，故波动方程为

$$y = 0.1\cos\left[\left(\pi t - \frac{2\pi}{0.4}x\right) + \frac{\pi}{3}\right] = 0.1\cos\left(\pi t - 5\pi x + \frac{\pi}{3}\right)$$

（3）以 x_O 和 x_P 分别表示 O 点和 P 点在 x 轴上坐标，由波动方程知两点相位分别为

$$\varphi_O = \pi t - 5\pi x_O + \frac{\pi}{3}, \quad \varphi_P = \pi t - 5\pi x_P + \frac{\pi}{3}$$

相位差 $\varphi_P - \varphi_O = \left(\pi t - 5\pi x_P + \dfrac{\pi}{3}\right) - \left(\pi t - 5\pi x_O + \dfrac{\pi}{3}\right) = -5\pi(x_P - x_O)$

由式（＊）中结果

$$\varphi_P - \varphi_O = \frac{\pi}{6} - \frac{\pi}{3} = -\frac{\pi}{6}, \quad -5\pi(x_P - x_O) = -\frac{\pi}{6}, \quad x_P - x_O = 1/30\mathrm{m}$$

【例 4-24】　一平面简谐声波的频率为 $500\mathrm{Hz}$，在空气中以速度 $u=340\mathrm{m}\cdot\mathrm{s}^{-1}$ 传播。达到人耳时，振幅 $A=10^{-4}\mathrm{cm}$，试求人耳接收到声波的声强和声强级（空气的密度为 $\rho=1.29\mathrm{kg}\cdot\mathrm{m}^{-3}$）。

已知：$\nu=500\mathrm{Hz}$，$u=340\mathrm{m}\cdot\mathrm{s}^{-1}$，$A=10^{-4}\mathrm{cm}$，$\rho=1.29\mathrm{kg}\cdot\mathrm{m}^{-3}$；求：$I=?$ $L=?$

解：声波平均能流密度

$$I=\overline{w}u=\frac{1}{2}\rho uA^2\omega^2=\left[\frac{1}{2}\times1.29\times340\times(10^{-6})^2\times(2\pi\times500)^2\right]\mathrm{W}\cdot\mathrm{m}^{-2}$$
$$=2.162\times10^{-3}\mathrm{W}\cdot\mathrm{m}^{-2}$$

声强级
$$L=10\lg\frac{I}{I_0}=10\lg\frac{2.162\times10^{-3}}{10^{-12}}\mathrm{dB}=93\mathrm{dB}$$

答：人耳接收到声波的声强为 $2.162\times10^{-3}\mathrm{W}\cdot\mathrm{m}^{-2}$，声强级为 $93\mathrm{dB}$。

【例 4-25】　两人轻声说话时的声强级为 $40\mathrm{dB}$，闹市中的声强级为 $80\mathrm{dB}$，问闹市中的声强是轻声说话时声强的多少倍？

已知：$L_1=40\mathrm{dB}$，$L_2=80\mathrm{dB}$，求：$\dfrac{I_2}{I_1}=?$

解：声波的声强级定义为 $L=10\lg\dfrac{I}{I_0}$，其中 I_0 为人听觉的最低声强 $I_0=10^{-12}\mathrm{W}\cdot\mathrm{m}^{-2}$。

这样：$I/I_0=10^{L_1/10}$，$L_1=40\mathrm{dB}$ 时，声强为 $I_1=I_0\times10^{40/10}=I_0\times10^4$；$L_2=80\mathrm{dB}$ 时，声强为 $I_2=I_0\times10^{80/10}=I_0\times10^8$，故而 $I_2/I_1=10^4$。

答：闹市中的声强是轻声说话时声强的 10^4 倍。

三、课后训练

（一）填空题

1. 简谐振动的加速度与位移成_____而方向_____。

2. 两个频率相同，方向互相垂直，振幅不同，初相位差为 $3\pi/4$ 的简谐振动合成的轨迹是_____。

3. 一音叉的端点以 $2.0\mathrm{mm}$ 的振幅、$400\mathrm{Hz}$ 的频率做简谐振动，该点的最大速度为_____ $\mathrm{m}\cdot\mathrm{s}^{-1}$。

4. 甲、乙两谐振子做同频率、同相位的简谐振动，当甲的位移为 $8\mathrm{cm}$ 时，乙的位移为 $6\mathrm{cm}$；当甲的位移为 $6\mathrm{cm}$ 时，乙的位移为_____ cm。

5. 在简谐振动中，设总能量为 E，当位移为振幅一半时，其动能为_____。

6. 在简谐振动中，设振幅 A，当位移为_____ A 时，动能和势能相等。

7. 物体同时参与两个简谐振动：$x_1=0.03\cos(4\pi t+\pi/3)$，$x_2=0.05\cos(4\pi t-2\pi/3)$。合成振动的振动方程为_____。

8. 质量为 m 的物体和一个轻弹簧组成弹簧振子，其固有振动周期为 T，当它做振幅为 A 的自由简谐振动时，其振动能量 $E=$_____。

9. 一质点沿 x 轴做简谐振动，振动范围的中心点为 x 轴的原点。已知周期为 T，振幅为 A。（1）若 $t=0$ 时质点过 $x=0$ 处，而且向 x 轴正方向运动，则振动方程为 $x=$_____；（2）若 $t=0$ 时质点处于 $x=A/2$ 处，而且向 x 轴负方向运动，则振动方程为 $x=$_____。

10. 机械波产生的条件是有_____和_____。

11. 介质中波传播到的各点都可以看作是发射新的子波的_____，在其后的任一时刻，这些子波的_____就是新的波阵面。

12. 两个同振幅的相干波在同一直线上沿相反方向传播时，叠加后形成_____，其中始终静止不动的点称为_____，振幅有最大值的点称为_____。

13. 波的能量密度与波速和介质的密度成_____，与波的频率的二次方及振幅的二次方成_____。

14. 人类能够感觉到的声波频率范围为_____。

15. 声源的振动如果是正弦式的，所发出的声音叫作_____。

16. 声波从空气传入水中，波长、波速和频率中不发生变化的是_____。

17. 已知波的表达式为 $y=0.40\cos\pi(5t-0.01x)$，则波长为_____ m，周期为_____ s，波速为_____ $m\cdot s^{-1}$。

18. 一声强为 $10^{-10} W\cdot m^{-2}$ 的声音的声强级为_____ dB。

19. 已知每台机器工作时产生 70dB 的噪声，今测得某车间的噪声为 73dB，则该车间同时开动这种机器的台数为_____。

20. 甲车与你乘的车相向运动，已知这两车的速度分别为 50m·s^{-1} 和 30 m·s^{-1}，当甲车鸣笛的频率为 400Hz 时，你听到的笛声频率为_____ Hz（已知空气中的声速为 350m·s^{-1}）。

21. A、B 两种声音的声强级相差 20dB，则它们的总强度比为_____。

22. 距一总声源 14m 的地方，声音的声强级为 24dB，若声波衰减不计，且声波以球面波传播，则距声源 7m 处的声强级为_____ dB。

23. 用多普勒效应来研究心脏运动时，以 5MHz 的超声波直射心脏壁，测出接收与发出的波频率差为 500Hz，已知声波在软组织中的传播速度为 1500 m·s^{-1}，则心脏壁的运动速度为_____ m·s^{-1}。

24. 频率为 $100\mathrm{Hz}$、声强级为 $72\mathrm{dB}$ 的声音，与频率为 $1000\mathrm{Hz}$、声强级为 $60\mathrm{dB}$ 的声音在同一等响曲线上，则前者的响度级为_____。

（二）选择题

1. 在简谐振动中，$t=0$ 的物理意义是 〔   〕。

A. 开始观察谐振子运动的时刻

B. 谐振子由静止开始运动的时刻

C. 谐振子在平衡位置处开始运动的时刻

D. 谐振子在正的最大位移处开始运动的时刻

2. 将劲度系数为 k 的轻质弹簧截去一半，然后一端固定，另一端下挂质量为 m 的小球，组成振动系统，那么该系统的角频率为 〔   〕。

A. $\dfrac{1}{4\pi}\sqrt{\dfrac{k}{m}}$ B. $\sqrt{\dfrac{k}{m}}$ C. $\sqrt{\dfrac{2k}{m}}$ D. $\sqrt{\dfrac{k}{2m}}$

3. 某质点按正弦函数做简谐振动，当 $t=0$ 时，$x=0$，$v=0$，则该质点的振动初相位为 〔   〕。

A. 0   B. $\pi/1$ C. $-\pi/1$ D. π

4. 竖直悬挂着的弹簧谐振子系统，其机械能守恒式可写成 $\dfrac{1}{2}mv^2+\dfrac{1}{2}kx^2=$ const。其中势能 $\dfrac{1}{2}kx^2$ 的参考零点可以选在 〔   〕。

A. 物体位移最大处   B. 弹簧原长的下端点

C. 弹力与重力平衡的位置   D. 任意位置

5. 当谐振子做简谐振动的振幅增大为原来的二倍时，下列物理量也增大为原来的二倍的是 〔   〕。

A. 周期   B. 最大速度

C. 势能   D. 总机械能

6. 一质点以周期 T 做简谐振动，质点由平衡位置运动到正向最大位移一半处的最短时间为 〔   〕。

A. $T/6$ B. $T/8$ C. $T/12$ D. $7T/12$

7. 一质点同时参与两个互相垂直的简谐振动，如果振动方程分别为 $x=\cos(2\pi t)$ 和 $y=2\sin(2\pi t)$，那么，该质点的运动轨迹形状是 〔   〕。

A. 直线   B. 椭圆   C. 抛物线   D. 其他曲线

8. 下列振动中，不是谐振动的是 〔   〕。

A. U 形管中液面的振动

B. 位移满足 $x=\sin(\omega t+\varphi)$ 的振动

C. 浮在液面上的木块的振动

D. 拍皮球时皮球的振动

9. 一系在弹簧上的物体做振幅为 A 的无阻尼振动，则 〔   〕。

A. 当位移为 $\pm A$ 时其动能量大

B. 在任一时刻其势能不变

C. 当位移为零时其势能最大

D. 在运动过程中，动能与势能的和不变

10. 一质点做简谐振动，已知振动周期为 T，则其振动动能变化的周期是〔   〕。

A. $T/4$ B. $T/2$ C. T D. $2T$ E. $4T$

11. 一弹簧振子做简谐振动，当其偏离平衡位置的位移的大小为振幅的 $1/4$ 时，其动能为振动总能量的 〔   〕。

A. $7/16$ B. $9/16$ C. $11/16$ D. $15/16$

12. 有两个振动：$x_1 = A_1 \cos\omega t$，$x_2 = A_2 \sin\omega t$，且 $A_2 < A_1$，则合成振动的振幅为 〔   〕。

A. $A_1 + A_2$ B. $A_1 - A_2$

C. $\sqrt{A_1^2 + A_2^2}$ D. $(A_1 - A_2)/2$

13. 一质点做简谐振动，振动方程为 $x = A\cos(\omega t + \varphi)$，当时间 $t = T/2$（T 为周期）时，质点的速度为 〔   〕。

A. $A\omega\sin\varphi$ B. $-A\omega\sin\varphi$ C. $-A\omega\cos\varphi$ D. $A\omega\cos\varphi$

14. 把单摆摆球从平衡位置向位移正方向拉开，使摆线与竖直方向成一微小角度 θ，然后由静止放手任其振动，从放手时开始计时，若用余弦函数表示其运动方程，则该单摆振动的初相位为 〔   〕。

A. θ B. π C. 0 D. $\pi/2$

15. 两个质点各自做简谐振动，它们的振幅相同，周期相同，第一个质点的振动方程为 $x_1 = A\cos(\omega t + \alpha)$，当第一个质点从相对平衡位置的正位移处回到平衡位置时，第二个质点正在最大位移处，则第二个质点的振动方程为 〔   〕。

A. $x_2 = A\cos(\omega t + \alpha + \pi/2)$ B. $x_2 = A\cos(\omega t + \alpha - \pi/2)$

C. $x_2 = A\cos(\omega t + \alpha - 3\pi/2)$ D. $x_2 = A\cos(\omega t + \alpha + \pi)$

16. 物体振动时，如果具有 〔   〕 特点，则必定是简谐振动。（多选）

A. 物体受力大小与位移成正比，方向与位移方向相反

B. 物体的加速度与位移方向相反，大小与位移成正比

C. 物体运动位移随时间按正弦规律变化

D. 物体在一平衡位置附近来回振动

17. 要使合振动的振幅为两个分振动的振幅之和，则两分振动必须满足 〔   〕。（多选）

A. 振动方向相反   B. 振动频率相同

C. 振幅相同   D. 初相之差为 $2k\pi(k = 0, 1, 2, 3, \cdots)$

18. 简谐振动是一种什么样的运动 [   ]

A. 匀加速运动　　　　　　　B. 匀减速运动

C. 匀速运动　　　　　　　　D. 变加速运动

19. 当一做简谐振动的谐振子的振幅减小为原来的一半时，谐振子的[   ]。也减小为原来的一半。（多选）

A. 最大速度　　　　　　　　B. 最大加速度

C. 势能　　　　　　　　　　D. 周期

20. 振动状态在一个周期内传播的距离就是波长，计算波长正确的方法是 [   ]。

A. 用波速除以波的频率

B. 用振动状态传播过的距离除以 2

C. 测量相邻的波峰和波谷之间的距离

D. 测量波线上相邻两个静止质点的距离

21. 一音叉频率为 1000Hz，声速为 340m·s^{-1}，这音叉在 0.1s 内发射的完整波个数（称为波数）为 [   ]。

A. 0.34　　　B. 2.94　　　C. 34　　　D. 100

22. 某平面余弦波的方程为 $y=2\cos\pi(2.5t-0.01x)$，式中 x、y 的单位为 cm，在同一波线上，与 $x=5$cm 处质点振动情况相同的质点的坐标为 [   ]。

A. 7.5cm　　　B. 10cm　　　C. 105cm　　　D. 205cm

23. 波速为 6m·s^{-1} 的平面余弦波沿 x 轴的负方向传播。如果已知位于原点处质点的振动方程为 $y=12\cos(\pi t/3)$，那么位于 $x=9$m 处质点的振动方程为 [   ]。

A. $y=12\cos(\pi t/3)$　　　　　B. $y=12\sin(\pi t/3)$

C. $y=-12\sin(\pi t/3)$　　　　D. $y=-12\cos(\pi t/3)$

24. 在下列叙述中，正确的是 [   ]。

A. 波源的初相位一定为零

B. 波源的位置不一定在坐标原点处

C. 方程 $y=A\cos(\omega t-kx)$ 所描写的一定是横波

D. 方程 $y=A\cos(\omega t-kx)$ 中的 x 取值一定是正数

25. 如图 4-14 所示，图中实线为某平面简谐波在 $t=0$ 时刻的波形，如果该波沿 x 轴正向传播，周期为 T，那么图中虚线表示的是 $t=$ [   ] 时刻的波形。

A. $\dfrac{T}{4}$　　　　　　　　B. $\dfrac{T}{2}$

C. $\dfrac{3T}{4}$　　　　　　　D. T

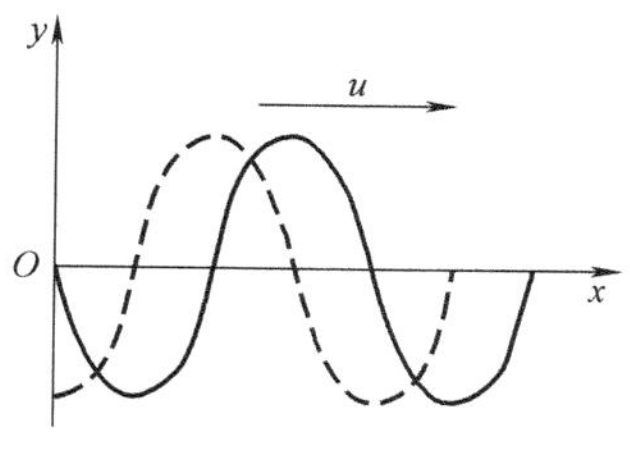

图 4-14

26. 位于 $x=-5\mathrm{m}$ 处的波源，其振动方程为 $y=A\cos(\omega t+\varphi)$，当这波源产生的平面简谐波以波速 u 沿 x 轴正向传播时，其波动方程为 〔　　〕。

A. $y=A\cos\omega\left(t-\dfrac{x}{u}\right)$

B. $y=A\cos\left[\omega\left(t-\dfrac{x}{u}\right)+\varphi\right]$

C. $y=A\cos\left[\omega\left(t-\dfrac{x+5}{u}\right)+\varphi\right]$

D. $y=A\cos\left[\omega\left(t-\dfrac{x-5}{u}\right)+\varphi\right]$

27. 波的强度 〔　　〕。

A. 与波速和介质的密度成正比，还与波的频率的二次方及振幅的二次方成正比

B. 与波速的二次方成正比

C. 与介质的密度二次方成反比

D. 只与振幅二次方成正比

28. 声强级为 40dB 的声音与 30dB 的声音相比较，两者听起来 〔　　〕。

A. 前者较响　　　　　　　　B. 后者较响

C. 可能同样响　　　　　　　D. 无法判断

29. 沿 x 负方向传播的简谐波，若 A 点的振动相位为 $9\pi/2$，$x_B-x_A=3\lambda/2$，则 B 点的相位为 〔　　〕。

A. 7.5π　　　　B. 1.5π　　　　C. 2π　　　　D. -1.5π

30. 波的强度是指 〔　　〕。

A. 通过单位面积的能量

B. 垂直通过单位面积的能量

C. 单位时间通过垂直传播方向上的单位面积的平均能量

D. 单位时间内通过某截面的能量

31. 两个初相位相等的波源，分别由 A、B 两点向 C 点无衰减地传播，波长为 λ，$AC=5\lambda/2$，$BC=10\lambda$，则 C 点的振动 〔　　〕。

A. 一定加强　　　　　　　　B. 一定减弱

C. 不加强也不减弱　　　　　D. 无法确定

32. 声压为 $80\mathrm{N\cdot m^{-2}}$，声阻抗为 $440\mathrm{kg\cdot m^{-2}\cdot s^{-1}}$ 的声音的声强为 〔　　〕。 $\mathrm{J\cdot m^{-2}\cdot s^{-1}}$。

A. 7.3　　　　B. 14.6　　　C. 0.09　　　D. 0.18

33. 机械波在弹性介质中传播时，若介质中某质元刚好经过平衡位置，则该质元 [　　]。

A. 动能最大　　B. 动能最小　　C. 势能最大　　D. 势能最小

34. 形成驻波的条件是 [　　]。

A. 任意两列相干波的干涉

B. 两列振动方向相同，频率相同，振幅相等的波的干涉

C. 振动方向相同，频率相同，振幅相等，传播方向相反的两列简谐波干涉

D. 入射波和反射波的干涉

35. 由于多普勒效应，当 [　　] 时，我们接收到的波的频率升高。

A. 我们远离波源　　　　　　B. 我们靠近波源

C. 波源远离我们　　　　　　D. 波源靠近我们

36. 波的干涉条件是 [　　]。

A. 波的传播方向相同　　　　B. 波源的振动方向相同

C. 波源的频率相同　　　　　D. 波源的相位差恒定

(三) 计算题

1. 一个做简谐振动的物体，其振幅为 A，质量为 m，振动的全部能量为 E，振动的初相位为 φ，求此物体的简谐振动方程。

2. 有一弹簧在其下端悬挂质量为 m 的物体，弹簧伸长 x_0，如果再加力使物体往下又移动了距离为 A，然后放手。

（1）证明物体将上下做简谐振动；

（2）试求振动周期和频率。

3. 弦上传播一横波，其波动方程为 $y=2\cos\pi(0.05x-200t)$，式中 x、y 的单位为 m。

（1）试求振幅、波长、频率、周期和传播速度；

（2）画出 $t=0$s 时的波形。

4. 一沿 x 轴做简谐振动的物体，振幅为 5.0×10^{-2}m，频率为 2Hz。

（1）在时间 $t=0$ 时，振动物体经平衡位置处向 x 轴正方向运动，求振动方程；

（2）如果该物体在时间 $t=0$ 时，经平衡位置处向 x 轴负方向运动，求振动方程。

5. 一个运动物体的位移与时间的关系为 $y=0.10\cos\left(2.5\pi t+\dfrac{\pi}{3}\right)$，试求：

（1）周期、角频率、频率、振幅和初相位；

（2）$t=2s$ 时物体的位移、速度和加速度。

6. 两个同方向、同频率的简谐振动方程分别为 $x_1=4\cos\left(3\pi t+\dfrac{\pi}{3}\right)$ 和 $x_2=3\cos\left(3\pi t-\dfrac{\pi}{6}\right)$，试求它们的合振动的振动方程。

7. 已知波动方程为 $y=A\cos(at-bx)$，试求波的振幅、波速、频率和波长。

8. 有一列平面简谐波，坐标原点按 $y=A\cos(\omega t+\varphi)$ 的规律振动。已知，$A=0.10m$，$T=0.50s$，$\lambda=10m$。试求：

（1）波动方程；

（2）波线上相距 2.5m 的两点的相位差；

（3）如果 $t=0$ 时处于坐标原点的质点的振动位移为 $y_0=+0.050m$，且向平衡位置运动，求初相位并写出波动方程。

9. A 和 B 是两个同方向、同频率、同相位、同振幅的波源，它们在介质中产生的两列波的波长均为 λ，A、B 之间的距离为 1.5λ，C 是 AB 连线上 B 点外侧的任意一点。试求：

（1）A、B 发出的波到达 C 点时的相位差；

（2）C 点的振幅。

10. 一列沿绳子行进的横波的波动方程为 $y=0.10\cos(0.01\pi x-2\pi t)$。试求：

（1）波的振幅、频率、传播速度和波长；

（2）绳上某质点的最大横向振动速度。

11. 设 y 为球面波各质点振动的位移，r 为离开波源的距离，A_0 为距离波源单位距离处波的振幅。试利用波的强度的概念求出球面波的波动方程。

12. 人耳对 1000Hz 的声波产生听觉的最小声强约为 $10^{-12}W\cdot m^{-2}$，求在传播此声波时空气分子振动的相应的振幅。

13. 两种声音的声强级相差 1dB，试求它们的强度之比。

14. 利用多普勒效应测量血管中血液流速：用 5MHz 的超声波直射血管，入射角为 $0°$，测出接收与发射的波频率差为 500Hz。已知声波在软组织中的传播速度为 $1500m\cdot s^{-1}$，求此时血管中血液流速。

四、习题答案

（一）填空题

1. 正比　相反　2. 斜椭圆形　3. 5.024　4. 4.5　5. $3E/4$　6. $\sqrt{2}/2$

7. $0.02\cos(4\pi t - 2\pi/3)$　8. $kA^2/2$　9. $A\cos(\omega t + 3\pi/2)$　$A\cos(\omega t + \pi/3)$
10. 波源　弹性介质　11. 波源　包迹　12. 驻波　波节　波腹　13. 正比　正比　14. $20\sim20000\mathrm{Hz}$　15. 纯音　16. 频率　17. 200　0.4　500　18. 20
19. 2　20. 506　21. $100:1$　22. 30　23. 7.5×10^{-2}　24. 60 方

（二）选择题

1. A　2. C　3. A　4. C　5. B　6. C　7. B　8. D　9. D　10. B　11. D
12. C　13. A　14. C　15. B　16. ABC　17. BD　18. D　19. AB　20. A
21. D　22. D　23. C　24. B　25. C　26. C　27. A　28. C　29. A　30. C
31. B　32. A　33. AC　34. CD　35. BD　36. BCD

（三）计算题

略

- ╎ **第五章** ╎ -

静 电 场

一、本章知识要点

（一）电场　电场强度

1. 库仑定律（Coulomb Law）：在真空中，两个静止点电荷之间相互作用力 F 与这两个点电荷的电荷量 q_1 和 q_2 的乘积成正比，而与这两个点电荷之间的距离 r 的二次方成反比，作用力的方向沿着这两个点电荷的连线，同种电荷相互排斥，异种电荷相互吸引。

$$F = k \frac{q_1 q_2}{r^2} e_r \tag{5-1}$$

式中，e_r 是单位矢量，方向由 q_1 指向 q_2；比例系数 k 的数值及单位取决于式中各量所采用的单位。在国际单位制中 $k = \dfrac{1}{4\pi\varepsilon_0} = 9.0 \times 10^{-12} \mathrm{N \cdot m^2 \cdot C^{-2}}$，其中 $\varepsilon_0 = 8.85 \times 10^{-12} \mathrm{C^2 \cdot N^{-1} \cdot m^{-2}}$，称为真空介电常数，即真空电容率（permittivity of vacuum）。

2. 电场（electric field）：在电荷周围存在着一种特殊物质，它对置于其中的带电体有力的作用，这种物质称为电场。

3. 场源电荷（charge of field source）：建立电场的电荷通常称为场源电荷。

4. 静电场（electrostatic field）：相对于观察者静止的场源电荷在周围空间激发的电场称为静电场。

5. 静电场的两个重要特性：对处于其中的电荷有力的作用；电场力对运动电荷能够做功，电场具有能量。

6. 试探电荷（test charge）：所带电荷量足够少，且引入电场后不会影响原来电场性质的点电荷称为试探电荷。

7. 电场强度（electric field intensity）：试探电荷 q_0 在电场中所受力 F 与 q_0 的比值仅由电场在该点的客观性质决定，定义这个比值为描述电场力的性质的物理量，称为电场强度。用 E 表示，即

$$E = \frac{F}{q_0} \tag{5-2}$$

电场强度是描述电场力的性质的物理量，电场中某点的电场强度与是否存在试探电荷无关，只由电场本身的性质决定。在 SI 单位制中，E 的单位为 N·C^{-1}或 V·m^{-1}。

8. 匀强电场（uniform strong electric field）：空间各点的电场强度 E 都相等的电场，称为匀强电场。

9. 电场强度叠加原理（superposition principle of field intensity）：点电荷系产生的电场中任一点处的总电场强度等于各个点电荷单独存在时在该点各自产生的电场强度的矢量和，即

$$E = \frac{F}{q_0} = \sum_{i=1}^{n} \frac{F_i}{q_0} = \sum_{i=1}^{n} E_i \tag{5-3}$$

10. 点电荷的电场强度：根据库仑定律 $F = k\frac{q_1 q_2}{r^2}e_r$，可得真空中孤立点电荷 q 产生的电场在距其 r 远处 P 点的电场强度为

$$E = \frac{F}{q_0} = \frac{1}{q_0} \times \frac{1}{4\pi\varepsilon_0}\frac{q q_0}{r^2}e_r = \frac{1}{4\pi\varepsilon_0}\frac{q}{r^2}e_r \tag{5-4}$$

式中，e_r 的方向是由 q 指向 P 点。当场源电荷 q 为正时，E 与 e_r 同方向；当场源电荷 q 为负时，E 与 e_r 反方向。

11. 多个点电荷产生的电场：根据电场强度叠加原理可得

$$E = \sum_{i=1}^{n} E_i = \frac{1}{4\pi\varepsilon_0} \sum_{i=1}^{n} \frac{q_i}{r_i^2}e_r \tag{5-5}$$

12. 连续分布电荷电场中电场强度的计算：将带电体分成很多电荷元 dq，先求出它在空间任意点 P 的电场强度 $dE = \frac{1}{4\pi\varepsilon_0}\frac{dq}{r^2}e_r$，然后对整个带电体积分，可得总电场强度：

$$E = \int dE = \frac{1}{4\pi\varepsilon_0} \int \frac{dq}{r^2}e_r \tag{5-6}$$

（二）高斯定理

1. 电场线（electric field line）：为描述电场强度的空间分布，在电场中作一系列曲线，使这些曲线上每一点的切线方向和该点电场强度方向一致，并且规定通过垂直于电场强度方向的单位面积的电场线条数等于该处的电场强度的大小，这些曲线称为电场线。

静电场线的性质：①电场线从正电荷出发（或来自无穷远），终止于负电荷（或伸向无穷远）；②电场线不闭合，也不在没有电荷的地方中断；③任何两条电场线不相交。

2. 电通量（electric flux）：通过电场中某一面积的电场线总数称为通过该面积的电通量，即

$$\Phi_{\mathrm{E}} = \iint\limits_{S} E\cos\theta\mathrm{d}S = \iint\limits_{S} \boldsymbol{E} \cdot \mathrm{d}\boldsymbol{S} \tag{5-7}$$

式中，θ 为面元 $\mathrm{d}\boldsymbol{S}$ 的法线方向 $\boldsymbol{n}$ 与电场强度 $\boldsymbol{E}$ 方向的夹角。

3. 高斯定理（Gauss theorem）：通过真空静电场中任意闭合曲面（称为高斯面）的电通量等于该面所包围的电荷量的代数和 $\sum q_i$ 除以 ε_0，与闭合曲面外的电荷无关，即

$$\Phi_{\mathrm{E}} = \oiint\limits_{S} E\cos\theta\mathrm{d}S = \frac{1}{\varepsilon_0}\sum_i q_i \tag{5-8}$$

在静电学中，常常利用高斯定理来求解电荷分布具有一定对称性的电场问题。

（三）电势

1. 点电荷的静电场力对试探电荷做的功：

$$A_{ab} = kq_0 q \int_{r_a}^{r_b} \frac{1}{r^2}\mathrm{d}r = kq_0 q\left(\frac{1}{r_a} - \frac{1}{r_b}\right) \tag{5-9}$$

式中，r_a 与 r_b 分别表示场源 $+q$ 到移动路径的起点 a 与终点 b 的距离。

2. 任意带电体系的静电场力对试探电荷做的功：

$$A_{ab} = \sum_{i=1}^{n} A_{abi} = \sum_{i=1}^{n} \int_{a}^{b} q_0 \boldsymbol{E}_i \cdot \mathrm{d}\boldsymbol{L} = \sum_{i=1}^{n} kq_0 q_i\left(\frac{1}{r_{ai}} - \frac{1}{r_{bi}}\right) \tag{5-10}$$

3. 静电场的保守性：试探电荷在任何静电场中移动时，电场力所做的功仅与试探电荷 q_0 的大小及路径的起点、终点的位置有关，而与电荷移动的路径无关。它表明静电力是保守力，静电场是保守场。

4. 静电场的环路定理（circuital theorem of electrostatic field）：在静电场中，电场强度沿任意闭合路径的线积分恒为零，即：$\oint\limits_{L} \boldsymbol{E} \cdot \mathrm{d}\boldsymbol{L} = 0$。

5. 电势能（electric potential energy）：电荷 q_0 在电场中某点的电势能在量值上等于电荷 q_0 从该点移到无穷远处时电场力所做的功，即：$W_a = \int_{a}^{\infty} q_0 \boldsymbol{E} \cdot \mathrm{d}\boldsymbol{L}$

6. 电势（electric potential）：是描述静电场能性质的物理量。静电场中某点 a 的电势（用 U_a 表示）：①等于单位正电荷在该点所具有的电势能，②等于将单位正电荷从该点沿任意路径移动到无穷远处电场力所做的功，③等于电场强度 E 从该点到零势能参考点的线积分，即

$$U_a = \frac{W_a}{q_0} = \int_{a}^{\infty} \boldsymbol{E} \cdot \mathrm{d}\boldsymbol{L} = \int_{a}^{\infty} E\cos\theta\mathrm{d}L \tag{5-11}$$

电势是标量，有正有负；电势是相对量，其大小与零势能参考点的选择有

关；电势的单位是 V（伏），$1V=1J \cdot C^{-1}$。

7. 电势差（electric potential difference）：静电场中任意两点电势的差值称为电势差或电压，用 U 表示。

$$U_{ab} = U_a - U_b = \int_a^\infty \boldsymbol{E} \cdot \mathrm{d}\boldsymbol{L} - \int_b^\infty \boldsymbol{E} \cdot \mathrm{d}\boldsymbol{L} = \int_a^b \boldsymbol{E} \cdot \mathrm{d}\boldsymbol{L} \tag{5-12}$$

8. 静电场力的功与电势差的关系：$A_{ab} = q_0 (U_a - U_b)$。沿着电场线方向，电势降低；在同一条电场线上，没有电势相同的点；电势差与电势不同，它与零势能参考点的位置无关。

9. 电势叠加原理（principle of superposition of electric potential）：任意带电体系的静电场中某点的电势等于各个电荷源单独存在时的电场在该点电势的代数和，即

$$U_a = \sum_{i=1}^n \int_a^\infty \boldsymbol{E} \cdot \mathrm{d}\boldsymbol{L} = \sum_{i=1}^n U_{abi} \tag{5-13}$$

10. 等势面（equipotential surface）：在静电场中，电势相等的点所组成的曲面称为等势面，且规定任何相邻的两等势面之间的电势差相等。

等势面的特点：①电荷沿等势面移动，电场力不做功；②等势面上任一点的电场线方向与等势面垂直；③等势面越密处，表示该处电场强度越大。

11. 电势梯度（electric potential gradient）：电势梯度的大小等于电势在该点的最大空间变化率；方向沿等势面法向指向电势增加的方向。

$$\mathbf{grad}U = \frac{\mathrm{d}U}{\mathrm{d}n}\boldsymbol{e}_n \tag{5-14}$$

12. 电场强度与电势的关系：静电场中任意点的电场强度等于该点电势梯度的负值（单位距离电势的变化量），其方向指向电势降低的方向，即

$$\boldsymbol{E} = -\frac{\mathrm{d}U}{\mathrm{d}n}\boldsymbol{e}_n = -\mathbf{grad}U \tag{5-15}$$

（四）电偶极子 电偶层

1. 电偶极子（electric dipole）：两个相距很近的等量异号点电荷 $+q$ 与 $-q$ 所组成的电荷系统称为电偶极子。

2. 电偶极矩（electric dipole moment）：电偶极子中的一个电荷的电荷量与轴线（从电偶极子的负电荷指向正电荷的矢径 $\boldsymbol{L}$）的乘积称为电偶极矩（简称电矩），用 $\boldsymbol{p}$ 表示，即 $\boldsymbol{p} = q\boldsymbol{L}$。

3. 电偶极子在空间任一点处产生的电势：$U = k\dfrac{\boldsymbol{p} \cdot \boldsymbol{e}_r}{r^2} = k\dfrac{p}{r^2}\cos\theta$

4. 电偶极子轴线延长线上的电场强度：$\boldsymbol{E} = -\dfrac{\mathrm{d}U}{\mathrm{d}r}\boldsymbol{e}_r = -\dfrac{1}{4\pi\varepsilon_0}\dfrac{2\boldsymbol{p}}{r^3} = k\dfrac{2\boldsymbol{p}}{r^3}$

5. 电偶层（electric double layer）：由相距很近、互相平行且带有等量异号

的电荷面密度的两个带电表面所构成的电荷系统称为电偶层。

6. 电偶层在 a 点的电势：$U_a = \iint\limits_S \mathrm{d}U = k\int \tau \mathrm{d}\Omega = k\tau\Omega$

式中，$\tau = \sigma\delta$（δ 为两表面间的距离，σ 为面电荷密度）称为层矩；$\mathrm{d}\Omega = \mathrm{d}S\cos\theta/r^2$ 为面元 $\mathrm{d}S$ 对 a 点所张立体角的大小。

（五）静电场中的电介质

1. 分子电矩（molecular moment）：电介质即绝缘体分子中的正、负电荷总是相等的。就整个分子的电性质而言，可将分子等效为一个电偶极子，称其为分子的等效电偶极子，它的电偶极矩称为分子电矩。

2. 无极分子（nonpolar molecule）：分子的正负电荷中心在无电场时是重合的，没有固定的电偶极矩，这类分子称为无极分子。

3. 有极分子（polar molecule）：分子的正负电荷中心在无电场时不重合，有固定的电偶极矩，这类分子称为有极分子。

4. 束缚电荷（bound charge）：在物体内不能自由移动且不能用传导的方法移走的电荷称为束缚电荷。

5. 极化电荷（polarization charge）：在电场的作用下，电介质的表面和内部出现的束缚净电荷（均匀电介质只在表面出现束缚净电荷）叫作极化电荷。

6. 电介质的极化（polarization）：电介质在静电场中产生极化电荷的现象叫作电介质的极化。

7. 位移极化（displacement polarization）：无极分子在无外电场时，分子的正负电荷中心重合；有外电场时，正、负电荷将被电场力拉开，偏离原来的位置。分子电矩不再是零，且与外电场方向一致。结果在垂直外电场方向的介质端面上出现束缚电荷，这种极化称为位移极化。

8. 取向极化（orientation polarization）：有极分子有一定的分子电矩。当没有外电场时，由于分子的无规则热运动，电偶极子的排列是杂乱无章的，因而对外不显电性。当有外电场时，每个电偶极子都将受到一个力矩的作用。在此力矩的作用下，电介质中的电偶极子将转向外电场的方向。结果在垂直外电场方向的介质端面上出现束缚电荷，这种极化称为取向极化。

9. 电极化强度矢量（electric polarization）：在单位体积的电介质中分子电矩的矢量和定义为电极化强度矢量，以 $\boldsymbol{P}$ 表示，即 $\boldsymbol{P} = \sum\limits_{i=1}^{n} \boldsymbol{p}_i / \Delta V$，在 IS 制中 $\boldsymbol{P}$ 的单位是 $\mathrm{C \cdot m^{-2}}$。如果电介质内各处极化强度的大小和方向都相同，就称为均匀极化。我们只讨论均匀极化的电介质。

10. 电极化率（electric susceptibility）：实验表明，对于各向同性的电介质，极化强度 $\boldsymbol{P}$ 与作用于电介质内部的实际电场 $\boldsymbol{E}$ 成正比，并且两者方向相同，可

以表示为 $P=\chi_e\varepsilon_0E$，式中，E 为该点的总电场强度；χ_e 称为电极化率，它与电介质的性质有关。

11. 极化电场（polarization electric field）：当均匀电介质在外电场 E_0 作用下极化时，在垂直于 E_0 方向的两个端面将分别出现均匀分布的正负束缚电荷层。它们在电介质内部也将产生一个电场，称为极化电场，记作 E_p。

12. 电介质中的电场强度：将电介质放入外电场 E_0 中，电介质的束缚电荷将产生极化电场 E_p，则电介质中的电场强度为 $E=E_0+E_p$。

根据电极化强度的定义可得 $P=\dfrac{\sum p_i}{\Delta V}=\sigma'$，其中 σ' 为束缚电荷面密度。代入 $E=E_0+E_p$，可得 $E=\dfrac{1}{1+\chi_e}E_0=\dfrac{1}{\varepsilon_r}E_0$。此式说明同样的场源电荷在各向同性均匀电介质中产生的电场强度减弱为真空中产生的电场强度的 $1/\varepsilon_r$，其中 $\varepsilon_r=1+\chi_e$，称电介质的相对电容率（relative permittivity）或相对介电常数，真空中 $\varepsilon_r=1$，介质中 $\varepsilon_r>1$。$\varepsilon=\varepsilon_0\varepsilon_r$ 称电介质的电容率（permittivity）或介电常数，它的单位与 ε_0 相同。

13. 电位移（electric displacement）：电位移矢量的定义为 $D=\varepsilon_0E+P$；电位移矢量和电场强度的关系为 $D=\varepsilon_0E_0=\varepsilon_0\varepsilon_rE$。

14. 电介质中的高斯定理：通过任意曲面的电位移通量等于该闭合曲面所包围的自由电荷的代数和，即

$$\oiint_S D \cdot dS = \sum Q_0$$

（六）电容静电场的能量

1. 电容器（condenser）：能储存电量，彼此绝缘而又靠近的导体系统称为电容器。

2. 电容（capacitance）：电容器充电后两极板分别带有等量异号的电荷量 $+Q$ 与 $-Q$，极板之间形成电势差 U_{AB}，而 U_{AB} 与 Q 成正比，该比值定义为电容器的电容，它表示电容器储存电量的能力，即：$C=\dfrac{Q}{U_{AB}}$；对于平行板电容器，有 $C=\dfrac{\varepsilon S}{d}$。当平行板电容器极板间无电介质时 $C_0=\dfrac{\varepsilon_0 S}{d}$，$C$ 和 C_0 之间的关系为 $C=\varepsilon_r C_0$。

3. 带电电容器的能量：$W=\displaystyle\int dW=\int_0^q \dfrac{q}{C}dq=\dfrac{1}{2}\dfrac{Q^2}{C}$ 或 $W=\dfrac{1}{2}CU_{AB}^2=\dfrac{1}{2}QU_{AB}$

4. 静电场的能量密度（energy density）：单位体积电场的能量称为电场的能量密度，即

$$w_e = \frac{W}{V} = \frac{1}{2}\varepsilon E^2$$

5. 能量：对于非均匀电场，其能量密度是随空间各点而变化的，计算某一区域中的电场能量需用积分的方法：$W = \int_V w_e \mathrm{d}V = \int_V \frac{1}{2}\varepsilon E^2 \mathrm{d}V$。

（七）心电知识

1. 心电偶（cardio-electric dipole）：由于心脏是由大量的心肌细胞组成的，整个心脏在工作时会出现除极与复极过程，可将心脏等效为一个电偶极子，称为心电偶。

2. 瞬时心电向量（twinkling electrocardiovector）：心电偶在某一时刻的电偶极矩就是所有心肌细胞在该时刻的电偶极矩的矢量和，称为瞬时心电向量。

3. 心电场（cardio-electric field）：心电偶在空间产生的电场称为心电场。

4. 空间心电向量环（spatial electrocardiovector loop）：瞬时心电向量是一个方向、大小都随时间做周期变化的矢量。对其矢量端点的坐标按时间、空间的顺序加以描记、连接成轨迹，称此轨迹为空间心电向量环。空间心电向量环在某一平面的投影称为平面心电向量环。

5. 心电图（electrocardiogram）：人体表面两点间的电压随时间变化的曲线称为心电图。

6. 心电图导联：通过电极引导体表电势与心电图机相连接的电路称为心电图导联。

二、解题指导——典型例题

【例 5-1】 一半径为 R 的均匀带电球体，带电荷总量为 Q，试求球体内外的电场强度分布。

已知：R、Q；**求**：$E = ?$

解：经分析，电场具有球对称性，作半径为 r 的同心球面为高斯面，则

$$\oiint_S \boldsymbol{E} \cdot \mathrm{d}\boldsymbol{S} = 4\pi r^2 E$$

（1）当 $r < R$ 时，$\sum q = \frac{Q}{R^3}r^3$，所以

$$E_1 \cdot 4\pi r^2 = Qr^3/\varepsilon_0 R^3, \quad E_1 = \frac{Qr}{4\pi\varepsilon_0 R^3}(r < R)$$

（2）当 $r > R$ 时，$\sum q = Q$，所以

$$E_2 \cdot 4\pi r^2 = Q/\varepsilon_0, \quad E_2 = \frac{Qr}{4\pi\varepsilon_0 r^2}(r > R)$$

答：球体内电场强度为 $E_1 = \dfrac{Qr}{4\pi\varepsilon_0 R^3}$，球体外电场强度为 $E_2 = \dfrac{Qr}{4\pi\varepsilon_0 r^2}$。

【例 5-2】 两个均匀带电的同心球面，半径分别为 R_1、R_2（$R_2 > R_1$），所带电荷量分别为 $+q$ 及 $-q$，求其电势分布。

已知：R_1、R_2、$+q$、$-q$；**求：**$U = ?$

解：以球心 O 点为中心，r 为半径作一球面（高斯面），可得

$$E_1 = 0 \qquad 0 < r < R_1$$

$$E_2 = \frac{q}{4\pi\varepsilon_0 r^2} \qquad R_1 < r < R_2$$

$$E_3 = 0 \qquad r > R_2$$

选无限远处为电势零点，则

$$0 < r < R_1 \qquad U_1 = \int_r^\infty E \cdot \mathrm{d}l = \int_{R_1}^{R_2} E_2 \cdot \mathrm{d}l = \frac{q}{4\pi\varepsilon_0 R_1} - \frac{q}{4\pi\varepsilon_0 R_2}$$

$$R_1 < r < R_2 \qquad U_2 = \int_r^\infty E \cdot \mathrm{d}l = \int_r^{R_2} E_2 \cdot \mathrm{d}l = \frac{q}{4\pi\varepsilon_0 r} - \frac{q}{4\pi\varepsilon_0 R_2}$$

$$r > R_2 \qquad U_3 = 0$$

【例 5-3】 如图 5-1 所示，有一长为 L 的均匀带电的细直杆，带电荷总量为 q，试求在直杆延长线上距杆的一端距离为 d 的 P 点的电场强度及电势。

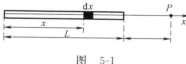

图 5-1

已知：L，q；**求：**$E = ?$ $U = ?$

解：以直杆的左端作为坐标原点，水平向右为 x 轴正向，在坐标 x 处，取一小段 $\mathrm{d}x$，则

$$\mathrm{d}q = \frac{q}{L}\mathrm{d}x$$

$\mathrm{d}q$ 在 P 点产生的电场强度为

$$\mathrm{d}E = \frac{\mathrm{d}q}{4\pi\varepsilon_0 (L+d-x)^2} = \frac{q}{4\pi\varepsilon_0 L}\frac{\mathrm{d}x}{(L+d-x)^2}$$

$\mathrm{d}q$ 在 P 点产生的电势为

$$\mathrm{d}U = \frac{\mathrm{d}q}{4\pi\varepsilon_0 (L+d-x)} = \frac{q}{4\pi\varepsilon_0 L}\frac{\mathrm{d}x}{(L+d-x)}$$

所以 P 点的总电场强度为

$$E = \frac{q}{4\pi\varepsilon_0 L}\int_0^L \frac{\mathrm{d}x}{(L+d-x)^2} = \frac{q}{4\pi\varepsilon_0 d(L+d)}$$

P 点的总电势为

$$U = \frac{q}{4\pi\varepsilon_0 L}\int_0^L \frac{\mathrm{d}x}{(L+d-x)} = \frac{q}{4\pi\varepsilon_0 L}\ln\frac{L+d}{d}$$

答：P 点的电场强度为 $\dfrac{q}{4\pi\varepsilon_0 d\,(L+d)}$，电势为 $\dfrac{q}{4\pi\varepsilon_0 L}\ln\dfrac{L+d}{d}$。

【例 5-4】 如图 5-2 所示，电荷量 q 均匀分布在长度为 $2L$ 的直线上，求此直线的中垂线上离带电直线中心 O 为 r 处的电场强度。

已知：$2L$ 长直线上均匀带电荷量 q，P 点为直线中垂线上任一点，且 $OP=r$；**求**：P 点处电场强度 E。

解：今以带电直线中点 O 为坐标原点，该直线为坐标轴。将直线分割为若干段，取任一元段 $\mathrm{d}l$，带电荷量 $\mathrm{d}q$，则有 $\mathrm{d}q=(q/2L)\,\mathrm{d}l$，可视其为点电荷，$\mathrm{d}q$ 在 P 点处电场强度为

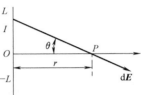

图　5-2

$$\mathrm{d}E = k\frac{\mathrm{d}q}{l^2+r^2} = k\frac{q}{2L}\frac{1}{(l^2+r^2)}\mathrm{d}l$$

$\mathrm{d}E$ 在与 OP 垂直的两个方向有分量：

$$\mathrm{d}E_{垂直} = \mathrm{d}E\sin\theta, \mathrm{d}E_{平行} = \mathrm{d}E\cos\theta$$

且

$$\cos\theta = \frac{r}{(l^2+r^2)^{\frac{1}{2}}}$$

由带电直线对于 O 的对称分布，可知

$$E_{垂直} = \int\mathrm{d}E_{垂直} = \int\mathrm{d}E\sin\theta = 0$$

故有

$$E = E_{平行} = \int\mathrm{d}E_{平行} = \int\mathrm{d}E\cos\theta = \int_{-L}^{L} k\frac{q}{2L}\frac{r}{(l^2+r^2)^{3/2}}\mathrm{d}l$$

$$= k\frac{qr}{2L}r\left[\frac{l}{r^2\,(l^2+r^2)^{3/2}}\right]_{-L}^{L} = \frac{kq}{r\,(L^2+r^2)^{1/2}}$$

讨论：（1）若以线电荷密度 $\lambda=\dfrac{q}{2L}$ 代入上式可得结果

$$E = k\lambda\frac{2L}{r\,(L^2+r^2)^{1/2}}$$

（2）若此带电直线为无限长，其线电荷密度为 λ，则应有

$$E = \int_{-\infty}^{\infty} k\frac{r}{(l^2+r^2)^{3/2}}\mathrm{d}l = 2k\frac{\lambda}{r} = \frac{1}{2\pi\varepsilon_0}\frac{\lambda}{r}$$

此结果与高斯定理得到的结果是一致的。

答：此带电直线的中垂线上离直线中心 O 为 r 远处的电场强度应为 $\dfrac{kq}{r\,(L^2+r^2)^{1/2}}$。

方向沿中垂线，若 $q>0$ 则由 O 点指向外；若 $q<0$ 则指向 O 点。

【例 5-5】 如图 5-3 所示，试求无限长均匀带电圆柱面内、外的电场强度。圆柱的直径为 D，面电荷密度为 σ。

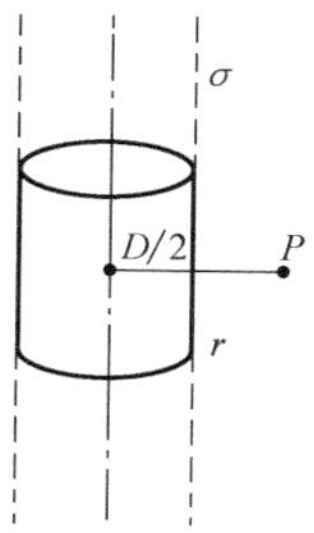

已知： 均匀带电圆柱面无限长，σ、D；**求：** $E=?$

解： 设场中任一点 P 距圆柱面轴线为 r。今以 r 为半径，h 为高，与带电圆柱面同轴作封闭圆柱面，其上、下底面为 S_1、S_2，侧面为 S_3，则由高斯定理有

$$\oiint_S \boldsymbol{E} \cdot \mathrm{d}\boldsymbol{S} = \iint_{S_1} E\cos\theta_1\,\mathrm{d}S + \iint_{S_2} E\cos\theta_2\,\mathrm{d}S + \iint_{S_3} E\cos\theta_3\,\mathrm{d}S = \frac{1}{\varepsilon_0}\sum_i q_i$$

但 $\theta_1=\theta_2=\pi/2$；$\theta_3=0$；$S_3=2\pi rh$，所以

$$\oiint_S \boldsymbol{E} \cdot \mathrm{d}\boldsymbol{S} = \iint_{S_3} E\cos\theta_3\,\mathrm{d}S = E \cdot 2\pi rh = \frac{1}{\varepsilon_0}\sum_i q_i$$

若 $r<D/2$，则 $\sum_i q_i = 0$，则 $E_内=0$。

若 $r>D/2$，则 $\sum_i q_i = \pi Dh\sigma$，则 $E_外=\dfrac{D\sigma}{2\varepsilon_0 r}$。

答： 无限长均匀带电圆柱面内、外各点的电场强度分别为 0 与 $\dfrac{D\sigma}{2\varepsilon_0 r}$。若 $\sigma>0$，则方向沿 r 背离圆柱面指向外；若 $\sigma<0$，则方向沿 r 指向圆柱面轴线。

图 5-3

【例 5-6】 电荷 q 均匀分布在半径为 R 的球体内。（1）求证：离球心 r 远处 $(r<R)$ 的电势为 $U=\dfrac{q\,(3R^2-r^2)}{8\pi\varepsilon_0 R^3}$；（2）按此表达式，在球心处 $U\neq0$ 是否合理？为什么？

已知： 球体半径 R、q、r；**求证：** $U=\dfrac{q\,(3R^2-r^2)}{8\pi\varepsilon_0 R^3}$ $(r<R)$。

证明： 作与带电球体同心、半径为 r 的高斯球面，则有

$$\oiint_S E\cos\theta\mathrm{d}S = \frac{1}{\varepsilon_0}\sum_{i=1}^n q_i, \quad E \cdot 4\pi r^2 = \frac{\rho V}{\varepsilon_0}, \quad \rho = \frac{q}{\frac{4}{3}\pi R^3}$$

若 $r<R$，则 $V=\dfrac{4}{3}\pi r^3$，故 $E_内=\dfrac{qr}{4\pi\varepsilon_0 R^3}$

若 $r>R$，则 $V=\dfrac{4}{3}\pi R^3$，故 $E_外=\dfrac{qr}{4\pi\varepsilon_0 r^3}$

$$U = \int_r^R \frac{qr}{4\pi\varepsilon_0 R^3}\mathrm{d}r + \int_R^\infty \frac{qr}{4\pi\varepsilon_0 r^3}\mathrm{d}r = \frac{q}{4\pi\varepsilon_0}\left(\frac{R^2-r^2}{2R^2}+\frac{1}{R}\right) = \frac{q(3R^2-r^2)}{8\pi\varepsilon_0 R^3} \quad [\text{证毕}]$$

答： 对于均匀带电球体中心处 $U = \dfrac{q\,(3R^2 - r^2)}{8\pi\varepsilon_0 R^3} = \dfrac{3q}{8\pi\varepsilon_0 R} \neq 0$，此结果合理。

因为球心处的电势取决于由此至无限远处电场力对单位正试探电荷做的功。带电球体内、外的电场强度均不为零，且方向一致，所以此功不为零，亦即 $U \neq 0$。

三、课后训练

(一) 填空题

1. 静电场中，高斯定理的数学表达式为_____。电场强度环路定理的数学表达式为_____。

2. 静电场中 a、b 两点的电势能差为 8.0×10^{-9} J，则电荷量为 $q_0 = 2.0 \times 10^{-9}$ C 的点电荷在 a、b 两点的电势差为_____。

3. 两个正点电荷 Q_1 和 Q_2，且 $Q_1 = Q_2$，则在其连线的中点处的电场强度为_____，电势_____零（填大于或小于）。

4. 静电场中，电场强度和电势的积分关系为_____，微分关系为_____，其中负号的物理意义为_____。

5. 电场强度矢量沿任意闭合回路的线积分为零，这一定理称为_____，它与_____是等价的。

6. 两块带等量异号电荷的无限大平行板。面电荷密度为 $\pm\sigma$，两板间充有介电常数 ε 的电介质，则两板间电场强度为_____。

7. 相距 6cm 的两块带等量异号电荷的无限大平行板，其面电荷密度为 2×10^{-5} C·m^{-2}，则两板间电势差为_____ V，若把电荷量为 1.5×10^{-9} C 的点电荷从负极板移到正极板，电场力做功为_____ J。

8. 一半径为 R 的均匀带电球形导体，带有电荷量 Q，则其周围空间储存的总能量为_____。

9. 相距很近的等量异号点电荷所组成的点电荷系称为_____。

10. 把电荷 Q 分成 q 与 $Q-q$ 两个部分，并相隔一定距离，如果两部分电荷间有最大的斥力，则 Q/q 的值为_____。

11. 在匀强电场中，作一半径为 R 的半球面，半球面的轴线与电场强度 E 的方向平行，则通过这个半球面的电通量为_____。

12. 两个同心的均匀电球壳，大球半径为 R，带电荷量为 $-Q$，小球半径为 r，带电荷量为 Q，则在大球外电场强度为_____；小球内电场强度为_____；两球间的电场强度为_____。

13. 一个带正电荷的金属球，其附近某点的电场强度为 E，如果将一带正电的

点电荷 q 放在该点，测得其受力为 F，则该点的电场强度_____ E。（填＞、＝或＜）

14. 电偶极子的电偶极矩为 $P=ql$，放在电场强度为 E 的电场之中，P 与 E 的夹角为 $30°$，则电偶极子受到的力矩大小为_____。

15. 四个点电荷电荷量均为 $5.0×10^{-9}$ C，置于正方形的四个顶点上。正方形对角线长为 10cm，则正方形中点处的电势为_____ V，把电荷量为 $1.0×10^{-9}$ C 的电荷从无穷远处移至 O 点，电场力做的功为_____。

16. 一平直的细胞膜，两侧均匀分布着等量的正负离子，面电荷密度为 $1.78×10^{-4}$ cm^{-2}，细胞膜的相对介电常数 $\varepsilon_r=7$，则膜中的平均电场强度为_____。

17. 一空气平行板电容器充电后注入石蜡，若注入石蜡前电容器与电源断开，则注入石蜡后，两极板电荷量_____，极板间电场强度_____，电容器电容_____。若石蜡注入时电容器仍与电源相接，则电荷量_____，电场强度_____，电容_____。（填变大、变小或不变）

（二）选择题

1. 设在 XY 平面内的原点 O 处有一电偶极子，其电偶极矩 p 的方向指向 Y 轴正方向，大小不变，问：在 X 轴上距原点较远处任意一点的电势与它离开原点的距离呈 〔   〕。

　　A. 正比　　　　B. 反比　　　　C. 平方反比　　　　D. 无关系

2. 点电荷 q_1、q_2 分别处于一空心导体球壳内部一点和外部一点，q_1 与 q_2 之间距离为 r，则 q_2 对 q_1 的作用力值为 〔   〕。

　　A. $\frac{2kq_1q_2}{r^2}$　　　　B. 0　　　　C. $\frac{kq_1q_2}{r^2}$　　　　D. 无法确定

3. 图 5-4 所示为静电场中的电场线与等势面，A、B 为电场中的两点，则 〔   〕。

A. $E_A>E_B$，$U_A>U_B$　　　　B. $E_A>E_B$，$U_A≥U_B$
C. $E_A<E_B$，$U_A>U_B$　　　　D. $E_A<E_B$，$U_A≥U_B$　　　图 5-4

4. 真空中有两个电点荷 q_1、q_2，其相互作用力为 F，若引入电荷 q_3，并将 q_3 移近 q_1 和 q_2，则 F 将 〔   〕。

　　A. 增大　　　　　　　　　　B. 减小
　　C. 不变　　　　　　　　　　D. q_3 为正电荷时增大

5. 半径为 R 的均匀带电圆环，线密度为 λ，则圆环中心的电场强度为 〔   〕。

　　A. $E=0$　　　B. $E=\infty$　　　C. $E=\frac{k\lambda}{R}$　　　D. $E=\frac{k\lambda}{R^2}$

6. 以一点电荷为中心，作半径为 r 的球面，则球面各处的电场强度 〔   〕。
　　A. 一定相同　　　　　　　　B. 大小一定相同

C. 方向一定相同   D. 完全不相同

7. 上题中，若把点电荷换成电偶极子，则球面处处的电场强度和电势 〔 〕。

A. E 一定相同，U 一定不同   B. E、U 均相同

C. E、U 均不相同   D. U 相同，E 不相同

8. 传递两个静止电荷之间的静电力的物质是〔 〕。

A. 真空   B. 电场   C. 空气   D. 电荷

9. 下列说法中正确的是 〔 〕

A. 如果高斯面上 E 处处为零，则该面内必无电荷

B. 如果高斯面内无电荷，则高斯面上 E 处处为零

C. 如果高斯面上 E 处处不为零，则高斯面内必有电荷

D. 如果高斯面上 E 处处为零，则该面内必无净余电荷

10. 如图 5-5 所示为一闭合曲面，正的点电荷 q 和 q' 分别处于 S 内部和外部，P 为 S 面上一点。若 q' 从 A 点移至 B 点，则通过 S 面的电通量将 〔 〕。

A. 减小   B. 增大

C. 不变   D. 无法确定

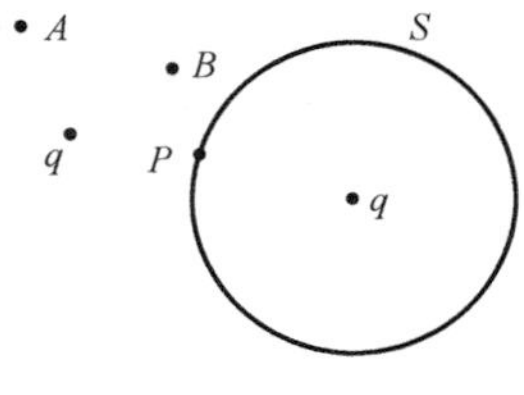

11. 上题中，当 q' 从 A 点移至 B 点时，P 点的电场强度值将 〔 〕。

A. 减小   B. 增大

C. 不变   D. 无法确定

图 5-5

12. 无限大均匀带正电平面 A 附近有一面积为 B 的平面，A 面法线与 B 面法线的夹角为 θ。若想使通过 B 面的电通量为最大值，则 θ 角为 〔 〕。

A. $\theta = \dfrac{\pi}{2}$ B. $\theta = \dfrac{3\pi}{2}$ C. $\theta = 0$ D. $\theta = \pi$

13. 关于电场强度和电势的关系，下列说法正确的是 〔 〕

A. 电场强度为零的地方，电势也一定为零

B. 电势为零的地方，电场强度一定为零

C. 电势高的地方，电场强度一定大

D. 电场强度小的地方，电势变化率一定小

14. 均匀带电球壳，半径为 R，带电荷量为 Q，球壳内任意一点的电势为 〔 〕。

A. 0   B. $\dfrac{1}{4\pi\varepsilon_0}\dfrac{Q}{r}$ C. $\dfrac{1}{4\pi\varepsilon_0}\dfrac{Q}{R}$ D. $\dfrac{1}{4\pi\varepsilon_0}\dfrac{q}{r^2}$

15. 一橡皮球表面均匀地分布着正电荷，在其被吹大的过程中，始终处于球外的一点（离球较远）的电场强度 E 和电势 U 的变化情况为 〔 〕。

A. E 减小，U 增大   B. E 不变，U 不变

C. E 增大，U 减小   D. E 增大，U 增大

16. 在下列关于电场强度和电势的叙述中正确的是〔   〕。

A. 电场强度大小相等的地方，电势相同

B. 电势相等的地方，电场强度都相等

C. 不带电的物体，电势一定等于零

D. 在静电场中，任一导体都是等势体

17. 电场中任一点的电势大小〔   〕。

A. 反映了该点的电势能的大小

B. 当场源电荷量不变时，仅取决于此点的位置

C. 与试探电荷的电荷量和此点所在位置有关

D. 以上均不对

18. 判断下列说法哪个是正确的〔   〕。

A. 垂直等势面方向单位长度上电势变化越大，其电场强度越大

B. 电势梯度越大的地方，电场强度越小

C. 等势面上电场强度大小处处相等

D. 电场强度为零的地方电势一定为零

19. 将处于静电场中的电介质切割为两截，撤除电场后，电介质的表面〔   〕。

A. 和电场存在时一样保持原来的带电状态

B. 只带同一种电荷

C. 不带电

D. 无法确定

（三）计算题

1. 点电荷 q 和 $4q$ 相距 L，在距 q 多远的地方，放置一个什么样的电荷才能使这三个电荷处于受力平衡状态？

2. 两个同心金属球壳，大球半径为 a，面电荷密度为 σ_1，小球半径为 b，面电荷密度为 σ_2，求小球内、大球外及两球之间的电场强度和电势。

3. 一无限长均匀带电直线，线电荷密度为 λ，求离直线 x 远处一点 P 的电场强度。

4. 半径为 R 的均匀带电非导体球，带有电荷量 Q，求球内、外各点的电场强度分布及电势分布。

5. 两无限长均匀带电同轴圆筒，内筒半径为 R_1，外筒半径为 R_2，沿轴线方向单位长度的电荷量分别为 λ_1 和 λ_2，求各区域的电场分布并说明电场方向。

6. 均匀带电圆环，半径 $R=10$cm，带电荷量 $q=5.0\times10^{-9}$C。求：（1）其轴线上距环心距离为 $x=5.0$cm 的 P 点的电场强度；（2）根据电场强度和电势的关系求 P 点的电势。

7. 一平直细胞膜，两侧均匀分布着等量的正、负离子，面电荷密度为 9×10^{5}C·m^{-2}，细胞膜的相对介电常数为 $\varepsilon_r=7$，求膜中的平均电场强度。若膜厚为 1×10^{-4}mm，求 1cm^2 细胞膜中所储存的能量。

8. 神经细胞在静息状态下膜内、外两侧各分布着一层负、正离子，若膜内、外两侧电势差为 -70mV，厚度为 6×10^{-6}m，求细胞中的电场强度及膜两侧的电荷面密度。

9. 如图 5-6 所示，电偶极子的电偶极矩 $p=ql$，中心为 O，A、B 为其轴线上两点，$OA=OB=R$（$R/\!/l$）。求把电荷 q_2 从 A 移至 B 电场力做的功。

10. 如图 5-7 所示，两块均匀带电的无限大平行板 A、B，两板间距离 $d=5$cm，面电荷密度分别为 $\sigma_A=8\times10^{-6}$C·m^{-2} 和 $\sigma_B=-8\times10^{-6}$C·m^{-2}，让 B 板接地。求（1）两板间的电场强度 E 和电势 U_{AB}；（2）距 A 板 2cm 的 C 点处的电势 U_C。

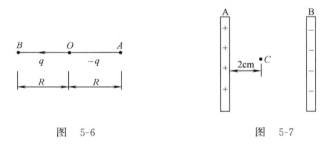

图 5-6　　　　　　　　图 5-7

四、习题答案

（一）填空题

1. $\Phi_E=\oint_S E\cos\theta\mathrm{d}S=\dfrac{\sum\limits_{i=1}^{n}q_i}{\varepsilon_0}$　$\oint_L E\cos\theta\mathrm{d}l=0$　2. 4V　3. 0　大于　4. $U=\displaystyle\int_a^\infty E\cos\theta\mathrm{d}l$　$E=-\dfrac{\mathrm{d}U}{\mathrm{d}l}$　方向指向电势降落的方向　5. 电场强度环路定理　静电场力做功与路径无关　6. σ/ε　7. 1.36×10^5　-2.0×10^{-4}　8. $Q^2/8\pi\varepsilon_0 R$　9. 电偶极子　10. 2　11. πR^2E　12. 0　0　$Q/4\pi\varepsilon_0 r^2$　13. $=$　14. $Eql/2$

15. 3.6×10^3 -3.6×10^{-6} J 16. 2.9×10^6 N·C^{-1} 17. 不变 变小 变大 变大 不变 变大

（二）选择题

1. D 2. C 3. A 4. C 5. A 6. B 7. C 8. B 9. D 10. C 11. B 12. C 13. D 14. C 15. B 16. D 17. B 18. A 19. C

（三）计算题

略

第六章
电　　路

一、本章知识要点

（一）欧姆定律的微分形式

1. 载流子（carrier）：在电场作用下能够做定向移动的带电微粒称为载流子，如自由电子、正、负离子等。

2. 电流（electric current）：电荷在电场作用下的定向移动称为电流。电流形成条件：①导体内有可以自由运动的电荷；②导体中必须存在电场。

3. 电流强度（electric current intensity）：单位时间内通过导体横截面的电荷量称为电流强度，简称电流，即

$$I = \frac{\Delta Q}{\Delta t} \tag{6-1}$$

如果导体中电流的大小和方向不随时间而变化，这种电流称为稳恒电流（steady current）。若电流的大小和方向随时间而变化，则称为瞬时电流，用 i 表示：

$$i = \lim_{\Delta t \to 0} \frac{\Delta Q}{\Delta t} = \frac{\mathrm{d}Q}{\mathrm{d}t} \tag{6-2}$$

4. 电流密度（current density）：垂直通过单位截面积的电流称为电流密度，即

$$J = \lim_{\Delta S \to 0} \frac{\Delta I}{\Delta S} = \frac{\mathrm{d}I}{\mathrm{d}S} \tag{6-3}$$

电流密度为矢量，其方向与该点电流方向一致，其单位为 $A \cdot m^{-2}$。通过任意面积的电流为 $I = \int \mathrm{d}I = \iint\limits_{S} \boldsymbol{J} \cdot \mathrm{d}\boldsymbol{S}$。导体中任一点电流密度的方向为该点正电荷运动的方向（电场的方向）；电流密度的大小等于在单位时间内，通过该点附近垂直于正电荷运动方向的单位面积的电荷量。

5. 电流密度与载流子漂移速度的关系：$J = Zne\bar{v} = \rho_e \bar{v}$，式中，$Z$ 表示载流子的价数；$\bar{v}$ 表示载流子在电场作用下的漂移速度；ρ_e 表示导体中自由电荷的体密度。

6. 金属导体中的电流密度：$J = ne\bar{v}$，式中，n 为电子密度；$\bar{v}$ 为电子漂移

的平均速度，沿着电场强度 E 的反方向漂移。

7. 电解质溶液中电流密度： $J = Zen(\mu_+ + \mu_-)E$，式中，Z 表示离子的价数；n 为单位体积电解质溶液中正、负离子数；μ_+ 及 μ_- 分别称为正、负离子的迁移率。J 与 E 成正比，且方向一致。

8. 欧姆定律的微分形式： $J = \dfrac{E}{\rho} = \gamma E$，式中，$\gamma = \dfrac{1}{\rho}$ 为电导率，其单位为 $S \cdot m^{-1}$（西门子每米）

（二）电动势　生物膜电位

1. 能斯特方程（Nernst equation）：透膜扩散平衡时，膜两侧的离子浓度 C_1、C_2 与电势差 $\mathscr{E}$ 的关系为

$$\mathscr{E} = \pm 2.3 \frac{kT}{Ze} \lg \frac{C_1}{C_2} \tag{6-4}$$

式（6-4）称为能斯特方程，式中，$\mathscr{E}$ 称为能斯特电位，在生理学中称为跨膜电位；k 为玻尔兹曼常数；Z 为离子价数；e 为电子电荷量；C_1、C_2 为两侧离子浓度，正离子通透取负号，负离子通透取正号。

2. 静息电位（resting potential）：细胞处于平衡状态时，能透过细胞膜的离子形成跨膜电位，这时的电位就是静息电位。

3. 神经纤维的电缆方程：

$$\lambda^2 \frac{\partial^2 \mathscr{E}}{\partial x^2} - \tau \frac{\partial \mathscr{E}}{\partial t} - \mathscr{E} = 0 \tag{6-5}$$

式中，$\tau = \tau_m c_m$ 称为时间常数；$\lambda = \sqrt{\dfrac{r_m}{r_i}}$ 称为空间常数；r_i 表示单位长度的轴浆电阻；r_m 表示单位长度的膜电阻；c_m 为膜电容。

4. 动作电位（action potential）：当受到外界刺激时，细胞经历除极和复极过程，细胞膜内外电势差会发生突然变化，这一跨膜电位的变化称为动作电位。

5. 电泳（electrophoresis）：悬浮或溶解在电解质溶液中的带电微粒，在外电场的作用下而发生迁移的现象称为电泳。

（三）直流电路

1. 支路（branch circuit）：电源和(或)电阻串联而成的电流通道称为支路，支路上各处的电流都相等。

2. 回路（loop）：几条支路围成的闭合通道称为回路。

3. 节点（nodal point）：三条或三条以上支路的汇集点称为节点。

4. 基尔霍夫第一定律（节点电流定律）：在任意时刻，流入节点的电流之和必等于流出节点的电流之和，即对于任意节点流入流出电流的代数和为零。

$$\sum I_i = 0 \tag{6-6}$$

规定：流入节点的电流为正，流出节点的电流为负。若回路中有 n 个节点，

则有 $n-1$ 个电流方程是独立的。

5. 基尔霍夫第二定律（回路电压定律）：沿闭合回路绕行一周，电势降落的代数和等于零。

$$\sum \mathscr{E}_i + \sum I_i R_i = 0 \qquad (6\text{-}7)$$

规定：任意选定的绕行方向，电流方向与其相同时，电势降落为 $+IR$，相反时，电势降落 $-IR$；$\mathscr{E}$ 的指向与绕行方向相反时，电势降落为 $+\mathscr{E}$，相同时，电势降落为 $-\mathscr{E}$。

6. 独立网孔：在回路中，至少有一段电路是在已选的回路中未曾出现的，称这种回路为独立网孔。电路中有几个独立网孔，就能列几个独立的回路电压方程。

7. 求解复杂电路的步骤：

1）假定各支路电流的正方向和回路的绕行方向；

2）列 $n-1$ 个节点电流方程；

3）列 m（独立网孔数）个回路电压方程；

4）对 $n-1+m$ 个联立方程求解；

5）根据所求得电流值的正负，判断各支路电流的实际方向。

（四）电容器的充电和放电

1. RC 电路的充电过程：在 $t=0$ 时，电容器上的电荷量为 $q=0$。开关 S 闭合，电源开始对电容充电，假设电路中的电流为 i_C，电容两端电压为 u_C，则有

电路中电压与时间的关系：$u_C = \mathscr{E}(1-\mathrm{e}^{-\frac{t}{RC}}) = \mathscr{E}(1-\mathrm{e}^{-\frac{t}{\tau}})$，按指数规律上升。

电路中电流与时间的关系：$i_C = \dfrac{\mathscr{E}-u_C}{R} = \dfrac{\mathscr{E}}{R}\mathrm{e}^{-\frac{t}{RC}} = \dfrac{\mathscr{E}}{R}\mathrm{e}^{-\frac{t}{\tau}}$，按指数规律下降。

2. RC 电路的放电过程：在 $t=0$ 时，电容器上的电荷量为 q_0。开关 S 闭合，电容器开始放电，假设电路中的电流为 i_C，电容两端电压为 u_C，则有

电路中电压与时间的关系：$u_C = \mathscr{E}\mathrm{e}^{-\frac{t}{RC}} = \mathscr{E}\mathrm{e}^{-\frac{t}{\tau}}$

电路中电流与时间的关系：$i_C = \dfrac{u_C}{R} = \dfrac{\mathscr{E}}{R}\mathrm{e}^{-\frac{t}{RC}} = \dfrac{\mathscr{E}}{R}\mathrm{e}^{-\frac{t}{\tau}}$

3. 时间常数：$\tau = RC$，称为 RC 电路的时间常数。τ 是当 RC 电路充电时电容器上的电压从零上升到 $\mathscr{E}$ 的 63% 所经历的时间。3τ 至 5τ 的时间，充电过程就已基本结束。

二、解题指导——典型例题

【例 6-1】 在一个横截面面积为 $2.4\times10^{-6}\,\mathrm{m}^2$ 的铜导线中，通过 4.5A 的电流，设铜导线内的电子密度 $n=8.4\times10^{28}\,\mathrm{m}^{-3}$，求电子的漂移速度。

已知：$S=2.4\times10^{-6}\mathrm{m}^2$，$I=4.5\mathrm{A}$，$e=1.6\times10^{-19}\mathrm{C}$，$n=8.4\times10^{28}\mathrm{m}^{-3}$；
求：$\overline{v}=?$

解：由 $J=\dfrac{\Delta I}{\Delta S}=ne\overline{v}$ 可得

$$\overline{v}=\frac{J}{ne}=\frac{I}{neS}=\frac{4.5}{8.4\times10^{28}\times1.6\times10^{-19}\times2.4\times10^{-6}}\mathrm{m\cdot s^{-1}}=1.4\times10^{-4}\mathrm{m\cdot s^{-1}}$$

答：电子的漂移速度为 $1.4\times10^{-4}\mathrm{m\cdot s^{-1}}$。由此可见，电子漂移十分缓慢，其漂移速度与电流在导体中的传导速度不是一回事。

【例 6-2】 如图 6-1 所示的电路中，已知 $\mathscr{E}_1=12\mathrm{V}$，$r_1=0.2\Omega$，$\mathscr{E}_2=6\mathrm{V}$，$r_2=0.1\Omega$，$R_1=1.4\Omega$，$R_2=2.3\Omega$。求：（1）电路中的电流；（2）$A$、$B$ 两点之间的电势差。

已知：$\mathscr{E}_1=12\mathrm{V}$，$r_1=0.2\Omega$，$\mathscr{E}_2=6\mathrm{V}$，$r_2=0.1\Omega$，$R_1=0.4\Omega$，$R_2=2.3\Omega$；**求**：$I=?$ $U_A-U_B=?$

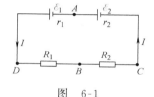

图 6-1

解：（1）根据单一回路电路，通过各串联元件的电流相同，则

$$I=\frac{\sum\mathscr{E}}{\sum R}=\frac{12+6}{1.4+2.3+0.2+0.1}\mathrm{A}=4.5\ \mathrm{A}$$

（2）按照 $A\mathscr{E}_2CR_2B$ 路径计算 A、B 间的电势差

$$
\begin{aligned}
U_A-U_B&=-IR_2-Ir_2-(-\mathscr{E})\\
&=-[4.5\times(2.3+0.1)+(-6)]\mathrm{V}\\
&=-4.8\mathrm{V}
\end{aligned}
$$

即 B 点的电势高于 A 点的电势。

答：电路中的电流为 $4.5\mathrm{A}$，A、B 两点的电势差为 $-4.8\mathrm{V}$。

【例 6-3】 如图 6-2 所示的电路中，已知 $\mathscr{E}_1=6\mathrm{V}$，$r_1=0.5\Omega$，$\mathscr{E}_2=1.5\mathrm{V}$，$r_2=1\Omega$，$R_1=4.5\Omega$，$R_2=9\Omega$，$R_3=10\Omega$，$R_4=5\Omega$。求各支路中的电流。

已知：$\mathscr{E}_1=6\mathrm{V}$，$r_1=0.5\Omega$，$\mathscr{E}_2=1.5\mathrm{V}$，$r_2=1\Omega$，$R_1=4.5\Omega$，$R_2=9\Omega$，$R_3=10\Omega$，$R_4=5\Omega$；**求**：$I_1=?$ $I_2=?$ $I_3=?$

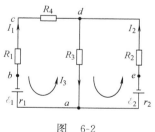

图 6-2

解：首先标定各支路 $abcd$、aed、ad 的电流分别为 I_1、I_2、I_3，方向如图 6-2 所示。根据基尔霍夫第一定律，对于节点 d 有

$$I_1+I_2-I_3=0$$

选定逆时针方向为绕行方向，对于 $abcd$ 回路有

$$-I_3R_3-I_1R_4-I_1R_1-I_1r_1=-\mathscr{E}_1$$

对于 $adea$ 回路有

$$I_2R_2+I_2r_2+I_3R_3=\mathscr{E}_2$$

将具体数值代入，整理得

$$I_1+I_2-I_3=0$$
$$I_1+I_3=0.6$$
$$I_2+I_3=0.15$$

解方程得 $\qquad I_1=0.35\mathrm{A}, I_2=-0.1\mathrm{A}, I_3=0.25\mathrm{A}$

I_2 为负值，说明 I_2 的实际方向与原来的标定方向相反。

答： $I_1=0.35\mathrm{A}$，$I_2=-0.1\mathrm{A}$，$I_3=0.25\mathrm{A}$，I_2 的实际方向与原来的标定方向相反。

【例 6-4】 如图 6-3 所示，已知 $\mathscr{E}_1=2\mathrm{V}$，$r_1=0.1\Omega$，$\mathscr{E}_2=4\mathrm{V}$，$r_2=0.2\Omega$，$\mathscr{E}_3=4\mathrm{V}$，$r_3=1\Omega$，$\mathscr{E}_4=2\mathrm{V}$，$r_4=0\Omega$，$R_1=1.9\Omega$，$R_2=1.8\Omega$，$R_3=4\Omega$，$R_4=2\Omega$。（1）求各支路的电流；（2）$U_{\mathrm{bf}}$ 为多少。

已知： $\mathscr{E}_1=2\mathrm{V}$，$r_1=0.1\Omega$，$\mathscr{E}_2=4\mathrm{V}$，$r_2=0.2\Omega$，$\mathscr{E}_3=4\mathrm{V}$，$r_3=1\Omega$，$\mathscr{E}_4=2\mathrm{V}$，$r_4=0\Omega$，$R_1=1.9\Omega$，$R_2=1.8\Omega$，$R_3=4\Omega$，$R_4=2\Omega$。**求：** $I_1=?$　　$I_2=?$　　$I_3=?$　$I_4=?$　　$I_5=?$　　$U_{\mathrm{bf}}=?$

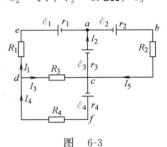

图　6-3

解：（1）首先求各支路的电流：标出各支路的电流分别为 I_1、I_2、I_3、I_4、I_5，方向如图 6-3 所示。

根据基尔霍夫第一定律，对于节点 a 有

$$I_1+I_2-I_5=0$$

对于节点 d 有 $\qquad I_4-I_1-I_3=0$

选定顺时针为绕行方向，对于回路 $abca$ 有

$$I_5R_2+I_2r_3+I_5r_2=\mathscr{E}_3+\mathscr{E}_2$$

对于回路 $eacde$ $\qquad I_1R_1+I_1r_1-I_2r_3-I_3R_3=-\mathscr{E}_1-\mathscr{E}_3$

对于回路 $dcfd$ $\qquad I_4R_4+I_4r_4+I_3R_3=\mathscr{E}_4$

将具体数值代入，整理得

$$I_1+I_2-I_5=0$$
$$I_4-I_1-I_3=0$$
$$I_2+2I_5=8$$
$$2I_1-I_2-4I_3=-6$$

$$4I_3 + 2I_4 = 2$$

解上面方程得

$$I_1 = -0.5\text{A}, I_2 = 3\text{A}, I_3 = 0.5\text{A}, I_4 = 0\text{A}, I_5 = 2.5\text{A}$$

I_1 为负值，说明 I_1 的实际方向与原来的标定方向相反。

（2）再求 U_{bf}。由 b 经任一路径至 f 为顺序方向，则

$$U_{bf} = I_5 R_2 + I_4 r_4 - \mathscr{E}_4 = (2.5 \times 1.8 - 2)\text{V} = 2.5\text{V}$$

答： $I_1 = -0.5\text{A}$，$I_2 = 3\text{A}$，$I_3 = 0.5\text{A}$，$I_4 = 0\text{A}$，$I_5 = 2.5\text{A}$，I_1 的实际方向与原来的标定方向相反；U_{bf} 为 2.5V。

【例 6-5】 如图 6-4 所示，$\mathscr{E}_1 = 6.0\text{V}$，$\mathscr{E}_2 = 4.0\text{V}$，$R_1 = 1.0\Omega$，$R_2 = 2.0\Omega$，$R_3 = 3.0\Omega$，$r_1 = r_2 = 1.0\Omega$，求：（1）电路中的电流；（2）$A$、$B$ 两点间的电势差。

已知： $\mathscr{E}_1 = 6.0\text{V}$，$\mathscr{E}_2 = 4.0\text{V}$，$R_1 = 1.0\Omega$，$R_2 = 2.0\Omega$，$R_3 = 3.0\Omega$，$r_1 = r_2 = 1.0\Omega$，**求：** $I = ?$ $U_{AB} = ?$

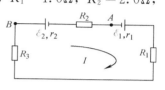

图　6-4

解： 根据 $\mathscr{E}_1 > \mathscr{E}_2$，可以判定电流 I 的方向如图所示，由闭合电路欧姆定律得

$$I = \frac{\mathscr{E}_1 - \mathscr{E}_2}{R_1 + R_2 + R + r_1 + r_2} = \frac{6-4}{(1+2+3)+(1+1)}\text{A} = 0.25\text{A}$$

选由 A 点经 $\mathscr{E}_1$、R_1 和 R_3 到 B 点，即选定顺时针方向为绕行方向，则得

$$U_{AB} = U_A - U_B = -\mathscr{E}_1 + Ir_1 + IR$$
$$U_{AB} = U_A - U_B = -\mathscr{E}_1 + Ir_1 + IR_1 + IR_3$$
$$= (-6.0 + 0.25 \times 1.0 + 0.25 \times 1.0 + 0.25 \times 3.0)\text{V} = -4.75\text{V}$$

也可由 A 点经 R_2 和 $\mathscr{E}_2$ 到 B 点，绕行为逆时针方向，则

$$U_{AB} = U_A - U_B = -\mathscr{E}_2 - IR_2 - Ir_2$$
$$= (-4.0 - 0.25 \times 2.0 - 0.25 \times 1.0)\text{V}$$
$$= -4.75\text{V}$$

答： 电路中的电流为 0.25A；A、B 两点间的电势差是 -4.75V。计算表明：A 点电势低于 B 点电势，且选定不同的绕行方向并不影响计算结果。

【例 6-6】 惠斯通电桥如图 6-5 所示，$R_3 = 10\Omega$，$R_4 = 5\Omega$，$\mathscr{E} = 12\text{V}$，$R_1 = R_2 = 5\Omega$，中间支路检流计的内阻 $R_g = 10\Omega$。试求电流计中的电流。

已知： $R_1 = R_2 = 5\Omega$，$R_3 = 10\Omega$，$R_4 = 5\Omega$，$\mathscr{E} = 12\text{V}$，$R_g = 10\Omega$；**求：** $I_g = ?$

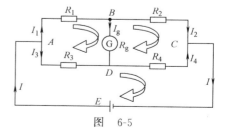

图　6-5

解：本题中电桥处于非平衡态，用基尔霍夫定律才能求解。

电路中节点数 $n=4$，可列出 3 个节点电流方程：

对于节点 B：$I_1-I_2-I_g=0$

对于节点 C：$I_2+I_4-I=0$

对于节点 D：$I_3+I_g-I_4=0$

各回路绕行方向如图所示，可列出回路电压方程：

对于回路 $BCDB$：$I_2R_2-I_4R_4-I_gR_g=0$

对于回路 $ABDA$：$I_1R_1+I_gR_g-I_3R_3=0$

对于回路 $ABCEA$：$I_1R_1+I_2R_2-\varepsilon=0$

解上述联立方程组，得

$$I_g=\frac{(R_2R_3-R_1R_4)\mathscr{E}}{R_1R_2R_3+R_2R_3R_4+R_3R_4R_1+R_4R_1R_2+(R_1+R_2)(R_3+R_4)R_g}$$

$$=\frac{(5\times10-5\times5)\times12}{5\times5\times10+5\times10\times5+10\times5\times5+5\times5\times5+(5+5)\times(10+5)\times10}A=0.126A$$

答：电流计中的电流是 0.126A。可以看出 $I_g=0$ 时，电桥处于平衡态，$R_1R_4=R_2R_3$，这是电桥的工作原理。如果 $I_g\neq0$，则电桥处于非平衡态，当 $\mathscr{E}$、R_g 和三个电阻已知时，测出 I_g，就可以计算出另一个电阻 R。如果 R_x 是一个随某些物理量影响而改变阻值的元件，如热敏电阻，即温度的改变通过 R_x 的改变导致 I_g 的变化反映出来，这就是半导体测温的基本原理。

【例 6-7】　如图 6-6 所示电路中，已知 $C=0.5\ \mu F$，$R_1=100\ \Omega$，$R_2=50k\Omega$，$\mathscr{E}=200V$。当电容器充电至 200V，将开关 S 由接点 1 转向接点 2，求初始电流、时间常数以及接通后经多长时间电容器电压降至 74V？

已知：$C=0.5\ \mu F$，$R_1=100\ \Omega$，$R_2=50k\Omega$，$u_C(0_+)=\mathscr{E}=200V$，$u_C=74V$；**求**：$i(0_+)=?$ $\tau=?$ $t=?$

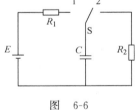

图　6-6

解：$i(0_+)=\dfrac{u_C(0_+)}{R_2}=\dfrac{200}{50\times10^3}A=4\times10^{-3}A$

$\tau=R_2C=(50\times10^3\times0.5\times10^{-6})s=25ms$

$e^{-\frac{t}{\tau}}=\dfrac{u_C}{u_C(0_+)}=\dfrac{74}{200}=0.37$

求得 $t/\tau=1$，$t=\tau=25ms$。

答：初始电流为 $4\times10^{-3}A$，时间常数为 25ms，接通后经 25s 时间电容器电压降至 74V。

三、课后训练

（一）填空题

1. 在容积导体中，我们用_____这一物理量来描述导体内部各点的电流分布情况。

2. 若 Z 表示导体中载流子的价数，n 表示单位体积载流子的数目，$\bar{v}$ 表示载流子的漂移速度，则导体中的电流密度为_____。

3. 导体中某点电流密度的定义式为_____。

4. 欧姆定律的微分形式表明，通过导体中任意一点的电流密度与该处的_____成正比。

5. 基尔霍夫第一定律的数学表达式为_____。

6. 在 RC 电路的暂态过程中，电容器两端的电压 U_C 和电路中电流 I 的变化快慢用_____来描述。

7. 在能斯特方程中，ε 称为能斯特电位。在生理学上称为_____。

8. 灵敏电流计能测出的最小电流约为 10^{-10} A，则 10^{-10} A 的电流通过灵敏电流计时，每秒内通过导线截面的自由电子数为_____。

9. 横截面面积为 $1mm^{-2}$ 的导线，通有电流 10^{-10} A，若导线中自由电子密度为 $8.5 \times 10^{28} m^{-3}$，则电子的平均漂移速度为_____ $m \cdot s^{-1}$。

10. 电解液中，正、负离子的迁移率分别为 μ_+ 和 μ_-，假设共有 N 库仑的电荷量通过电解液，则正、负离子所带电荷量分别为_____和_____。

11. 在临床上，利用直流电可以达到治疗某些疾病的目的，这种方法被称为_____。

12. 横截面面积为 $100cm^2$ 的铜线中通有 $60A$ 的电流，则铜线中的电流密度为_____ $A \cdot m^{-2}$。

13. 直径为 $2mm$ 的导线，通有 $20A$ 的电流，如果导线内部电流密度是均匀的，导线的电阻率为 $3.14 \times 10^{-8} \Omega \cdot m$，则导线内部的电场强度为_____ $V \cdot m^{-1}$。

14. 一铜棒长 $2.0m$，截面积为 $1600mm^2$，两端电压为 $50V$，若铜线的电导率为 $5.7 \times 10^7 s \cdot m^{-1}$，则铜棒中的电流密度为_____ $A \cdot m^{-2}$。

15. 将电容 $C_1 = 3\mu F$、$C_2 = 6\mu F$ 和电阻 $R = 5.0\Omega$ 三者串接到电源上给电容充电，则充电时间常数为_____ s。

16. 将 $0.5\mu F$ 的电容与 100Ω 的电阻串联，接在电动势为 $200V$ 的直流电源上给电容充电，则最大充电电流为_____ A。

17. 当电源处于放电状态时，电源电动势 ε _____路端电压 U_{AB}（填大于或小于）；电流通过电源内部从_____极流向_____极。

18. 在电容器的充电过程中，当充电时间 $t=RC$ 时，充电电流为最大电流的_____倍。

19. 将 $R=2\mathrm{k}\Omega$ 的电阻和 $C=100\mu\mathrm{F}$ 的电容串接在 $\mathscr{E}=100\mathrm{V}$ 的直流理想电源上，若此时给电容再并接一个 $100\mu\mathrm{F}$ 的电容，R 上也再并接一个 $R=2\mathrm{k}\Omega$ 的电阻，则充电时间常数为_____ s，充电最大电流为_____ mA。

20. 某温度下，半透膜两侧离子浓度相同，则跨膜电位值为_____ V。

21. 一神经纤维长 0.3m，直径为 $10^{-5}\mathrm{m}$，电阻率为 $2\Omega\cdot\mathrm{m}$，则其电阻值为_____。

22. 如果每个离子所带电荷的电荷量为 $1.6\times10^{-19}\mathrm{C}$，在神经轴突内、外这种离子的浓度分别为 $10\mathrm{mol}\cdot\mathrm{m}^{-3}$ 及 $160\mathrm{mol}\cdot\mathrm{m}^{-3}$，则在 37℃ 时，离子的平衡电势为_____。

(二) 选择题

1. 截面相同的铜丝和钨丝串联，接在一直流电源上，下列说法正确的是 〔 　〕
   A. 通过铜丝和钨丝的电流相同　　B. 通过铜丝和钨丝的电流密度不同
   C. 铜丝和钨丝内的电场强度相同　D. 铜丝和钨丝两端的电压可能相同

2. 两根截面面积不等（$S_A>S_B$）而长度相等的铜棒 A 与 B 串接在一起，两端的总电压为 U，则 〔 　〕。
   A. 两棒中的电流密度 $J_A=J_B$　　B. 两棒中的电流 $I_A=I_B$
   C. 两棒两端的电压 $U_A=U_B$　　　D. 两棒中电子的漂移速度 $v_A=v_B$

3. 两根直径分别为 0.2cm 和 0.1cm 的铜线和钨线串联在一起，当导线中通有 10A 电流时铜线中与钨线中的电流密度之比为 〔 　〕。
   A. 1:2　　　　B. 1:4　　　　C. 2:1　　　　D. 4:1

4. 两根材料相同，长度相同，截面不同的圆柱形导体并联在一起接在电源的两端，则 〔 　〕。
   A. 两导体中的电流相同　　　　B. 两导体两端的电压相同
   C. 两导体中的电场强度相同　　D. 两导体中的电流密度不同

5. 电路中，电源内部的电压降为零时，外电阻应为 〔 　〕。
   A. 无穷大　　　B. 等于内电阻　　C. 为内阻的 2 倍　　D. 0

6. 一段含源电路如图 6-7 所示，则 AB、BC 间的电位差分别为 〔 　〕。
   A. $U_{AB}=-3.001\mathrm{V}$，$U_{BC}=-1.990\mathrm{V}$
   B. $U_{AB}=-9\mathrm{V}$，$U_{BC}=8\mathrm{V}$
   C. $U_{AB}=3.001\mathrm{V}$，$U_{BC}=-1.990\mathrm{V}$
   D. $U_{AB}=3\mathrm{V}$，$U_{BC}=-2\mathrm{V}$

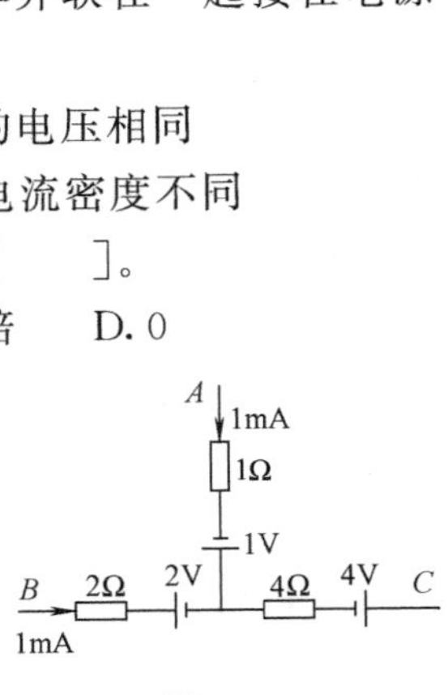

图 6-7

7. 一串联电路中的电流为 5A，若把一个阻值为 2Ω 的电阻串入时，电流减小到 4A，则电路中的电阻为 [　　]。

A. 2Ω　　　　　　　B. 4Ω　　　　　　　C. 8Ω　　　　　　　D. 5Ω

8. 同粗等长的两铜、铁棒相串联后在其两端加上电压，则 [　　]。

A. 二者的电流、电流密度、电场强度均相同

B. 二者的电流、电流密度均相同，铜棒电场强度小

C. 二者的电流、电流密度、电压均相同

D. 二者的电流相同，铜的电流密度大，电场强度小

9. 某导体中的电场强度 A 点比 B 点大，其电流密度 j_A 和 j_B 及载流子漂移速度 u_A 和 u_B 的关系为 [　　]。

A. $j_A=j_B$、$u_A=u_B$　　　　　　　B. $j_A>j_B$、$u_A>u_B$

C. $j_A<j_B$、$u_A<u_B$　　　　　　　D. $j_A>j_B$、$u_A<u_B$

10. 通过导体中任一点的电流密度大小 [　　]。

A. 只与该点的电场强度有关

B. 只与导体的性质有关

C. 与导体的截面积有关

D. 与该点的电场强度及导体的性质均有关

11. 下列正确的叙述是 [　　]。

A. 电流总是从高电势处流向低电势处

B. 在电源内电流总是从负极流向正极

C. 电源的端电压总是小于其电动势

D. 以上说法均不正确

12. 在有多个电阻、电源的电路中，沿电流方向电势变化情况分别是 [　　]。

A. 在电阻、电源上均升高

B. 在电阻、电源上均降低

C. 在电阻上降低，电源上升高

D. 在电阻上降低，电源上或升高或降低

13. 通过导体中任一点的电流密度大小 [　　]。

A. 只与该点的电场强度有关

B. 只与导体的性质有关

C. 与导体的截面积有关

D. 与该点的电场强度及导体的性质均有关

（三）计算题

1. 半径为 0.3mm 的无限长直铜导线，通有 15A 的电流，求：（1）铜导线中的电场强度；（2）距离导线 12m 处的点的电场强度。

2. 一铜棒横截面面积为 $1600mm^2$，长为 $2.0m$，两端加有 $50V$ 的电压，求：（1）铜棒的电流；（2）棒中的电流和电流密度；（3）棒中的电场强度。

3. 如图 6-8 所示，为一复杂电路的一部分，已知 $R_1 = 8.0\Omega$，$R_2 = 6.0\Omega$，$\mathscr{E}_1 = 4.0V$，$\mathscr{E}_2 = 6.0V$，$R_3 = 6.0\Omega$，$r_1 = 1.0\Omega$，$r_2 = 2.0\Omega$，$I_1 = 1.0A$，$I_2 = 2.0A$，求 A、B 两点的电压值。

4. 在图 6-9 所示的电路中，$R_1 = 1.0\Omega$，$R_2 = 2.0\Omega$，$R_3 = 3.0\Omega$，$\mathscr{E}_1 = 6.0V$，$\mathscr{E}_2 = 4.0V$，$r_1 = r_2 = 1.0\Omega$，求：（1）电路中的电流；（2）A、B 两点间的电势差。

5. 如图 6-10 所示，$R_1 = 20k\Omega$，$R_2 = 60k\Omega$，$R_3 = 40k\Omega$，$\mathscr{E}_1 = 10V$，$\mathscr{E}_2 = 6V$，$\mathscr{E}_3 = 20V$，求各支路电流。

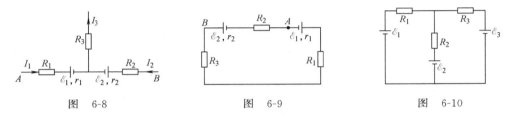

图 6-8 图 6-9 图 6-10

6. 在图 6-11 所示的电路中，$R_1 = 10\Omega$，$R_2 = 6\Omega$，$R_3 = 5\Omega$，$\mathscr{E}_1 = 20V$，$\mathscr{E}_2 = 30V$，求通过各支路的电流大小和方向。

7. 在图 6-12 所示的电路中，$R_1 = 4\Omega$，$r_1 = 3\Omega$，$r_2 = 1\Omega$，$\mathscr{E}_1 = 6V$，$\mathscr{E}_2 = 10V$，求 U_{ab}、U_{ac} 和 U_{cb}。

8. 如图 6-13 所示的电路中，已知 $R_1 = R_2 = R_3 = R_4 = 2\Omega$，$\mathscr{E}_1 = 12V$，$\mathscr{E}_2 = 9V$，$\mathscr{E}_3 = 8V$，$r_1 = r_2 = r_3 = 1\Omega$，求：（1）$a$、$b$ 两点的电势差；（2）c、d 两点的电势差；（3）若 c、d 两点短路，通过 R_5 的电流有多大？

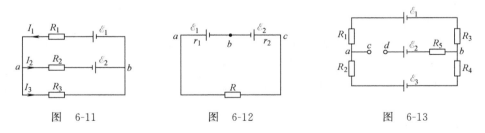

图 6-11 图 6-12 图 6-13

9. 在图 6-14 所示的电路中，已知：$R_1 = 30\Omega$，$R_2 = 60\Omega$，$\mathscr{E} = 22V$，$r = 2\Omega$，$C = 100\mu F$。求：（1）开关 S 闭合的瞬间通过 R_1、R_2 的电流各为多少？（2）充电时间常数是多少？（3）充电完毕后，电容器上的电荷量是多少？

10. 如图 6-15 为电容器的充电电路，已知 $C = 10\mu F$，$\mathscr{E} = 20V$，$r = 1\Omega$，求：（1）开关 S 闭合很长时间后电容器上的电荷量；（2）开关 S 闭合 $10^{-3}s$ 后电容器

上的电荷量；（3）S 闭合 10^{-3} s 时，电路中的电流为多少？

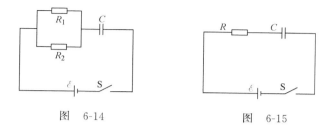

图　6-14　　　　　　　　　　图　6-15

四、习题答案

（一）填空题

1. 电流密度　2. $Znev$　3. $J=\dfrac{\mathrm{d}I}{\mathrm{d}S}$　4. 电场　5. $\sum I_i=0$　6. 时间常数

7. 跨膜电位　8. 6.25×10^{8}　9. 7.4×10^{-15}　10. $\dfrac{\mu_+}{\mu_++\mu_-}$　$\dfrac{\mu_-}{\mu_++\mu_-}$　11. 电疗

12. 6000　13. 0.2　14. 4×10^{6}　15. 10^{-5}　16. 2　17. 大于　负　正 18. 0.37

19. 0.2　100　20. 0　21. $7.64\times10^{9}\Omega$　22. 74mV

（二）选择题

1. AD　2. B　3. B　4. BC　5. A　6. A　7. C　8. B　9. B　10. D

11. D　12. D　13. D

（三）计算题

略

第七章

稳恒磁场与电磁感应

一、本章知识要点

(一) 磁场磁感应强度

1. 磁场 (magnetic field)：在磁铁和电流周围空间存在着一种特殊物质，它对运动电荷和小磁铁均有力的作用，这种特殊的物质称为磁场。

2. 磁感应强度 (magnetic induction)：描述磁场强弱和方向的物理量，用矢量 **B** 表示。当运动试探电荷在磁场中运动时，该电荷的受力情况与它的运动速度方向和磁场的磁感应强度方向的夹角有关，当两个方向相互垂直时，运动试探电荷所受的力最大，设为 F_m。F_m 的大小 F_m 与运动试探电荷的电量 q_0 和速度 v 的大小成正比，我们用比值 F_m/q_0v 定义该点的磁感应强度的大小，即

$$B = \frac{F_m}{q_0 v} \tag{7-1}$$

磁感应强度 **B** 的方向：设正电荷 q_0 的速度为 v，受磁场力为 F，伸出右手，四指与拇指垂直，四指由 F 的方向经小于 π 的角度转向 v 的方向，则伸直的拇指的指向就是 **B** 的方向。在 SI 单位制中 B 的单位为 T（特斯拉）。

3. 磁感应线 (line of magnetic induction)：为描述磁场中各点的强度和方向，在磁场中画出一系列的曲线，曲线上每一点的切线方向与该点的磁感应强度 **B** 的方向一致，这样的曲线称为磁感应线。规定通过垂直磁场方向的单位面积的磁感应线数目等于该处的磁感应强度 B。这样磁感应线密集的地方磁场就强，稀疏的地方磁场就弱。磁感应线是闭合曲线，磁场是涡旋场。

4. 磁通量 (magnetic flux)：通过给定曲面的磁感应线的总数称为通过该曲面的磁通量，用 Φ 表示。在 SI 单位制中磁通量 Φ 的单位为韦伯（Wb，$1\text{Wb} = 1\text{T} \cdot \text{m}^2$）。通过面积微元 dS 的磁通量为 $d\Phi = B\cos\theta dS = \boldsymbol{B} \cdot d\boldsymbol{S} = B_n dS$，其中 θ 为面积微元的法线方向与磁感应强度 B 的方向之间的夹角。通过给定曲面 S 的磁通量为

$$\Phi = \iint\limits_S B\cos\theta dS = \iint\limits_S B_n dS \tag{7-2}$$

5. 磁场中的高斯定理（Gauss theorem of magnetic）：通过磁场中任意一闭合曲面的总磁通量为零，即

$$\oiint_S B\cos\theta\mathrm{d}S = \oiint_S \boldsymbol{B} \cdot \mathrm{d}\boldsymbol{S} = \oiint_S B_\mathrm{n}\mathrm{d}S = 0 \tag{7-3}$$

式（7-3）反映了磁场是涡旋场这一重要特性。

6. 电流元（current element）：将通有电流 I 的任意形状导线分成若干个小段，每一个小段长 $\mathrm{d}l$，$I\mathrm{d}\boldsymbol{l}$ 称为电流元。电流元是个矢量，其方向规定为 $\mathrm{d}l$ 中电流 I 的方向。

7. 毕奥-萨伐尔定律（Biot-Savart law）：电流元 $I\mathrm{d}\boldsymbol{l}$ 在空间某点 P 处产生的磁感应强度 $\mathrm{d}\boldsymbol{B}$ 的大小与电流元 $I\mathrm{d}\boldsymbol{l}$ 的大小成正比，与电流元到 P 点的距离 r 的二次方成反比，与 $I\mathrm{d}\boldsymbol{l}$ 和 r 之间小于 π 的夹角 θ 的正弦成正比，即

$$\mathrm{d}B = \frac{\mu_0}{4\pi} \cdot \frac{I\mathrm{d}l\sin\theta}{r^2} \tag{7-4}$$

$\mu_0 = 4\pi\times10^{-7}\mathrm{T}\cdot\mathrm{m}\cdot\mathrm{A}^{-1}$ 为真空磁导率，磁感应强度 $\mathrm{d}\boldsymbol{B}$ 的方向垂直于 $I\mathrm{d}\boldsymbol{l}$ 和 r 所决定的平面，并由右手螺旋法则确定，即伸出右手，四指与拇指垂直，四指由 $I\mathrm{d}\boldsymbol{l}$ 的方向经小于 π 的 θ 角转向 r 的方向，则伸直的拇指的指向就是 $\mathrm{d}\boldsymbol{B}$ 的方向。

8. 载流长直导线的磁场：设长为 L 的直导线，其中电流为 I，则离直导线距离为 r_0 的 P 点的磁感应强度为

$$B = \frac{\mu_0}{4\pi}\int_{\theta_1}^{\theta_2}\frac{I\mathrm{d}l\sin\theta}{r^2} = \frac{\mu_0 I}{4\pi r_0}(\cos\theta_1 - \cos\theta_2) \tag{7-5}$$

式中，θ_1、θ_2 分别为直线首端、末端与 r 之间的夹角。若为无限长直导线，则 $\theta_1 = 0$，$\theta_2 = \pi$，这时有

$$B = \frac{\mu_0 I}{2\pi r_0} \tag{7-6}$$

（B 与 μ_0、I、r_0 以及导线的形状有关）B 与距离 r_0 成反比。

9. 载流圆线圈轴线上的磁场：设有圆形线圈 L，半径为 R，通以电流 I，则轴线上到线圈圆心 O 的距离为 r_0 的 P 点的磁感应强度 B 为

$$B = \frac{\mu_0}{2}\frac{R^2 I}{(R^2+r_0^2)^{\frac{3}{2}}} = \frac{\mu_0}{2\pi}\frac{IS}{(R^2+r_0^2)^{\frac{3}{2}}} \quad (S=\pi R^2) \tag{7-7}$$

若在圆心处，$r_0 = 0$，则 $B = \dfrac{\mu_0 I}{2R}$；若 $r_0 \gg R$，则 $B = \dfrac{\mu_0 R^2 I}{2r_0^3} = \dfrac{\mu_0 IS}{2\pi r_0^3}$。

10. 载流螺线管中的磁场：设螺线管的半径为 R，总长度为 L，单位长度内的匝数为 n，电流为 I。在螺线管内轴线上 P 点产生的磁感应强度 B 为

$$B = \frac{\mu_0}{2}nI(\cos\beta_2 - \cos\beta_1) \tag{7-8}$$

式中，β_1、β_2 为螺线管内轴线上 P 点与螺线管两端和轴线所夹的角。若是无限长螺线管，即 $L \to \infty$，$\beta_1 = \pi$，$\beta_2 = 0$，则 $B = \mu_0 nI$，此式说明在螺线管内磁场是均匀的（不仅对轴，对整个管内都适用）。在半无限长螺线管的一端有 $\beta_1 = \pi/2$，$\beta_2 = 0$；或 $\beta_1 = 0$，$\beta_2 = \pi/2$，都有 $B = \mu_0 nI/2$（将无限长螺线管截成两半，很好理解）。

（二）安培环路定理

安培环路定理（Ampère circuital theorem）：在恒定电流磁场中，磁感应强度沿任意闭合环路的积分等于此闭合环路所包围的电流代数和的 μ_0 倍。即

$$\oint \boldsymbol{B} \cdot \mathrm{d}\boldsymbol{L} = \oint B\cos\theta \mathrm{d}L = \mu_0 \sum I \tag{7-9}$$

我们规定，当绕行方向（也就是积分方向）与电流的方向满足右手螺旋法则时，此电流为正值，反之为负值。

（三）磁场对运动电荷和电流的作用

1. 洛伦兹力（Lorentz force）：带电粒子在磁场中运动时，会受到磁场力的作用，这个力称为洛伦兹力，即

$$F = qv_\perp B = qvB\sin\theta \tag{7-10}$$

洛伦兹力的方向总是垂直于粒子运动的速度 v 和磁感应强度 $\boldsymbol{B}$，即垂直于由 v 和 $\boldsymbol{B}$ 所决定的平面。对于带正电荷的粒子和对于带负电荷的粒子，所受洛伦兹力的方向正好相反。带正电荷的粒子所受洛伦兹力 $\boldsymbol{F}$ 的方向，可以直接根据右手螺旋法则来确定，即伸出右手，四指与拇指垂直，四指由 v 的方向经小于 π 的 θ 角转向 $\boldsymbol{B}$ 的方向，则伸直的拇指的指向就是 $\boldsymbol{F}$ 的方向。而对于带负电荷的粒子，可将按右手螺旋法则所确定的方向逆转 $180°$，就是粒子实际所受洛伦兹力的方向。

2. 磁场对载流导线的作用：处于磁感应强度为 $\boldsymbol{B}$ 的磁场中的电流元 $I\mathrm{d}l$ 所受磁场力称为安培力，可以表示为

$$\mathrm{d}F = IB\sin\theta \mathrm{d}l \tag{7-11}$$

安培力 $\mathrm{d}\boldsymbol{F}$ 的方向可以根据右手螺旋法则来确定；即伸出右手，四指与拇指垂直，四指由 $I\mathrm{d}l$ 的方向经小于 π 的 θ 角转向 $\boldsymbol{B}$ 的方向，则伸直的拇指的指向就是 $\mathrm{d}\boldsymbol{F}$ 的方向。

任意形状的载流导线在外磁场中所受到的安培力，应该等于各段电流元所受安培力的矢量和，即

$$F = \int_L \mathrm{d}F = \int_0^L I\mathrm{d}lB\sin\theta \tag{7-12}$$

3. 磁场对载流线圈的作用：载流平面线圈在匀强磁场中所受磁力矩 M 的大小正比于线圈的磁矩（magnetic moment）$P_m = IS$ 和磁场的磁感应强度 B，即

$$M = IBS\cos\theta = P_m B\sin\varphi \tag{7-13}$$

式中，θ 为载流线圈平面与磁感应强度 **B** 所夹角；φ 为载流线圈平面的法线与磁感应强度 **B** 所夹角；如果线圈有 N 匝，则 $P_m = NIS$；S 为载流平面线圈的面积。载流平面线圈在磁场中的表现与电偶极子的表现类似，所以也称为磁偶极子（magnetic dipole）。

4. 霍尔效应（Hall effect）：若将一块宽度为 l、厚度为 d 的导体或半导体平板放于磁感应强度为 **B** 的匀强磁场中，并使磁场方向与板面相垂直，这时在平板的两侧产生一个电势差，这种现象称为霍尔效应，产生的电势差称为霍尔电势差（Hall potential difference）。其大小为

$$U_{ab} = \frac{1}{nq} \cdot \frac{IB}{d} = K \frac{IB}{d} \tag{7-14}$$

式中，n 为单位体积内的载流子数；q 为载流子所带电荷量；K 称为霍尔系数。

5. 量子霍尔效应（quantum Hall effect）：1980 年德国物理学家冯·克利青（K. Von Klitzing）在低温（1.5K）和强磁场（19T）条件下，发现了霍尔电势差与电流的关系不再是线性的，而是台阶式的非线性关系，即霍尔电阻 $R_H = U_{ab}/I$ 不再是常数，而且只能取下面的值

$$R_H = \frac{h}{ne^2} \tag{7-15}$$

式中，h 为普朗克常量；$n = 1, 2, 3, \cdots$；e 为基本电荷。这就是量子霍尔效应。在更强的磁场条件下，n 被一些连续的分数取代，这种现象称为分数量子霍尔效应（fractional quantum Hall effect）。

6. 质谱仪（mass spectrometer）：质量为 m，电荷量为 q 的带电粒子经过电电场强度度为 E 的电场和与电场垂直的磁感应强度为 B_1 的磁场（即速度选择器）后，速度 $v = E/B_1$ 的带电粒子飞入磁场 B_2 中做圆周运动，其半径 r 为

$$r = \frac{m}{q} \cdot \frac{v}{B_2} = \frac{mE}{qB_1B_2} \tag{7-16}$$

7. 回旋加速器（cyclotron）：使带电粒子在电场与磁场作用下，得以往复加速达到高能的装置。

8. 电磁泵（electromagnetic pump）：电磁泵是一种利用作用在导电液体上的磁力来输送导电液体的装置。电磁船、磁流体发电也是利用磁场对运动电荷的作用。

9. 电磁流量计（electromagnetic flowmeter）：设血液中的带电粒子以速度 v 在直径为 D 的血管中运动，它的流向与外加磁场 **B** 相互垂直。由于血液中带正电的粒子受到大小为 qvB 的洛伦兹力的作用，使正负电荷分别积累在两侧的管壁上，形成电势差 U 和电场 E，当电场力和磁场力平衡时有 $U = DvB$，根据测得的 U 可知血液的流速 v。

（四） 磁介质 超导体

1. 磁介质（magnetic substance）：在磁场作用下能发生变化，并能反过来影响磁场的物质。

2. 磁化（magnetize）：磁介质在磁场的作用下所发生的变化称为磁化。磁介质处于磁化状态时，磁介质中磁感应强度为原来磁感应强度 $\boldsymbol{B}_0$ 与因磁介质磁化而产生的磁感应强度 $\boldsymbol{B}'$ 的叠加，介质中的总磁场为 $\boldsymbol{B} = \boldsymbol{B}_0 + \boldsymbol{B}'$。

3. 相对磁导率（relative permeability）：我们用比值 B/B_0 来表征介质的磁化程度，称为相对磁导率，即

$$\mu_r = \frac{B}{B_0} \tag{7-17}$$

它是一个量纲为一的纯数，其大小由磁介质的性质决定。

4. 磁导率（permeability）：$\mu = \mu_0 \mu_r$ 称为介质的绝对磁导率，简称磁导率，它与 μ_0 有同样的单位 $T \cdot m \cdot A^{-1}$。

5. 磁场强度（magnetic intensity）：令 $\boldsymbol{H} = \dfrac{\boldsymbol{B}}{\mu}$，它也是矢量，称为磁场强度。

6. 顺磁质（paramagnetic substance）：磁介质磁化后，$\boldsymbol{B}'$ 与 $\boldsymbol{B}_0$ 同向，此时 $B > B_0$，$\mu_r > 1$，但与 1 接近，如锰、铬、铝、空气等。

7. 抗磁质（diamagnetic substance）：磁介质磁化后，$\boldsymbol{B}'$ 与 $\boldsymbol{B}_0$ 反向，此时 $B < B_0$，$\mu_r < 1$，但与 1 接近，如铋、铜、银、氢气等。

8. 铁磁质（ferromagnetic substance）：由于磁介质的相对磁导率 $\mu_r \gg 1$，磁化时具有很强的磁性，$B \gg B_0$，撤去外磁场后仍有一定强度的剩磁。如铁、钴、镍等某些稀土族元素，以及铁与金属、非金属合金、铁氧体。

9. 超导（superconductivity）：当温度降到一定值时，某些金属材料的电阻突然变为零，这种现象称为超导现象（superconductivity phenomenon）。具有超导现象的材料称为超导体（superconductor）。超导体电阻变为零时的温度 T_c 叫该超导体的临界温度（critical temperature）。对于温度 $T < T_c$ 的超导体，当外加磁场超过了某一数值 H_c 时，超导电性也会消失，H_c 称为临界磁场。当超导体的电流 I_c 超过一定数值后，超导电性也会消失，I_c 称为临界电流。

10. 完全抗磁效应（迈斯纳效应 Meissner effect）：把温度 $T < T_c$ 的超导体放入磁感应强度为 $B_0 < B_c$ 的外磁场中，超导体内部的磁感应强度等于 0；如果是在 $T > T_c$ 时，加 $B_0 < B_c$ 的外磁场，再降温到 T_c 以下时，超导体内的磁感应强度 B 也变为 0，即磁场被"排挤"出超导体外。这表明超导体是"完全抗磁体"，超导体的完全抗磁效应是迈斯纳和奥森费尔德在 1933 年发现的，现在称为迈斯纳效应。

（五）电磁感应

1. 法拉第电磁感应定律（Faraday law of electromagnetic induction）：英国物理学家法拉第在分析了大量有关电磁感应现象的实验后总结出：当回路所围面积的磁通量发生变化时，回路中就产生电流，这种电流称为感应电流（induced current）。这说明回路中有电动势存在，这种由于磁通量变化而引起的电动势，称为感应电动势（induced electromotive force）。导体回路中感应电动势 $\mathscr{E}_i$ 的大小与穿过该回路的磁通量的时间变化率 $\mathrm{d}\Phi/\mathrm{d}t$ 成正比。这个结论就是法拉第电磁感应定律。

$$\mathscr{E}_i = -\frac{\mathrm{d}\Phi}{\mathrm{d}t} \tag{7-18}$$

式（7-18）中的负号表示感应电动势的方向，即感应电流所产生的磁场阻碍原磁场的变化。对于多匝线圈串联，每匝的磁通分别为 Φ_1，Φ_2，…，Φ_N，则

$$\mathscr{E}_i = -\frac{\mathrm{d}\Phi_1}{\mathrm{d}t} - \frac{\mathrm{d}\Phi_2}{\mathrm{d}t} - \cdots - \frac{\mathrm{d}\Phi_N}{\mathrm{d}t} = -\frac{\mathrm{d}(\Phi_1 + \Phi_2 + \cdots + \Phi_N)}{\mathrm{d}t} = -\frac{\mathrm{d}\Phi}{\mathrm{d}t} \tag{7-19}$$

$\Psi = \Phi_1 + \Phi_2 + \cdots + \Phi_N$ 叫作磁链（magnetic flux linkage）或全磁通。若 Φ_i 相同，均为 Φ，则 $\Psi = N\Phi$，有

$$\mathscr{E}_i = -\frac{\mathrm{d}\Psi}{\mathrm{d}t} = -N\frac{\mathrm{d}\Phi}{\mathrm{d}t} \tag{7-20}$$

2. 动生电动势（motional electromotive force）：由导体在磁场中运动（移动或转动）使回路的位置或形状发生变化引起回路中磁通量变化所产生的感应电动势称为动生电动势。动生电动势的非静电力是洛伦兹力。

$$\mathscr{E}_i = \frac{\mathrm{d}\Phi}{\mathrm{d}t} = Bl\frac{\mathrm{d}x}{\mathrm{d}t} = Blv \tag{7-21}$$

式中，v 为导线的运动速度；l 为运动导线的长度。

3. 感生电动势（induced electromotive force）：导体不动，而由导体所在磁场的大小或方向变化所产生的感应电动势，称为感生电动势。实验表明，变化的磁场能够在空间激发一种电场，称为涡旋电场（vortex electric field）或感应电场（induction electric field）。涡旋电场也像静电场一样，能够对电荷产生作用力；但其电场线却与静电场的不同，是闭合线，因而涡旋电场不是保守场。正是由于这种非静电场的出现，才使处于变化磁场中的导体产生感生电动势。

如果用 $E_{旋}$ 表示涡旋电场的电场强度，则它在闭合回路 L 中产生的感生电动势 $\mathscr{E}_i$ 可以表示为

$$\mathscr{E}_i = \oint_L \boldsymbol{E}_{旋} \cdot \mathrm{d}\boldsymbol{L} \tag{7-22}$$

感生电动势的产生同样不要求电路闭合，对处于涡旋电场中的一段导线 ab 中产生的感生电动势可以表示为

$$\mathscr{E}_i = \int_a^b \boldsymbol{E}_{旋} \cdot \mathrm{d}\boldsymbol{L} \tag{7-23}$$

在一般情况下，空间可能同时存在静电场 $E_{静}$ 和涡旋电场 $E_{旋}$，总电场应是两者的矢量和，即 $E = E_{静} + E_{旋}$，其中 E 称为全电场。全电场的环路积分为

$$\oint_L \boldsymbol{E} \cdot \mathrm{d}\boldsymbol{L} = \oint_L (\boldsymbol{E}_{旋} + \boldsymbol{E}_{静}) \cdot \mathrm{d}\boldsymbol{L} = \oint_L \boldsymbol{E}_{旋} \cdot \mathrm{d}\boldsymbol{L} = \mathscr{E}_\mathrm{i} \tag{7-24}$$

式中，$\oint_L \boldsymbol{E}_{静} \cdot \mathrm{d}\boldsymbol{L} = 0$。

另一方面 $\mathscr{E}_\mathrm{i} = -\dfrac{\mathrm{d}\varPhi}{\mathrm{d}t}$，所以有

$$\oint_L \boldsymbol{E} \cdot \mathrm{d}\boldsymbol{L} = -\frac{\mathrm{d}\varPhi}{\mathrm{d}t} = -\iint_S \frac{\partial \boldsymbol{B}}{\partial t} \cdot \mathrm{d}\boldsymbol{S} \tag{7-25}$$

4. 互感电动势（mutual inductance electromotive force）：设有两个彼此相邻的闭合回路 1 和 2，分别通有电流 I_1 和 I_2。当回路 1 中的电流 I_1 发生变化时，该电流所激发的磁场通过回路 2 的磁链 $\varPsi_{12}$ 也将变化，因而在回路 2 中产生感应电动势 ε_{12}；当回路 2 中的电流 I_2 发生变化时，该电流所激发的磁场通过回路 1 的磁链 $\varPsi_{21}$ 也将变化，因而在回路 1 中产生感应电动势 $\mathscr{E}_{21}$。这种当两个回路中的任一电流发生变化时，在相邻的另一回路中产生感应电动势的现象称为互感现象（mutual inductance phenomenon）。所产生的电动势为互感电动势。

$$\mathscr{E}_{12} = -\frac{\mathrm{d}\varPsi_{12}}{\mathrm{d}t} = -\frac{\mathrm{d}}{\mathrm{d}t}(M_{12} I_1) = -M_{12} \frac{\mathrm{d}I_1}{\mathrm{d}t} \tag{7-26}$$

$$\mathscr{E}_{21} = -\frac{\mathrm{d}\varPsi_{21}}{\mathrm{d}t} = -\frac{\mathrm{d}}{\mathrm{d}t}(M_{21} I_2) = -M_{21} \frac{\mathrm{d}I_2}{\mathrm{d}t} \tag{7-27}$$

式（7-26）、式（7-27）中，M_{12} 和 M_{21} 是两个比例系数，它们只和两个回路的形状、大小、相对位置及其周围磁介质的磁导率有关，可以证明，$M_{12} = M_{21} = M$，M 称为两回路的互感系数，简称互感（mutual inductor）。

如果在两个导体回路中，当一个回路的电流改变率为 $1\mathrm{A} \cdot \mathrm{s}^{-1}$ 时，在另一回路中激起的感应电动势为 1V，则两个导体回路的互感规定为 1H，这与后面讲的自感的单位是相同的。

5. 自感电动势（self-induction electromotive force）：当一个线圈中的电流发生变化时，它所激发的磁场穿过该线圈自身的磁通量也随之变化，从而在该线圈自身产生感应电动势的现象，称为自感现象（self inductance phenomenon），这样产生的感应电动势，称之为自感电动势，通常可用 $\mathscr{E}_L$ 来表示。

$$\mathscr{E}_L = -\frac{\mathrm{d}\varPsi}{\mathrm{d}t} = -L \frac{\mathrm{d}I}{\mathrm{d}t} \tag{7-28}$$

式中，自感系数（Coefficient of self-induction）（简称自感）L 的单位为 H，称为亨利，简称亨。从上式可见，某回路的自感 L 在数值上等于这回路中的电流为 1A 时，穿过这回路所包围面积的磁通量。自感与回路电流的大小无关，决定线圈回路自感的因素是：线圈回路的几何形状、大小及周围介质的磁导率。

（六）生物磁现象

1. 生物磁现象：有生物电现象的同时必然有生物磁现象。在外界因素的刺激下，生物机体的某些部位可产生一定的诱发电位，同时产生一定的诱发磁场，这种诱发的磁信号也是生物磁场。生物磁场图有心磁图、脑磁图、肺磁图等。

2. 磁场的生物效应：磁场对生命机体的活动及其生理、生化过程有一定影响。

二、解题指导——典型例题

【例 7-1】 如图 7-1 所示，一根无限长的直导线，通有电流 I，中部一段弯成圆弧形，圆弧形半径为 R，利用毕-萨定律计算图中 O 点的磁感应强度。

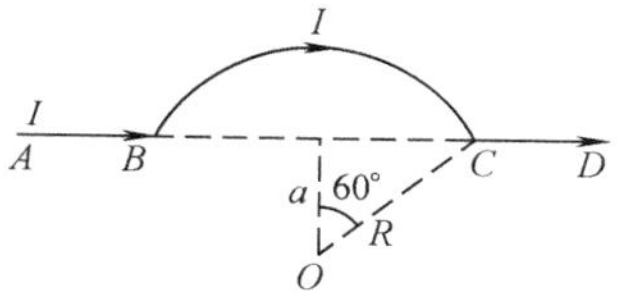

已知：I，$\angle BOC = 120°$；**求：**$B = ?$

解：如图所示，O 点的磁感应强度是直线 AB、弧线 BC 与直线 CD 三段载流导线所产生的磁感应强度 $\boldsymbol{B}_1$、$\boldsymbol{B}_2$、$\boldsymbol{B}_3$ 之矢量和。

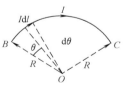

图 7-1

对于 AB 段，$\theta_1 = 0$，$\theta_2 = \pi/6$，所以

$$B_1 = \frac{\mu_0 I}{4\pi a}(\cos\theta_1 - \cos\theta_2) = \frac{\mu_0 I}{4\pi R\cos 60°}\left(\cos 0 - \cos\frac{\pi}{6}\right) = \frac{\mu_0 I}{2\pi R}\left(1 - \frac{\sqrt{3}}{2}\right)。$$

方向垂直纸面向里。

对于 CD 段，$\theta_1 = 5\pi/6$，$\theta_2 = \pi$，所以

$$B_3 = \frac{\mu_0 I}{4\pi a}(\cos\theta_1 - \cos\theta_2) = \frac{\mu_0 I}{4\pi R\cos 60°}\left(\cos\frac{5\pi}{6} - \cos\pi\right) = \frac{\mu_0 I}{2\pi R}\left(1 - \frac{\sqrt{3}}{2}\right)。$$

方向垂直纸面向里。

下面求 B_2。先在圆弧上任取一电流元 $I\mathrm{d}\boldsymbol{l}$，如图 7-2 所示，其所产生的磁感应强度为

$$\mathrm{d}B = \frac{\mu_0}{4\pi}\frac{I\mathrm{d}l}{R^2} = \frac{\mu_0}{4\pi}\frac{IR\mathrm{d}\theta}{R^2} = \frac{\mu_0 I}{4\pi R^2}\mathrm{d}\theta$$

方向垂直纸面向里。故

图 7-2

$$B_2 = \int \mathrm{d}B = \frac{\mu_0 I}{4pR}\int_0^{\frac{2\pi}{3}}\mathrm{d}\theta = \frac{\mu_0 I}{6R}$$

最后得

$$B_0 = B_1 + B_2 + B_3 = 2 \times \frac{\mu_0 I}{2\pi R}\left(1 - \frac{\sqrt{3}}{2}\right) + \frac{\mu_0 I}{6R} = \left[\frac{1}{\pi}\left(1 - \frac{\sqrt{3}}{2}\right) + \frac{1}{6}\right]\frac{\mu_0 I}{R}$$

方向垂直纸面向里。

答：图中 O 点的磁感应强度为 $\left[\dfrac{1}{\pi}\left(1-\dfrac{\sqrt{3}}{2}\right)+\dfrac{1}{6}\right]\dfrac{\mu_0 I}{R}$。

【例 7-2】 如图 7-3 所示，载流长直导线中的电流为 I，求穿过矩形回路的磁通量。

已知：I，a，b；**求**：$\Phi_m=?$

解：取垂直载流长直导线的水平方向为 x 轴，和长直导线的交点为原点，距原点 x 处的磁感应强度为 $B_x=\dfrac{\mu_0 I}{2\pi x}$。

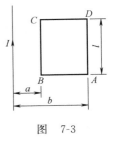

在矩形 $ABCD$ 内，面积微元 $l\mathrm{d}x$ 的磁通量为

$$\mathrm{d}\Phi_m=B_x\mathrm{d}S=B_x l\mathrm{d}x=\frac{\mu_0 Il}{2\pi x}\mathrm{d}x$$

矩形回路的磁通量为

图　7-3

$$\Phi_m=\int\mathrm{d}\Phi_m=\int_a^b\frac{\mu_0 Il}{2\pi x}\mathrm{d}x=\frac{\mu_0 Il}{2\pi}\ln\frac{b}{a}$$

答：穿过矩形回路的磁通量为 $\dfrac{\mu_0 Il}{2\pi}\ln\dfrac{b}{a}$。

【例 7-3】 半径为 R 的塑料薄圆盘均匀带有电荷 Q，圆盘绕通过盘心、且垂直于盘面的轴转动，每秒钟的转数为 n。求盘心的磁感应强度。

已知：R，Q，n；**求**：$B=?$

解：圆盘带电荷 Q，电荷面密度 $\sigma=Q/\pi R^2$，如图 7-4 所示，在薄圆盘上取半径为 r、宽为 $\mathrm{d}r$ 的面积微元 $\mathrm{d}S$。其电荷量为

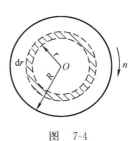

$$\mathrm{d}q=\sigma\mathrm{d}S=\sigma\cdot 2\pi r\mathrm{d}r=\frac{Q}{\pi R^2}\times 2\pi r\mathrm{d}r=\frac{2Qr}{R^2}\mathrm{d}r$$

圆盘转动时面积微元 $\mathrm{d}S$ 相当一圆电流：

图　7-4

$$\mathrm{d}I=n\mathrm{d}q=\frac{2nQr}{R^2}\mathrm{d}r$$

在盘中心处产生磁场　　$\mathrm{d}B=\dfrac{\mu_0\mathrm{d}I}{2r}=\dfrac{\mu_0 nQ}{R^2}\mathrm{d}r$

则整个圆盘在 O 点产生磁感应强度为

$$B=\int\mathrm{d}B=\int_0^R\frac{\mu_0 nQ}{R^2}\mathrm{d}r=\frac{\mu_0 nQ}{R^2}\int_0^R\mathrm{d}r=\frac{\mu_0 nQ}{R}，\text{方向垂直纸面向里。}$$

答：盘心的磁感应强度为 $\dfrac{\mu_0 nQ}{R}$，方向垂直纸面向里。

【例 7-4】 如图 7-5 所示，一根无限长直圆环柱形导体，其横截面内外半径分别为 r_1、r_2。导体内有电流 I 均匀地分布在管的横截面上并沿轴线方向流动，求磁感应强度。

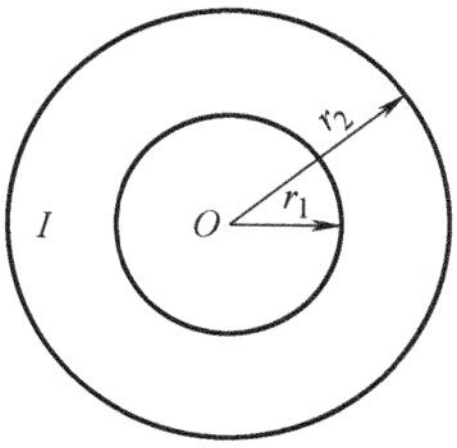

已知： r_1，r_2，I；**求：** $B=?$

解： 电流均匀分布在管的横截面上，则面电流密度为

$$\sigma = \frac{I}{\pi(r_2^2 - r_1^2)}$$

1）在导体内任取一点 P，以轴线 O 为圆心、r 为半径作一圆周通过 P 点，如图 7-6 所示。

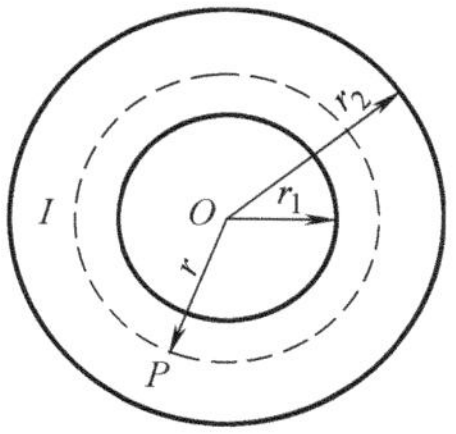

图 7-5

由安培环路定理得 $\int_l B\,dl = \mu_0 I$

$$2\pi r B = \mu_0 \sigma S = \mu_0 \frac{I}{\pi(r_2^2 - r_1^2)} \pi(r^2 - r_1^2)$$

$$B = \frac{\mu_0 I(r^2 - r_1^2)}{2\pi(r_2^2 - r_1^2)r}$$

2）导体空腔内：$\int_l B\,dl = 0$，$B = 0$

图 7-6

3）导体外任一与轴相距为 r 的一点的磁感应强度为

$$\int_l B\,dl = \mu_0 I \,, B = \frac{\mu_0 I}{2\pi r}$$

答： 管内的磁感应强度为 $B=0$；导体内距轴线 r 处（$r_1 < r < r_2$）点的磁感应强度 $\frac{\mu_0 I(r^2 - r_1^2)}{2\pi(r_2^2 - r_1^2)r}$；管外的磁感应强度为 $\frac{\mu_0 I}{2\pi r}$。

【例 7-5】 一圆形截面的螺绕环共 N 匝，通有电流 I，尺寸如图 7-7 所示，求：（1）环内磁感应强度分布；（2）通过圆形截面的磁通量。

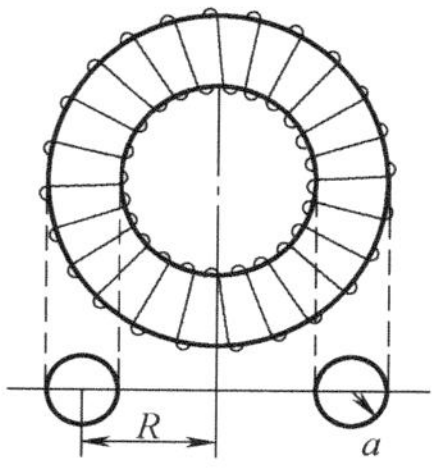

已知： R，N，I；**求：** $B=?$ $\Phi_m=?$

解：（1）设螺线管共有 N 匝线圈，通有电流 I，在环内任取一点 P 距轴线为 r，以轴线为圆心、r 为半径作一圆周通过 P 点，作为积分回路，由安培环路定理 $\int_l B\,dl = \mu_0 NI$ 得

图 7-7

$$2\pi r B = \mu_0 NI, \quad B_P = \frac{\mu_0 NI}{2\pi r}$$

（2）在圆形截面距轴线为 r 处取一面积微元 dS，如图 7-8 所示：

$$dS = 2\sqrt{a^2 - (R-r)^2}\, dr$$

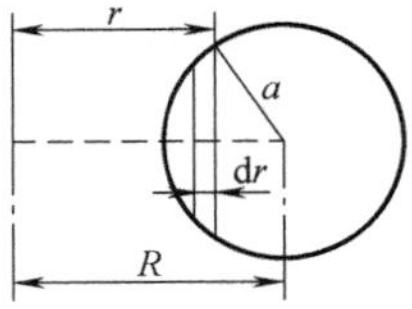

通过该面积微元的磁通量

$$d\Phi_m = \frac{\mu_0 NI}{2\pi r} \times 2\sqrt{a^2 - (R-r)^2}\, dr$$

图 7-8

圆形截面的磁通量

$$\Phi_m = \int d\Phi_m = \int \frac{\mu_0 NI}{2\pi r} \times 2\sqrt{a^2 - (R-r)^2}\, dr$$

$$= \int_{R-a}^{R+a} \frac{\mu_0 NI}{\pi r}\sqrt{a^2 - (R-r)^2}\, dr = \mu_0 NI\left(R - \sqrt{R^2 - a^2}\right)$$

当 $R \gg a$ 时：

$$\sqrt{R^2 - a^2} = R\sqrt{1 - \left(\frac{a}{R}\right)^2} \approx R\left(1 - \frac{a^2}{2R^2}\right) = R - \frac{a^2}{2R}$$

此时　　　　$\Phi_m = \mu_0 NI(R - \sqrt{R^2 - a^2}) \approx \mu_0 NI\dfrac{a^2}{2R} = \dfrac{\mu_0 NI}{2\pi R}\pi a^2 = \mu_0 nI\pi a^2$

可按均匀磁场处理。

答：（1）环内磁感应强度为 $\dfrac{\mu_0 NI}{2\pi r}$；（2）通过圆形截面的磁通量为 $\mu_0 NI$ $\left(R - \sqrt{R^2 - a^2}\right)$；当 $R \gg a$ 时为 $\mu_0 nI\pi a^2$。

【**例 7-6**】　一长直导线载有电流 50A，离导线 5.0cm 处有一电子以 1.0×10^7 $m \cdot s^{-1}$ 运动。求下列情况作用在电子上的洛伦兹力：（1）电子的速度方向平行于导线；（2）电子的速度方向垂直于导线并指向导线；（3）设电子的速度方向垂直于导线和电子所构成的平面。

已知：$I = 50A$，$r = 5.0cm$，$v = 1.0 \times 10^7 m \cdot s^{-1}$；**求：**$F = ?$

解：根据洛伦兹力　　　　　　$\boldsymbol{F} = q\boldsymbol{v} \times \boldsymbol{B} = e\boldsymbol{v} \times \boldsymbol{B}$

（1）电子的速度方向平行于导线时：

$$F = qvB\sin\frac{\pi}{2} = \frac{\mu_0 evI}{2\pi r} = \frac{4\pi \times 10^{-7} \times 1.6 \times 10^{-19} \times 1.0 \times 10^7 \times 50}{2\pi \times 5.0 \times 10^{-2}}N = 3.2 \times 10^{-16}N$$

$\boldsymbol{F}$ 方向垂直背向导线或垂直指向导线。

（2）$\boldsymbol{v}$ 与 $\boldsymbol{B}$ 垂直时，洛伦兹力大小同上，方向平行于直导线，指向与电流相同。

（3）$\boldsymbol{v}$ 与 $\boldsymbol{B}$ 平行时，洛伦兹力为零。

答：（1）电子的速度平行导线时，洛伦兹力大小是 $3.2 \times 10^{-16}N$；（2）电子的速度垂直于导线并指向导线时，洛伦兹力大小是 $3.2 \times 10^{-16}N$；（3）电子的速度垂直于导线和电子所构成的平面时，洛伦兹力为零。

【例 7-7】 如图 7-9 所示，一边长为 a 的刚性正三角形载流线圈通有电流 I_2，与另一长直载流导线 I_1 共面。三角形的一边与导线平行，中心到直线电流的垂直距离为 b。求作用于三角形线圈上的安培力。

已知： I_1，I_2，b；**求：** $F = ?$

解： I_1 在 AB 边上各点的磁感应强度大小均相等，为

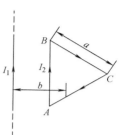

$$B_1 = \frac{\mu_0 I_1}{2\pi\left(b - \frac{\sqrt{3}}{6}a\right)}$$

作用在 AB 边上的力为

图 7-9

$$F_1 = I_2 B_1 a = \frac{\mu_0 I_1 I_2 a}{2\pi\left(b - \frac{\sqrt{3}}{6}a\right)}$$

F_1 的方向向左，如图 7-10 所示。

在 BC 上任取电流元 $I_2 \mathrm{d}l$，它与直导线的距离为 r，则该电流元受力大小为

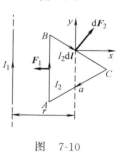

$$\mathrm{d}f_2 = I_2 B_2 \mathrm{d}l = \frac{\mu_0 I_1 I_2}{2\pi r} \mathrm{d}l$$

图 7-10

因 $\mathrm{d}l = \dfrac{\mathrm{d}r}{\cos 30°}$，所以 BC 上受力的大小为

$$F_2 = \int \mathrm{d}f_2 = \int \frac{\mu_0 I_1 I_2}{2\pi r \cos 30°} \mathrm{d}r = \frac{\mu_0 I_1 I_2}{2\pi \cos 30°} \int_{b-\frac{\sqrt{3}}{6}a}^{b+\frac{\sqrt{3}}{6}a} \frac{\mathrm{d}r}{r} = \frac{\mu_0 I_1 I_2}{\sqrt{3}\pi} \ln\left[\frac{b+\frac{\sqrt{3}}{3}a}{b-\frac{\sqrt{3}}{6}a}\right]$$

F_2 的方向如图 7-10 所示，F_2 在 x 轴方向的分量为

$$F_{2x} = F_2 \cos 60° = \frac{\mu_0 I_1 I_2}{2\sqrt{3}\pi} \ln\left[\frac{b+\frac{\sqrt{3}}{3}a}{b-\frac{\sqrt{3}}{6}a}\right]$$

同理，可求得作用在 AC 上的力 F_3，由于对称性，F_{2x} 与 F_{3x} 等值同向，而 F_{2y} 与 F_{3y} 等值反向，互相抵消，故作用在三角形线圈上合力的大小为

$$F = F_{2x} + F_{3x} + F_1 = \frac{\mu_0 I_1 I_2}{2\pi}\left[\frac{2}{\sqrt{3}}\ln\frac{b+\frac{\sqrt{3}}{3}a}{b-\frac{\sqrt{3}}{6}a} - \frac{a}{b-\frac{\sqrt{3}}{6}a}\right]，\quad F \text{ 的方向向左。}$$

答：作用于三角形线圈上的安培力为 $\dfrac{\mu_0 I_1 I_2}{2\pi}\left[\dfrac{2}{\sqrt{3}}\ln\dfrac{b+\frac{\sqrt{3}}{3}a}{b-\frac{\sqrt{3}}{6}a}-\dfrac{a}{b-\frac{\sqrt{3}}{6}a}\right]$，$\boldsymbol{F}$ 的

方向向左。

【例 7-8】 在玻尔的氢原子模型中，电子绕原子核运动相当于一个圆电流，具有相应的磁矩，称为轨道磁矩。试求轨道磁矩 μ 与轨道角动量 L 之间的关系，并计算氢原子在基态时电子的轨道磁矩。

解：为简单起见，设电子绕核做匀速圆周运动，圆的半径为 r，转速为 n。电子的运动相当于一个圆电流，电流的量值为 $I=ne$，圆电流的面积为 $S=\pi r^2$，所以相应的磁矩为

$$\mu=IS=ne\pi r^2$$

角动量

$$L=rm_e v=rm_e 2\pi nr=2m_e n\pi r^2$$

所以

$$\mu=\frac{eL}{2m_e}$$

角动量和磁矩的方向可分别按右手螺旋法则确定。因为电子运动方向与电流方向相反，所以 $\boldsymbol{L}$ 和 $\boldsymbol{\mu}$ 的方向恰好相反，如图 7-11 所示。上式关系写成矢量式为 $\boldsymbol{\mu}=-\dfrac{e\boldsymbol{L}}{2m_e}$。

这一经典结论与量子理论导出的结果相符。由于电子的轨道角动量是满足量子化条件的，在玻尔理论中，其量值等于 $(h/2\pi)$ 的整数倍。所以氢原子在基态时，其轨道磁矩为

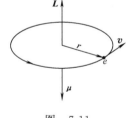

图 7-11

$$\mu_B=\frac{e}{2m_e}\cdot\frac{h}{2\pi}=\frac{eh}{4\pi m_e}$$

它是轨道磁矩的最小单位（称为玻尔磁子）。将 $e=1.602\times10^{-19}$ C，$m_e=9.11\times10^{-31}$ kg，普朗克常量 $h=6.626\times10^{-34}$ J·s 代入，可算得：$\mu_B=9.273\times10^{-24}$ A·m^2。

原子中的电子，除了沿轨道运动外，还有自旋。电子的自旋是一种量子现象，它有自己的磁矩和角动量，电子自旋磁矩的量值等于玻尔磁子。

【例 7-9】 一块厚 $a=0.1$ cm，宽 $b=1$ cm 的半导体样品放入 $B=200$ Gs 的均匀磁场中，通以电流 $I=2$ mA，测得霍尔电势差为 $U_{AA}=-5$ mV。（1）半导体是 N 型还是 P 型？（2）半导体的载流子浓度是多少？（3）求这时半导体内载流子漂移速度。

已知：$a=0.1\text{cm}$，$b=1\text{cm}$，$B=200\text{Gs}=200\times10^{-4}\text{T}$，$I=2\text{mA}$，$U_{AA}=-5\text{mV}$；

求：$n=?$　$\bar{v}=?$

解：（1）根据霍尔电势差公式：$\qquad U_{AA}=\dfrac{1}{nq}\left(\dfrac{IB}{b}\right)$

由于霍尔电势差 $U_{AA}<0$，霍尔系数 $K_H=\dfrac{1}{nq}<0$，电子导电，所以半导体是 N 型。

（2）载流子浓度 $\qquad n=\dfrac{IB}{qbU_{AA}}=\dfrac{2\times10^{-3}\times200\times10^{-4}}{1.602\times10^{-19}\times0.01\times5\times10^{-3}}\text{m}^{-3}$

$\qquad\qquad\qquad\qquad\quad =5\times10^{19}\,\text{m}^{-3}$

（3）载流子漂移速度 $\bar{v}=\dfrac{I}{qnab}=\dfrac{2\times10^{-3}}{1.602\times10^{-19}\times5\times10^{19}\times0.001\times0.01}\text{m}\cdot\text{s}^{-1}$

$\qquad\qquad\qquad\qquad\quad =25\text{m}\cdot\text{s}^{-1}$

答：是 N 型半导体，载流子浓度为 $5\times10^{19}\,\text{m}^{-3}$，载流子漂移速度为 $25\text{m}\cdot\text{s}^{-1}$。

三、课后训练

（一）填空题

1. 在稳恒磁场中，磁感应强度的定义式为_____，其单位为_____。

2. 一半径为 R，载有电流 I 的半圆形导线，其圆心处磁感应强度的大小为_____。

3. 磁感应强度的单位为 T，有时也用 Gs，二者的换算关系为 $1\text{T}=$_____Gs。

4. 磁场中的高斯定理可叙述为_____。

5. 安培环路定理的数学表达式为_____。

6. 在磁导率为 μ 的磁介质中，毕奥-萨伐尔定律的数学表达式为_____。

7. 无限长直导线通有电流 I，若在 O 处将其折成直角，如图 7-12 所示，则 P 点的磁感应强度_____，方向为_____。

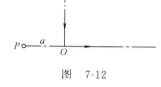

图　7-12

8. 一条很长的直输电线，通有电流 100A，在离它 1m 远的地方磁感应强度的大小为_____Gs。

9. 一无限长直导线处于磁导率为 μ 的磁介质中，现将该导线在一处弯成半径为 R 的 1/4 圆弧，若导线中的电流为 I，则圆心处的磁感应强度为_____T。

10. 一无限长直导线通有电流 100A，置于磁感应强度为 0.05T 的外磁场中，若导线与磁场正交,则合磁场为零的点至导线的距离为_____ m。

11. 一绝缘长直导线通有电流 I,若将其弯成半径为 R 的圆形,如图 7-13 所示,则圆心 O 处的磁感应强度为_____ T。

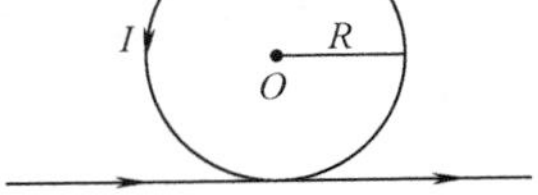

12. 一无限长螺线管通有电流 5.0A,其内部充满相对磁导率为 $\mu_r = 4200$ 的磁介质,已知螺线管单位长度的匝数为 $n = 2.0 \times 10^2$,则其内部的磁感应强度为_____ T。

图 7-13

13. 半径为 0.2m,阻值为 100Ω 的圆形回路,接上 6V 电压,则回路中心的磁感应强度为_____ T。

14. 自感为 10mH 的螺线管,通以 10A 的电流,则螺线管中储存的能量为_____ J。

15. 边长为 a 的正三角形载流线圈,通有电流 I,将其置于磁感应强度为 B 的磁场中,若线圈法线与磁场方向相同,则线圈所受力矩为_____。

16. 磁介质可分为_____、_____和_____三类,磁介质在磁场中的磁化程度用_____来表示。

17. 有一电子以 $1.5 \times 10^7 \text{m} \cdot \text{s}^{-1}$ 的速度沿与磁场垂直的方向通过磁场中的某点,若测得电子所受到的磁场力为 $9.6 \times 10^{11} \text{N}$,则该点的磁感应强度为_____ T。

18. 电场强度为 $250 \text{V} \cdot \text{m}^{-1}$ 均匀电场和均匀磁场垂直,电子运动的方向与它们都垂直,若电子以 $5.0 \times 10^5 \text{m} \cdot \text{s}^{-1}$ 的速度做匀速直线运动,则磁场的磁感应强度为_____ T。

19. 如图 7-14 所示,半径为 R 的半圆形线圈通以电流 I,放在均匀磁场 $\boldsymbol{B}$ 中,则线圈所受磁力矩大小为_____。

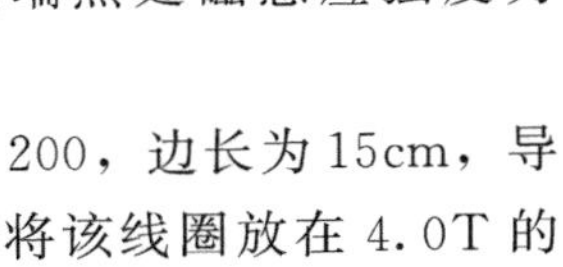

20. 边长为 10mm 的正方形线圈由外皮绝缘的导线绕成,共 200 匝,将其置于 4.0T 的外磁场中,当导线中通有 8.0A 的电流时,线圈的磁矩大小为_____。

21. 一无限长直螺线管,由外皮绝缘的细导线密饶而成,每厘米有 35 匝,导线中通有 20A 的电流,则螺线管轴线中心一点的磁感应强度为_____ Gs,轴线端点处磁感应强度为_____ Gs。

图 7-14

22. 一正方形线圈由外皮绝缘的细导线绕成,匝数为 200,边长为 15cm,导线中通有电流 8.0A,则线圈磁矩的大小为_____,若将该线圈放在 4.0T 的外磁场中时,作用在线圈上的力矩的最大值为_____。

23. 长为 1.0m 的直导线通有电流 10A,置于磁感应强度为 1.5T 的匀强磁场中,若电流与磁场方向成 30°角,则这段导线所受的安培力大小为

_____ N。

24. 一根通有电流的直导线长 0.5m，质量为 20g，用细线悬挂在 $B=4.0$T 的匀强磁场中，磁场方向如图 7-15 所示，已知细线的横截面面积 $S=3.0$mm^2，抗拉强度 $\delta=2\times10^2$N·m^{-2}，为不使细线断裂，导线中的电流至少应为_____。

25. 半径为 R 的半圆形回路，置于匀强磁场 B 中，磁场方向与回路平面垂直，如图 7-16 所示。当半圆形回路绕通过 M 点且与 B 平行的轴以匀角速度 ω 转动时，回路中的电动势为_____。

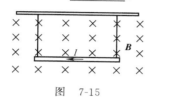
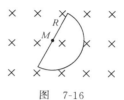

图 7-15　　　　　　　　图 7-16

26. 一长直螺线管，长为 l，截面积为 S，线圈匝数为 N，则其自感为_____。

（二）选择题

1. 一载有电流 I 的细导线分别均匀密绕在半径为 R 和 r 的长直圆筒上形成两个螺线管（$R=2r$），两螺线管单位长度上的匝数相等。两螺线管中的磁感应强度大小 B_R 和 B_r 应满足 [　　]。

A. $B_R=2B_r$　　　　B. $B_R=B_r$　　　　C. $2B_R=B_r$　　　　D. $B_R=4B_r$

2. 磁场的高斯定理 $\oiint \boldsymbol{B}\cdot\mathrm{d}\boldsymbol{S}=0$ 说明 [　　]。

A. 穿入闭合曲面的磁感应线条数必然等于穿出的磁感应线条数

B. 穿入闭合曲面的磁感应线条数不等于穿出的磁感应线条数

C. 一根磁感应线可以终止在闭合曲面内

D. 一根磁感应线可以完全处于闭合曲面内

3. 两根无限长的载流导线，如图 7-17 放置，则坐标原点的磁感应强度的大小和方向分别为 [　　]。

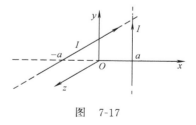

A. $\sqrt{2}\mu_0 I/2\pi a$，在 yz 面内，与 y 成 45°角

B. $\sqrt{2}\mu_0 I/2\pi a$，在 yz 面内，与 y 成 135°角

C. $\sqrt{2}\mu_0 I/2\pi a$，在 xy 面内，与 x 成 45°角

D. $\sqrt{2}\mu_0 I/2\pi a$，在 zx 面内，与 z 成 45°角

图 7-17

4. 电流元 $I\mathrm{d}l$ 位于直角坐标系原点，电流沿 z 轴正方向，空间点 P（x，y，z）

处的磁感应强度 $\mathrm{d}B$ 沿 x 轴的分量是 [   ]。

A. 0
B. $-(\mu_0/4\pi)I_y\mathrm{d}l/(x^2+y^2+z^2)^{3/2}$

C. $-(\mu_0/4\pi)I_x\mathrm{d}l/(x^2+y^2+z^2)^{3/2}$
D. $-(\mu_0/4\pi)I_y\mathrm{d}l/(x^2+y^2+z^2)$

5. 如图 7-18 所示，有两根无限长直载流导线平行放置，电流分别为 I_1 和 I_2，L 是空间一闭曲线，I_1 在 L 内，I_2 在 L 外，P 是 L 上的一点，今将 I_2 在 L 外向 I_1 移近，则 [   ]。

A. $\oint_L \boldsymbol{B}\cdot\mathrm{d}\boldsymbol{L}$ 与 B_P 同时改变
B. $\oint_L \boldsymbol{B}\cdot\mathrm{d}\boldsymbol{L}$ 与 B_P 都不改变

C. $\oint_L \boldsymbol{B}\cdot\mathrm{d}\boldsymbol{L}$ 不变，B_P 改变
D. $\oint_L \boldsymbol{B}\cdot\mathrm{d}\boldsymbol{L}$ 改变，B_P 不变

6. 如图 7-19 所示的一环形电流 I 和一回路 l，则积分 $\oint_L \boldsymbol{B}\cdot\mathrm{d}\boldsymbol{L}$ 应等于 [   ]。

A. 0
B. $2I$

C. $-2\mu_0 I$
D. $2\mu_0 I$

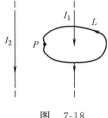
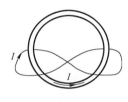

图 7-18   图 7-19

7. 对于某一回路 l，若积分 $\oint_L \boldsymbol{B}\cdot\mathrm{d}\boldsymbol{L}=\mu_0 I\neq 0$，则可以肯定 [   ]。

A. 回路上有些点的 B 可能为零，有些点的 B 可能不为零，或所有点的 B 可能全不为零

B. 回路上所有点的 B 一定不为零

C. 回路上有些点的 B 一定为零

D. 回路上所有点的 B 可能都为零

8. 一运动电荷 q，质量为 m，以初速 v_0 进入均匀磁场中，若 v_0 与磁场方向的夹角为 α，则 [   ]。

A. 其动能改变，动量不变
B. 其动能和动量都改变

C. 其动能不变，动量改变
D. 其动能和动量都不变

9. 两个电子 a 和 b 同时由电子枪射出，垂直进入均匀磁场，速率分别为 v 和 $2v$，经磁场偏转后 [   ]。

A. a、b 同时回到出发点
B. a、b 都不会回到出发点

C. a 先回到出发点
D. b 先回到出发点

10. 在电流为 I_0 的无线长直载流导线旁有一段与之垂直且共面、电流为 I 的直线导线 AB，如图 7-20 所示。则导线 AB 受磁力方向向右，其大小为 [　]。

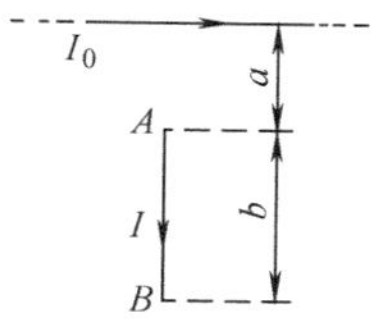

A. $\mu_0 I_0 Ib/2\pi a$

B. $\mu_0 I_0 Ib/[2\pi (a+b)]$

C. $\mu_0 I_0 Ib/[\pi (a+b)]$

D. $\dfrac{\mu_0 I_0 I}{2\pi} \ln \dfrac{a+b}{a}$

图 7-20

11. 当你观察到置于空间某处的小磁针静止不动时，则该处的磁感应强度 B 的大小 [　]。

A. 一定为零　　　　　　　　　　B. 一定不为零

C. 一定小于零　　　　　　　　　D. 不能确定

12. 电荷在真空中做匀速直线运动，在某点所产生的磁感应强度 [　]。

A. 方向改变，大小不变　　　　　B. 方向不变，大小改变

C. 方向及大小都改变　　　　　　D. 方向及大小都不变

13. 电流的磁场是由 [　]。

A. 电荷的微观运动产生的　　　　B. 电荷的宏观运动产生的

C. 正电荷的运动产生的　　　　　D. 负电荷的运动产生的

14. 磁铁的磁场是由 [　]。

A. 电荷的微观运动产生的　　　　B. 电荷的宏观运动产生的

C. 静止电荷产生的　　　　　　　D. 负电荷的运动产生的

15. 均匀磁场中环形电流的磁矩与磁场同向，在此位置，环形电流 [　]。

A. 磁矩为 0　　　　　　　　　　B. 受一最大的磁力矩

C. 所受磁力矩为 0　　　　　　　D. 处于不稳定平衡

16. 下列叙述不正确的是 [　]。

A. 一根给定的磁感应线上各点处的 B 的大小一定相等

B. 一根给定的磁感应线上各点处的 B 的方向不一定相等

C. 匀强磁场内的磁感应线是一组平行直线

D. 载流长直导线周围的磁感应线是一组同心圆环

17. 一电荷放置在行驶的列车上，相对地面来说，产生电场和磁场的情况为 [　]。

A. 只产生电场　　　　　　　　　B. 只产生磁场

C. 既产生电场，又产生磁场　　　D. 既不产生电场，又不产生磁场

18. 其他条件相同，半导体比导体的霍耳电压 U [　]。

A. 更大　　　　　　　　　　　　B. 更小

C. 两者差异不大　　　　　　　　D. 条件不足无法比较

19. 下列说法哪一个正确 [　]。

A. 均匀磁场 B 的磁感应线是平行线族

B. 磁感应线与电流方向相互服从右手螺旋法则

C. 一根磁感应线上各点 B 的大小相等

D. 一根磁感应线上各点 B 的方向相同

（三）计算题

1. 一无限长载有电流的平板其宽度为 a，沿长度方向通过均匀电流 I，求与平板共面且距平板一边为 b 的任意点 P 处的磁感应强度。

2. 电荷 q 均匀分布于半径为 R 的塑料圆盘上，若该盘绕垂直于盘面的中心轴以角速度 ω 旋转，试求盘心处的磁感应强度和圆盘的磁矩。

3. 如图 7-21 所示，两根长直导线的一端分别连接在铁环的 A、B 两点上，另一端与很远的电源相连，设铁环半径为 R，长直导线中电流为 I，$\angle AOB = 90°$。求铁环中心 O 点的磁感应强度。

4. 一个半径为 R、带电荷量为 Q 的均匀带电圆盘以角速度 ω 绕过圆心且垂直盘面的轴线 AA' 旋转，今将其放入磁感应强度为 $\boldsymbol{B}$ 的均匀外磁场中，$\boldsymbol{B}$ 的方向垂直于轴线 AA'，如图 7-22 所示。求圆盘所受磁力矩的大小和方向。

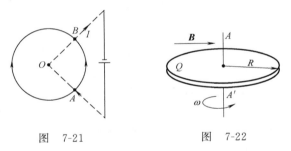

图 7-21   图 7-22

5. 用安培环路定理求半径为 a、电流为 I 的无限长直均匀载流导线在空间任意一点（该点距轴线为 r）激发的磁场。

6. 如图 7-23 所示是一根外半径为 R_1 的无限长圆柱形导体管的横截面，管内空心部分的半径为 R_2，空心部分的轴与圆柱的轴相互平行但不重合，两轴间的距离为 a，且 $a > R_2$，现有电流 I 沿导体管流动，电流均匀分布在管的横截面上，电流方向与管的轴线平行，求：（1）圆柱轴线上的磁感应强度的大小；（2）空心部分轴线上的磁感应强度的大小。

7. 如图 7-24 所示，水平面内有一圆形导体轨道，匀强磁场 $\boldsymbol{B}$ 的方向与水平面垂直，一金属杆 OM（质量为 m）可在轨道上绕 O 运转，轨道半径为 a，若金属杆与轨道间的摩擦力正比于 M 点的速度，比例系数为 k，试求：（1）若保持回路中的电流不变，开始时金属杆处于静止，则 t 时刻金属杆的角速度 ω 等于多少？（2）为使金属杆不动，在 M 点应加多少的切向力。

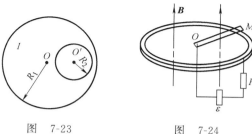

图 7-23   图 7-24

8. 如图 7-25 所示，有一根 U 形导线，质量为 m，两端浸没在水银槽中，导线水平部分的长度为 l，处在磁感应强度大小为 B 的均匀磁场中。当接通电源时，U 形导线就会从水银槽中跳起来。假定电流脉冲的时间与导线上升时间相比可忽略。(1) 试由导线跳起所达到的高度 h 计算电流脉冲的电荷量 q；(2) 如 $B=0.1$T，$m=10$g，$l=20$cm，$h=0.3$m，计算 q 值。

9. 如图 7-26 所示，一无限长薄金属板，宽度为 a，通有电流 I_1，其旁有一矩形线圈，通有电流 I_2，线圈和金属板在同一平面内，且其 MN 边和 PQ 边平行金属板，求电流 I_1 的场对 MN 边和 PQ 边的作用力。

10. 如图 7-27 所示，半径为 $R=0.1$m 的半圆形闭合线圈，载有电流 $I=10$A，放在均匀磁场中，磁场方向与线圈平面平行。已知 $B=0.5$T，求：(1) 线圈所受力矩的大小和方向（以直径为转轴）；(2) 若线圈受上述磁场作用转到线圈平面与磁场垂直的位置，则力矩做功为多少？

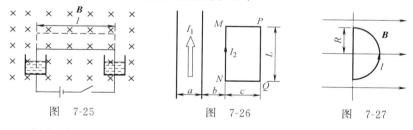

图 7-25   图 7-26   图 7-27

11. 一螺绕环通以电流 $I_0=20$A，若已测得环内磁介质中的磁感应强度为 B，已知环的平均周长是 L，并绕有导线总匝数为 N，先写出磁电场强度和相对磁导率的计算表达式；若 $B=1.0$Wb·m^{-2}，$L=40$cm，$N=40$ 匝，$I_0=20$A，再求出具体结果。

四、习题答案

（一）填空题

1. $B=\dfrac{F_{\max}}{qv}$ 特斯拉 2. $\dfrac{\mu_0 I}{4R}$ 3. 10^4 4. 通过任意闭合曲面的磁通量恒等

于零　5. $\oint_L \boldsymbol{B} \cdot \mathrm{d}\boldsymbol{L} = \mu_0 I$　6. $B = \dfrac{\mu}{4\pi}\dfrac{I\mathrm{d}l\sin\theta}{r^2}$　7. $B = \dfrac{\mu_0}{4\pi}\dfrac{I}{a}$　垂直纸面向外　8. 0.2

9. $\dfrac{\mu I}{8R}$　10. 2.4×10^{-4}　11. $\dfrac{\mu_0 I}{2R}\left(\dfrac{1}{\pi}+1\right)$　12. 1.0×10^{-3}　13. 1.9×10^{-7}

14. 0.08　15. 0　16. 顺磁质　抗磁质　铁磁质　磁化强度矢量　17. 40

18. 5.0×10^{-4}　19. $\dfrac{\pi R^2}{2}IB$　20. $36\mathrm{A}\cdot\mathrm{m}^2$　21. 88　44　22. $36\mathrm{A}\cdot\mathrm{m}^2$　$144\mathrm{N}\cdot\mathrm{m}$

23. 7.5　24. 0.1A　25. 0　26. $\dfrac{\mu N^2 s}{l}$

（二）选择题

1. B　2. AD　3. B　4. B　5. C　6. D　7. A　8. C　9. B　10. D

11. D　12. D　13. B　14. A　15. C　16. A　17. C　18. A　19. B

（三）计算题

略

第八章

波 动 光 学

一、本章知识要点

(一) 光的干涉

1. 相干光源(coherent source): 两个频率相同、振动方向相同、初相位相同或相位差保持恒定的光源称为相干光源。

2. 相干光(coherent light): 两束频率相同、振动方向相同、初相位相同或相位差保持恒定的光称为相干光。

3. 相干长度(coherent length): 能够产生干涉现象的最大光程差称为相干长度。

4. 获得相干光的两种方法: 分割波阵面法——从同一个点光源或线光源发出的光波到达某平面时,由该平面(即波前)上分离出两部分。分割振幅法——利用透明薄膜的上下两个表面对入射光进行反射,产生的两束反射光或一束反射光与一束透射光。

5. 光程(optical path): 折射率 n 和几何路程 r 的乘积 nr 称为光程。

6. 光程差(optical path difference): 两光束的光程之差,称为光程差,$\delta = n\Delta r$。光程差与相位差的关系为

$$\Delta\varphi = 2\pi\frac{\delta}{\lambda} = 2\pi\frac{n\Delta r}{\lambda} \tag{8-1}$$

式中,λ 为真空中光波的波长。

7. 杨氏双缝实验: 设狭缝 S_1、S_2 间的距离为 d,其中点为 M,从 M 到屏幕的距离为 D,且 $D \gg d$。讨论在屏幕上任意取一点 P,P 与 S_1、S_2 间的距离分别为 r_1 和 r_2,P 到屏幕中心点的距离为 x,则由狭缝 S_1、S_2 所发出的光波到 P 点的光程差为 $\delta = r_2 - r_1 \approx d\sin\theta \approx dx/D$,相位差 $\Delta\varphi = 2\pi\frac{\delta}{\lambda}$。

明纹位置: 若 $\delta = xd/D = \pm k\lambda$, 或 $x = \pm kD\lambda/d$ ($k = 0, 1, 2, \cdots$),则 P 点处出现一明条纹,相应 $k = 0$ 称为零级或中央明纹;相应于 $k = 1, 2, \cdots$ 称

为第一级，第二级，…明条纹。

暗纹位置：$\delta=xd/D=\pm(2k+1)\lambda/2$，或 $x=\pm(2k+1)D\lambda/2d$ $(k=0，1，2，…)$，则 P 点处出现一暗条纹，相应于 $k=1，2，…$称为第一级，第二级，…暗条纹。

两相邻明条纹或暗条纹的间距都是 $\Delta x=D\lambda/d$，干涉条纹是等间距的，且和 λ 有关。

结论：

1) 干涉条纹是以观察屏中心 O 为对称点而明暗相间的、等间距的条纹。观察屏中心 O 处的中央条纹是明条纹；

2) 用不同颜色的单色光源做实验时，条纹间距不同：波长短，则条纹密，波长长，则条纹疏；

3) 用白光做实验：除中央条纹是白色外，两侧是由紫色到红色的彩色条纹。

8. 劳埃德镜（Lloyd mirror）**实验**：实验装置由一狭缝与一背面涂黑的玻璃片及观察屏组成，从狭缝 S_1 射出的光，一部分直接射到屏幕上，另一部分经过玻璃片反射后到达屏幕，反射光看成是由虚光源 S_2 发出的，S_1、S_2 构成一对相干光源，在屏幕上可以看到明、暗相间的干涉条纹。

现象：当屏幕移至玻璃片前端处时，从 S_1 和 S_2 到观察屏与玻璃片相接触处的光程差为零，但是观察到暗条纹，验证了反射时有半波损失存在。

原因：当光从光疏介质射向光密介质时，反射光的相位发生了 π 跃变，或者反射光产生了 $\lambda/2$ 附加的光程差，称为"半波损失"。

9. 薄膜干涉（thin film interference）：在折射率为 n_1 的均匀透明介质中放入上下表面平行、厚度为 e、射率为 n_2 的均匀介质，在此介质的上下表面的反射光满足相干条件。这两束光的光程差为

$$\delta=2e\sqrt{n_2^2-n_1^2\sin^2 i}+\frac{\lambda}{2} \tag{8-2}$$

式中，i 为光线的入射角。当 $\delta=k\lambda$ 时两反射光正好是同相相遇，相互加强；当 $\delta=(2k+1)\lambda/2$ 时两反射光正好是反相相遇，相互削弱。

10. 等厚干涉（equal thickness interference）：对于薄膜干涉，当 n_1、n_2 一定，i 一定时，光程差 $\delta=\delta(e)$ 为厚度 e 的函数，厚度相同的地方光程差相同，干涉条纹的级数也相同，这种干涉现象称为等厚干涉，相应的干涉条纹称为等厚干涉条纹（equal thickness fringes）。

11. 等倾干涉（equal inclination interference）：对于薄膜干涉，当 n_1、n_2 一定，e 为常数时，光程差 $\delta=\delta(i)$ 为入射角 i 的函数，入射角相同的地方光程差相同，干涉条纹的级数也相同，这种干涉现象称为等倾干涉，相应的干涉条纹称

为等倾干涉条纹（equal inclination fringes）。

12. 劈尖干涉（wedge film interference）：夹角很小的两个平面所构成的薄膜（劈形膜），平行单色光垂直照射实心劈尖上，上、下表面的反射光将产生干涉，厚度为 e 处，两相干光的光程差为

$$\delta = 2n_2 e + \frac{\lambda}{2} \tag{8-3}$$

劈尖干涉为等厚干涉，条纹为平行于棱边的明暗相间的且间距相等的直条纹；棱边处，$e=0$，$\delta=\lambda/2$，出现暗条纹即有"半波损失"。劈尖干涉任意相邻两明（或暗）条纹中心对应的薄膜厚度差

$$\Delta e = e_{k+1} - e_k = \frac{\lambda}{2n} \tag{8-4}$$

任意相邻明条纹（或暗条纹）中心之间的距离

$$L = \frac{\Delta e}{\sin\theta} = \frac{\lambda}{2n\sin\theta} \approx \frac{\lambda}{2n\theta} \tag{8-5}$$

在入射单色光一定时，劈尖的楔角 θ 越小，则 L 越大，干涉条纹越疏；θ 越大，则 L 越小，干涉条纹越密。

13. 牛顿环：曲率半径很大的平凸透镜与平玻璃相接触形成的空气劈尖，其干涉为等厚干涉，条纹为明暗相间且间距不等的同心圆环（中间为一暗斑点）；随着牛顿环半径的增大，条纹变得越来越密。

明条纹 $\qquad r = \sqrt{(2k-1)R\lambda/2} \quad k=1,2,3,\cdots \tag{8-6}$

暗条纹 $\qquad r = \sqrt{kR\lambda} \qquad k=0,1,2,\cdots \tag{8-7}$

14. 迈克耳孙干涉仪（Michelson interferometer）：仪器由平面反射镜 M_1 和 M_2 及材料相同、厚薄均匀且相等的平行玻璃片 G_1 和 G_2 组成。在 G_1 下底面上镀有半透明的薄银层，G_2 起补偿光程作用，叫补偿板。若 M_1 和 M_2 不严格垂直，M_1 与 M_2' 之间形成一空气劈尖，产生干涉等厚条纹。若 M_1 和 M_2 严格垂直，则 M_1 与 M_2' 互相平行，产生等倾干涉条纹。M_2 平移一段距离，视场中就会看到有一明条纹的移动。M_2 平移，则干涉条纹移动，若 M_2 平移 Δd，干涉条纹移过 N 条，则有

$$\Delta d = N \cdot \frac{\lambda}{2} \tag{8-8}$$

（二）光的衍射

1. 光的衍射（diffraction of light）：光在传播过程中能绕过障碍物的边缘而偏离直线传播的现象叫光的衍射。衍射后所形成的明暗相间的图样称为衍射图样。

2. 菲涅耳衍射（Fresnel diffraction）：光源和观察屏（或二者之一）离衍射屏的距离为有限远时的衍射称为菲涅耳衍射，也称近场衍射。入射光和衍射光

不都是平行光。

3. 夫琅禾费衍射（Fraunhofer diffraction）：光源和观察屏都离衍射屏为无限远时的衍射称为夫琅禾费衍射，也称远场衍射。入射光和衍射光都是平行光。

4. 单缝夫琅禾费衍射（Fraunhofer diffraction at single slit）：光源 S 放在透镜 L_1 的焦点上，观察屏放在透镜的焦平面上。由点光源 S 发出的光经透镜 L_1 后变成平行光垂直照射到狭缝 K 上，经狭缝 K 衍射后，在透镜 L_2 的焦平面（观察屏 E）上将出现明暗相间的衍射图样。

明暗条纹的位置：$a\sin\theta = \pm k\lambda$，$k = 1, 2, 3, \cdots$，暗纹中心；

$$a\sin\theta = \pm (2k+1)\frac{\lambda}{2}, \quad k = 0, 1, 2, 3, \cdots，明纹中心；$$

$a\sin\theta = 0$，即 $\theta = 0$，中央明纹中心。

中央明纹两侧的第一暗条纹之间的区域，称为零极（中央）明条纹，它满足条件：$-\lambda < a\sin\theta < \lambda$。中央明纹的半角宽度为 $\theta = \sin\theta = \lambda/a$；以 f 表示透镜 L_2 的焦距，则屏上中央明纹的宽度为 $\Delta x_0 = 2x_1 = 2f\tan\theta \approx 2f\sin\theta = 2f\frac{\lambda}{a}$。屏上各级暗纹的中心与中央明纹中心的距离为

$$x_k = \pm kf\frac{\lambda}{a} \tag{8-9}$$

5. 圆孔夫琅禾费衍射（Fraunhofer diffraction at circular hole）：用一直径为 D 的小圆孔代替狭缝。由点光源 S 发出的光经透镜 L_1 后变成平行光垂直照射到小圆孔上，经小圆孔衍射后，在透镜 L_2 的焦平面（观察屏 E）上将出现明暗相间的衍射图样。中央是个明亮的圆斑，称为艾里斑（Airy disk），外围是一组明暗相间的同心圆环。第一暗环所对应的衍射角称为艾里斑的半角宽度（它标志着衍射的程度），理论计算得

$$\theta \approx \sin\theta = 1.22\lambda/D \tag{8-10}$$

若 f 为透镜 L_2 的焦距，则艾里斑的半径为

$$r \approx \theta f = 1.22\lambda f/D \tag{8-11}$$

6. 光栅（grating）：大量等宽等间距的平行狭缝（或反射面）构成的光学元件。可分透射、反射两大类。

7. 光栅常数（grating constant）：若透光部分的宽度用 a 表示，不透光部分的宽度用 b 表示，则 $d = a + b$ 称为光栅常数。

8. 光栅方程（grating equation）：

$$d\sin\theta = \pm k\lambda \tag{8-12}$$

9. 光栅光谱：不同波长的光线经光栅衍射后按波长由短到长依次由中央谱线向外排开而形成不同颜色的谱线。

10. 缺级现象：当 d/a 为整数比时，如果满足光栅方程 $d\sin\theta = \pm k\lambda$（$k = 0$，

1，2，…）的 θ 角，同时又满足单缝衍射形成暗纹的条件 $a\sin\theta=\pm k'\lambda$（$k'=1$，2，…），则在光栅衍射图样上缺少这一级明条纹，这一现象称之为光栅的缺级现象。所缺的级数 k 为

$$k=\frac{a+b}{a}k'$$ (8-13)

（三）光的偏振

1. 光矢量（light vector）：在光波的 $\boldsymbol{E}$ 矢量和 $\boldsymbol{B}$ 矢量中，能引起感光作用和生理作用的主要是 $\boldsymbol{E}$ 矢量，所以一般把 $\boldsymbol{E}$ 矢量称为光矢量。把 $\boldsymbol{E}$ 矢量的振动称为光振动，并以它的振动方向代表光的振动方向。

2. 自然光（natural light）：在垂直于传播方向的平面内，光矢量的分布各向均匀、各方向光振动的平均振幅都相同，这种光即为自然光。

3. 线偏振光（linearly polarized light）：光矢量只在一个固定平面内沿一个固定方向振动的光叫线偏振光或完全偏振光。通常将偏振光的振动方向和传播方向所组成的平面称为振动面（plane of polarization）。线偏振光的振动方向始终处于该平面内，故又称为平面偏振光。

4. 部分偏振光（partially polarized light）：介于自然光和偏振光之间的光，其中含有自然光和偏振光两种成分，这种光称为部分偏振光。

5. 圆偏振光（circularly polarized light）：从垂直于光线传播方向上看这种偏振光的电矢量振动方向随光线的传播匀速转动，而振幅不变，电矢量的端点描绘的轨迹为一圆，这种光叫作圆偏振光。

6. 椭圆偏振光（elliptically polarized light）：电矢量的端点在垂直于光传播方向的平面内描绘的轨迹为一椭圆的光，叫椭圆偏振光。

7. 偏振片（polaroid）：能吸收某一方向的光振动，而让与之垂直方向的光振动通过的薄片。

8. 起偏器（polarizer）：能够把自然光变成偏振光的光学器件称为起偏器。

9. 检偏器（analyzer）：检测光波是否偏振并确定其振动方向的光学器件称为检偏器。

10. 马吕斯定律（Maluss law）：如果入射线偏振光的光强为 I_0，透过检偏器后，透射光的光强 I 为

$$I=I_0\cos^2\theta$$ (8-14)

11. 偏振度（degree of polarization）：部分偏振光中所包含的完全偏振光的强度 I_p 与部分偏振光的总强度 I_t 之比称为部分偏振光的偏振度。即

$$P=\frac{I_p}{I_t}=\frac{I_{max}-I_{min}}{I_{max}+I_{min}}$$ (8-15)

12. 布儒斯特定律（Brewster Law）：光线在两种介质的分界面发生反射和

折射时，当反射光和折射光的传播方向互相垂直时，反射光为振动面垂直于入射面的线偏振光，折射光为部分偏振光。这时的入射角 i_0 称为布儒斯特角（Brewster angle）或起偏角（polarizing angle）。

$$\tan i_0 = \frac{n_2}{n_1} = n_{21} \tag{8-16}$$

13. 双折射（birefringence）：一束光入射到各向异性介质时，折射光分成两束的现象。服从折射定律的称为寻常光线（ordinary rays），简称 o 光；不服从折射定律的称为非常光线（extraordinary rays），简称为 e 光。

14. 光轴（optical axis of crystal）：当光在晶体内沿某个特殊方向传播时不发生双折射，该方向称为晶体的光轴。

15. 单轴晶体（uniaxial crystal）：只有一个光轴的晶体，如方解石、石英、红宝石、冰等。

16. 双轴晶体（biaxial crystal）：有两个光轴的晶体，如云母、结晶硫磺、蓝宝石、橄榄石等。

17. 主平面（principal plane）：晶体中光的传播方向与晶体光轴构成的平面，称为该光束的主平面。

18. 主截面（principal section）：晶体表面的法线与晶体光轴构成的平面。当光的入射面为主截面时，o 光和 e 光的主平面都在主截面内，此情形下 o 光与 e 光的振动方向相互垂直。

19. 晶体的主折射率（principal refractive index）：寻常光线在晶体中各方向上传播速度相同，点波源波面为球面。非常光线在晶体中各方向上传播速度不同，随方向改变而改变。寻常光折射率 n_o 和非常光折射率 n_e 称为晶体的主折射率，它们是双折射晶体的重要参数。

20. 负晶体（negative crystal）：如果寻常光线在晶体中各方向上传播速度小于非常光线在晶体中各方向上传播速度，即 $u_o < u_e$，称此晶体为负晶体。对于负晶体有 $n_o > n_e$，椭球形波面在球形波面外，如方解石和红宝石。

21. 正晶体（positive crystal）：如果寻常光线在晶体中各方向上传播速度大于非常光线在晶体中各方向上传播速度，即 $u_o > u_e$，称此晶体为正晶体。对于正晶体有 $n_o < n_e$，椭球形波面在球形波面内，如石英、冰等。

22. 二向色性（dichroism）：有些透明晶体不仅具有双折射现象，而且对 o 光或 e 光有不同的吸收作用，这种晶体称为二向色性晶体。

二、解题指导——典型例题

【**例 8-1**】 如图 8-1 所示，在杨氏双缝实验中，当做如下调节时，屏幕上的干涉条纹将如何变化（扼要说明理由）：（1）使两狭缝之间的距离逐渐减小；（2）保持双缝的距离不变，使双缝与屏幕之间的距离逐渐变小；（3）如图所示，把双缝中的一条狭缝遮住，并在两狭缝的垂直平分线上放置一块平面反射镜。

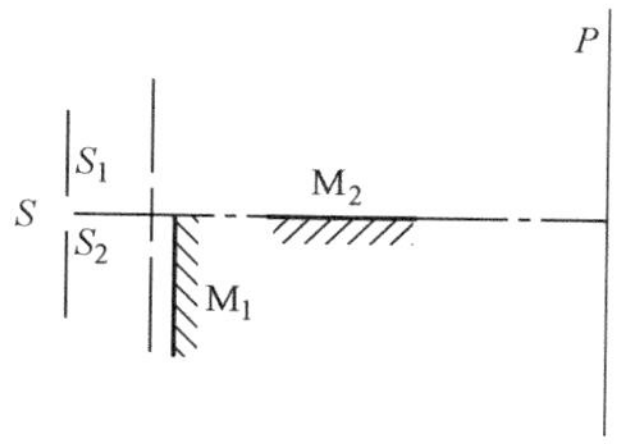

答：（1）设两狭缝之间的距离为 d，双缝与屏之间的距离为 D，屏上任意一条干涉条纹到屏中央的距离为 x。

杨氏双缝干涉明、暗条纹的分布由光程差为

$$\delta = \frac{dx}{D} = d\sin\theta$$

所以　　　$d\sin\theta = \pm k\lambda$（干涉相长）

$\quad\quad\quad\quad d\sin\theta = \pm(2k+1)\lambda/2$（干涉相消）

图 8-1

其中，θ 为干涉条纹的角距离，并且 $\sin\theta = x/D$，即

$$x_{明} = \pm k\frac{D}{d}\lambda, \quad x_{暗} = \pm(2k+1)\frac{D}{d}\frac{\lambda}{2}$$

根据题意，若 d 减小，在 D 和 λ 不变的情况下，对应级数的 $x_{明}$、$x_{暗}$ 均增大，即 d 减小时，干涉条纹将变疏，两侧条纹向远离中央的方向移动。

杨氏双缝干涉的相邻明条纹或暗条纹的间距为

$$\Delta x = \frac{D}{d}\lambda$$

所以在 D 和 λ 一定的情况下，减少 d 便使 Δx 增大，即干涉条纹的间距变宽。干涉图样变得容易分辨。

（2）同理，若 d 和 λ 保持不变，减少 D，对应级数的 $x_{明}$、$x_{暗}$ 减少，Δx 也变小，即 D 缩短后干涉条纹变密，由两侧向中央靠拢，到一定程度时将分辨不清干涉条纹。

（3）此装置是使经 S_1 一部分直接照射在屏上的入射光和一部分经平面镜反射的反射光在空间形成干涉。反射光可认为是由位于 S_2 上的虚光源发出的。一个实光源和一个虚光源相当于杨氏双缝实验中的两个相干光源，但由于反射光在空气和平面镜的分界面上反射时附加了半波损失，所以它的相干条件为

$$d\sin\theta = (2k+1)\lambda/2 \quad\quad\quad（干涉相长）$$

$$d\sin\theta = k\lambda \quad\quad\quad\quad\quad（干涉相消）$$

或　　　$$x_{明} = (2k+1)\frac{D}{d}\frac{\lambda}{2} \quad\quad\quad（干涉相长）$$

$$x_{暗} = k\frac{D}{d}\lambda \quad\quad\quad\quad\quad（干涉相消）$$

此装置的干涉条纹和杨氏双缝干涉的条纹相比，其明暗条纹的分布的状况恰好相反。

【例 8-2】 如图 8-2 所示，双缝干涉实验中 $SS_1=SS_2$，用波长 λ 的光照射 S_1 和 S_2，通过空气后在屏幕上形成干涉条纹，已知 P 点处为第三级明条纹，求 S_1 到 P 和 S_2 到 P 点的光程差。若将整个装置放在某种透明液体中，P 点为第四级明条纹，求该液体的折射率。

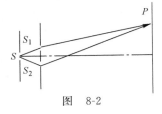

图 8-2

已知：$SS_1=SS_2$，λ，$k_1=3$，$k_2=4$；求：$\delta=?$ $n=?$

解：因为 P 点处为第三级明条纹，由定义知

$$\delta=SS_2+S_2P-(SS_1+S_1P)=S_2P-S_1P=3\lambda$$

放在某种透明液体中时，光波长会变为 λ'，此时有：$4\lambda'=3\lambda$。所以 $\lambda'=3\lambda/4$，但 $\lambda'=\lambda/n$，故 $n=1.33$。

答：S_1 到 P 和 S_2 到 P 点的光程差为 3λ；若将整个装置放在某种透明液体中，P 点为第四级明条纹，则该液体的折射率为 1.33。

【例 8-3】 一条光线垂直入射到空气中某透明薄膜上，薄膜的折射率 $n>1$，入射光波长为 λ，若要使反射光增强，求薄膜的最小厚度。

已知：$n>1$，λ，$k=1$；求：$e_{\min}=?$

解：若光波波长为 λ，薄膜厚度为 e，折射率为 n，反射光增强的条件为

$$2ne+\frac{\lambda}{2}=k\lambda,\quad k=1,2,3,\cdots$$

最小厚度应取 $k=1$，则
$$e_{\min}=\frac{\lambda}{4n}$$

答：最小厚度为 $\lambda/4n$。

【例 8-4】 在双缝干涉实验中，波长 $\lambda=550\text{nm}$ 的单色平行光垂直入射到狭缝间距 $d=2\times10^{-4}\text{m}$ 的双缝上，屏幕到双缝的距离 $D=2\text{m}$。求：（1）中央明纹两侧的两条第 10 级明纹中心的间距，（2）用一厚度 $e=6.6\times10^{-6}\text{m}$、折射率 $n=1.58$ 的玻璃片覆盖一缝后，零级明纹将移到原来的第几级明纹处？

已知：$\lambda=550\text{nm}$，$d=2\times10^{-4}\text{m}$，$D=2\text{m}$，$n=1.58$，$e=6.6\times10^{-6}\text{m}$；求：$\Delta x=?$ $k=?$

解：（1）因为相邻明（暗）条纹的间距为 $\dfrac{D\lambda}{d}$，共 20 个间距，所以

$$\Delta x=20\frac{D\lambda}{d}=20\times\frac{2\times550\times10^{-9}}{2\times10^{-4}}\text{m}=0.11\text{m}$$

（2）覆盖玻璃后，零级明纹应满足

$$r_2 - [(r_1 - e) + ne] = 0$$

设不盖玻璃片时，此点为第 k 级明纹，则应有

$$r_2 - r_1 = k\lambda$$

所以有

$$(n-1)e = k\lambda$$

可得

$$k = \frac{(n-1)e}{\lambda} = 6.96 \approx 7$$

答：中央明纹两侧的两条第 10 级明纹中心的间距为 0.11m；零级明纹移到原第 7 级明纹处。

【例 8-5】 在 Si 的平面上形成了一层厚度均匀的 SiO_2 薄膜，为了测量薄膜厚度，将它的一部分腐蚀成劈尖形状，如图 8-3 中的 AB 段。现用波长为 600nm 的平行光垂直照射，观察反射光形成的等厚干涉条纹。在图中 AB 段共有 8 条暗条纹，且 B 处恰好是一条暗纹，求薄膜的厚度。（Si 折射率为 3.42，SiO_2 折射率为 1.50。）

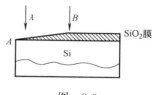

图 8-3

已知：$\lambda = 600nm$，$k = 7$，$n = 1.50$；**求**：$e = ?$

解：上下表面反射都有半波损失，计算光程差时不必考虑附加的半波长，设薄膜厚度为 e。

B 处暗纹有

$$2ne = (2k+1)\frac{\lambda}{2}, \quad k = 0, 1, 2, \cdots$$

B 点处第 8 条暗纹对应上式 $k = 7$，所以

$$e = \frac{(2k+1)\lambda}{4n} = 1.5 \times 10^{-3} mm$$

答：薄膜的厚度为 $1.5 \times 10^{-3} mm$。

【例 8-6】 在牛顿环实验中用紫光照射，借助于低倍测量显微镜测得由中心往外数第 k 级明环的半径为 $r_k = 3.0 \times 10^{-3} m$，$k$ 级往上数，第 16 个明环半径为 $r_{k+16} = 5.0 \times 10^{-3} m$，平凸透镜的曲率半径 $R = 2.50m$。求紫光的波长。

已知：$r_k = 3.0 \times 10^{-3} m$，$r_{k+16} = 5.0 \times 10^{-3} m$，$R = 2.50m$；**求**：$\lambda = ?$

解：根据牛顿环的明环半径计算公式

$$r_k = \sqrt{\frac{(2k-1)R\lambda}{2}} \quad 及 \quad r_{k+16} = \sqrt{\frac{[2(k+16)-1]R\lambda}{2}}$$

可得

$$r_{k+16}^2 - r_k^2 = 16R\lambda$$

所以

$$\lambda = \frac{r_{k+16}^2 - r_k^2}{16R} = \frac{(5.0 \times 10^{-3})^2 - (3.0 \times 10^{-3})^2}{16 \times 2.50} m = 4.0 \times 10^{-7} m$$

答：紫光的波长为 4.0×10^{-7} m。

【例 8-7】 如图 8-4 所示，在迈克耳孙干涉仪的两臂中分别引入 10cm 长的玻璃管 A、B，其中一个抽成真空，另一个在充以一个大气压空气的过程中观察到 107.2 条条纹移动，所用光波长 546nm。求空气的折射率。

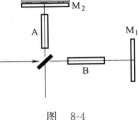

图 8-4

已知：$\lambda = 546$nm，$n_1 = 1$，$\Delta k = 107.2$，$l = 10$cm；

求：$n = ?$

解：设空气的折射率为 n，两臂的光程差为

$$\delta = 2nl - 2n_1 l = 2l(n-1)$$

相邻条纹移动一条时，对应光程差的变化为一个波长，当观察到 107.2 条移过时，光程差的改变量满足

$$2l(n-1) = \Delta k \lambda = 107.2\lambda$$

所以

$$n = \frac{\Delta k \lambda}{2l} + 1 = \frac{107.2 \times 546 \times 10^{-9}}{2 \times 0.1} + 1 = 1.0002927$$

答：空气的折射率为 1.0002927。

【例 8-8】 波长 $\lambda = 600$nm 的单色光垂直入射到一光栅上，测得第二级主极大的衍射角为 $30°$，且第三级是缺级。求：（1）光栅常数；（2）透光狭缝可能的最小宽度 a；（3）选定了上述 d 和 a 后，在屏幕上可能呈现的主极大的级次是多少。

已知：$\lambda = 600$nm，$\theta = 30°$，$k' = 3$；求：$d = ?$ $a = ?$ $k = ?$

解：（1）由光栅方程 $d\sin\theta = k\lambda$，得

$$d = \frac{k\lambda}{\sin\theta} = \frac{2 \times 600 \times 10^{-9}}{\sin 30°}\text{m} = 2.4 \times 10^{-6}\text{m}$$

（2）由光栅方程知第三级主极大的衍射角 θ' 的关系式：

$$d\sin\theta' = 3\lambda$$

由于第三级缺级，对应于最小可能的 a，θ' 的方向应是单缝衍射第一级暗纹的方向，即

$$a\sin\theta' = \lambda$$

由以上两式可得

$$a = \frac{d}{3} = 0.8 \times 10^{-6}\text{m}$$

（3）由光栅方程 $d\sin\theta = k\lambda$，得

$$k_{\max} = \frac{d\sin 90°}{\lambda} = 4$$

因为第三级缺级，所以实际呈现：$k = 0, \pm 1, \pm 2, \pm 4$ 各级主极大。

答：（1）光栅常数为 2.4×10^{-6}；（2）透光狭缝可能的最小宽度为 0.8×10^{-6}；（3）选定了上述 d 和 a 后，在屏幕上可能呈现的主极大的级次为 $k=0$，± 1，± 2，± 4。

【例 8-9】 一台光谱仪备有 1500 条/mm，900 条/mm 和 60 条/mm 三块光栅，今欲用它测量波长约为 7×10^{-4} mm 的红光波长，选用哪块光栅比较合适？

解： 由光栅方程 $d\sin\theta = k\lambda$，试用 1500 条/mm 的光栅观察：

$$\sin\theta = \frac{k\lambda}{d} = \frac{7 \times 10^{-4} k}{\dfrac{1}{1500}} = 1.05k$$

因为 $|\sin\theta| \leqslant 1$，所以 k 仅能取 0，故此光栅不合适。

试用 900 条/mm 的光栅观察：

$$\sin\theta = \frac{k\lambda}{d} = \frac{7 \times 10^{-4} k}{\dfrac{1}{900}} = 0.63k$$

取 $k=1$，$\sin\theta = 0.63$，$\theta = 36°$，出现第一级主极大位置适合观察，故选此光栅较合适。

试用 60 条/mm 的光栅观察：

$$\sin\theta = \frac{k\lambda}{d} = \frac{7 \times 10^{-4} k}{\dfrac{1}{60}} = 0.042k$$

取 $k=1$，$\sin\theta_1 = 0.042$，$\theta_1 = 2°$；取 $k=2$，$\sin\theta_2 = 0.084$，$\theta_2 = 4.8°$。条纹间距太小，不合适。

答： 选用 900 条/mm 的那块光栅比较合适。

【例 8-10】 若要使振幅为 A_0、振动方向如图 8-5 所示的线偏振光的光振动方向旋转 $90°$，最少需要几块偏振片？这些偏振片怎样放置才能使透射光的光强最大。

解： 至少需要两块偏振片 P_1 和 P_2 如图放置才能使线偏振光的光振动方向旋转 $90°$，$\alpha + \beta = 90°$。

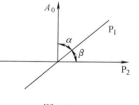

图 8-5

透过偏振片 P_1 的振幅为 $\qquad A_1 = A_0\cos\alpha$

透过偏振片 P_2 的振幅为 $\qquad A_2 = A_1\cos\beta = \dfrac{A_0}{2}\sin 2\alpha$

当 $\sin 2\alpha = 1$ 时，透射光的振幅最大，$\alpha = 45°$。

因为光强 $I \propto A^2$，所以当 $\alpha = 45°$ 时，即偏振片 P_1 与振幅 A_0 成 $45°$ 角时才能使透射光强最大。

【例 8-11】 已知方解石晶体的 o 光和 e 光的折射率分别为 $n_o = 1.658$，$n_e = 1.486$。今将该晶体做成波晶片，使光轴与晶面平行，用波长为 $\lambda = 589.3nm$ 的单色偏振光入射，光的振动方向与光轴成 $\alpha = 45°$ 角，若使出射光是圆偏振光，问这晶片的最小厚度是多少？

解： 要使透过波晶片的光是圆偏振光，除满足题中给的条件 $\alpha = 45°$，使 $A_o = A_e$ 外，还要求晶片有特定的厚度 d，从而使 o 光和 e 光的相位差为 $\alpha = 45°$，光程差为 $\lambda/4$，即对波长为 $\lambda = 589.3nm$ 的光而言是 1/4 波片。

$$\delta = (n_o - n_e)d = \frac{\lambda}{4}, d = \frac{\lambda}{4(n_o - n_e)} = 0.86\mu m$$

答： 晶片的最小厚度为 $0.86\mu m$。

【例 8-12】 回答下列问题；（1）何谓光轴、主截面和主平面？用方解石晶体解释之；（2）何谓寻常光线和非寻常光线？它们的振动方向与各自的主平面有何关系？以方解石为例指出在什么情况下寻常光的主平面和非寻常光的主平面都在主截面内。（3）有人认为只有自然光通过双折射晶体才能获得 o 光和 e 光。你的看法如何？为什么？

答：（1）在方解石晶体中有一个固定的方向，沿这个方向不发生双折射现象，光在这个方向的传播如同在各向同性介质中传播一样，这个固定的方向称为晶体的光轴。

包含光线和晶体的光轴的平面称为晶体的主平面。

包含光轴并和任一晶面正交的平面称为晶体的主截面。

（2）在方解石晶体中有两束折射光线，其中一束遵循通常的折射定律，称为寻常光线；另一束光线不遵循通常的折射定律，它不一定在入射面内，对不同的入射角 i，$\sin i / \sin r$ 的量值也不是恒量，则称为非常光线。寻常光是线偏振光，它的振动方向垂直于主平面；非常光也是线偏振光，它的振动方向平行于主平面。当入射光线在主截面内亦即入射面是晶体的主截面时，寻常光线和非常光线的主平面都重合于主截面。

（3）不对。双折射现象是由于晶体的各向异性产生的。垂直主平面的振动传播速度一定，为 o 光；平行主平面的振动在各个方向传播速度不等，为 e 光。线偏振光可以分解为两个振动互相正交的线偏振光。只要偏振光的振动方向与主平面有一定夹角（斜交、不垂直、不平行），就能分解为垂直主平面振动的 o 光及平行主平面振动的 e 光，而不一定需要自然光才能获得。

三、课后训练

（一）填空题

1. 光是一种_____，可见光的波长范围是_____ nm。

2. 能够产生干涉现象的最大光程差称为_____。

3. 光的干涉条件为_____、_____和_____。

4. 就相位变化而言，单色光在折射率为 n 的介质中所通过的几何路程 L 相当于在真空中通过_____的几何路程。

5. 用不同波长的单色光做双缝干涉实验时，干涉条纹的间距不相同，波长短的单色光条纹间距_____，波长长的单色光条纹间距_____。

6. 劳埃德镜实验的重要意义在于，它用实验证明了光由光密介质反射时，反射光线要有_____。

7. 通常根据观察方式的不同把光的衍射现象分为两类，即_____和_____。

8. 在圆孔衍射中，圆孔半径为 d，透镜 L_2 的焦距为 f，衍射光波长为 λ，则艾里斑直径为_____。

9. 光栅衍射图样是_____和_____的总效果。

10. 在杨氏双缝干涉实验中，若在 S_1 的右面挡上一厚度为 d 的透明薄片，则中央明纹将_____方向移动，若所用波长 $\lambda = 550$nm，中央明纹移过 3.6 个条纹，薄片折射率 $n = 1.4$，则薄片的厚度为_____。

11. 在垂直照射的劈尖干涉实验中，当劈尖的夹角变大时，干涉条纹将向_____方向移动，相邻条纹间的距离将变_____。

12. 用单色光做单缝衍射实验，若单缝宽度逐渐变小，则中央明纹的宽度将变_____（填宽或窄），明纹级次越高，则光的强度越_____。

13. 用白光做光栅衍射实验，将得到彩色光谱，对于某一级光谱，靠近中央明纹的为_____色，远离中央明纹的为_____色。

14. 光学仪器的最小分辨角的表达式为_____，电子显微镜的分辨本领比普通显微镜大很多，这是因为，电子波的波长比光波波长_____很多。

15. 由光栅方程可以看出，光栅常数越小，各级明条纹的衍射角就越_____；对光栅常数一定的光栅，入射光波长越大，各级明纹的衍射角越_____；对给定长度的光栅，总缝数越多，明条纹越_____。

16. 光的_____现象反映了光的横波性质。

17. 如图 8-6 所示，假设有两个同相的相干点光源 S_1 和 S_2，发出波长为 λ 的光。A 是它们连线的中垂线上的一点。若在 S_1 与 A 之间插入厚度为 e、折射率为 n 的薄玻璃片，则两光源发出的光在 A 点的相位差 $\Delta\varphi =$_____。若已知

$\lambda=500\text{nm}$，$n=1.5$，A 点恰为第四级明纹中心，则 $e=$ _____ nm。

18. 如图 8-7 所示，在双缝干涉实验中，若把一厚度为 e、折射率为 n 的薄云母片覆盖在 S_1 缝上，中央明条纹将向 _____ 移动；覆盖云母片后，两束相干光至原中央明纹 O 处的光程差为 _____。

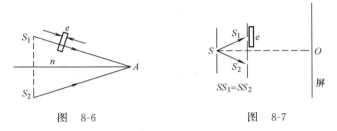

图 8-6　　　　　　　　　　　　图 8-7

19. 一双缝干涉装置，在空气中观察时干涉条纹间距为 1.0mm。若整个装置放在水中，干涉条纹的间距将为 _____ mm。（设水的折射率为 1.33）

20. 在双缝干涉实验中，所用光波波长 $\lambda=5.461\times10^{-4}\text{mm}$，双缝与屏间的距离 $D=300\text{mm}$，双缝间距为 $d=0.134\text{mm}$，则中央明条纹两侧的两个第三级明条纹之间的距离为 _____ mm。

21. 用 $\lambda=600\text{nm}$ 的单色光垂直照射牛顿环装置时，从中央向外数第 4 个（不计中央暗斑）暗环对应的空气膜厚度为 _____ m。

22. 图 8-8a 所示为一块光学平板玻璃与一个加工过的平面一端接触，构成的空气劈尖。用波长为 λ 的单色光垂直照射，看到反射光干涉条纹如图 8-8b 所示（实线为暗条纹）。则干涉条纹上 A 点处所对应的空气薄膜厚度为 $e=$ _____。

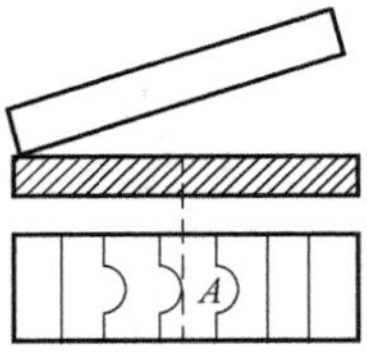

图 8-8

23. 一个平凸透镜的顶点和一平板玻璃接触，用单色光垂直照射，观察反射光形成的牛顿环，测得中央暗斑外第 k 个暗环半径为 r_1。现将透镜和玻璃板之间的空气换成某种液体（其折射率小于玻璃的折射率），第 k 个暗环的半径变为 r_2，由此可知该液体的折射率为 _____。

24. He-Ne 激光器发出 $\lambda=632.8\text{nm}$ 的平行光束，垂直照射到一单缝上，在距单缝 3m 远的屏上观察夫琅禾费衍射图样，测得两个第二级暗纹间的距离是 10cm，则单缝的宽度 $a=$ _____。

25. 一束单色光垂直入射在光栅上，衍射光谱中共出现 5 条明纹。若已知此光栅缝宽度与不透明部分宽度相等，那么在中央明纹一侧的两条明纹分别是第 _____ 级和第 _____ 级谱线。

26. 若波长为 625nm 的单色光垂直入射到一个每毫米刻有 800 条刻线的光栅上时，则第一级谱线的衍射角为 _____。

（二）选择题

1. 一束单色平行光垂直入射到每毫米 500 条狭缝的光栅上，所成二级像与原入射方向成 30°角，则光波的波长为 〔 〕nm。

    A. 363   B. 500   C. 450   D. 550

2. 在单缝衍射实验中，中央明纹的角宽度是其他各级明纹角宽度的 〔 〕倍。

    A. 2   B. 1   C. 1/2   D. 以上均不正确

3. 某一波长的光波垂直入射光栅，其三级像与波长为 600nm 的光波的二级像重合，则该光的波长为 〔 〕。

    A. 550nm   B. 450nm   C. 400nm   D. 380nm

4. 在单缝衍射实验中，若从缝两端点 A、B 发出的两平行光到达屏幕上的 P 点时的光程差为 2.5λ，则 AB 可分成 〔 〕个半波带，P 点是 〔 〕条纹。

    A. 2.5，明   B. 5，暗   C. 2.5，暗   D. 5，明

5. 一单色光垂直入射到一薄膜上，薄膜折射率为 n，其上、下介质的折射率分别为 n_1、n_2，则下列 〔 〕情况下薄膜的上、下两表面反射光无附加光程差。

    A. $n_1 < n < n_2$ B. $n_1 < n > n_2$ C. $n_1 > n > n_2$ D. $n_1 > n < n_2$

6. 在迈克耳孙干涉仪的一臂中放一折射率为 n、厚度为 d 的透明薄片时，引起光程差的改变量是 〔 〕。

    A. $(n-1)d$ B. $2(n-1)d$ C. nd D. $2nd$

7. 两束相干光在空间某点相遇时，干涉加强得条件是 〔 〕。

    A. 光强相同   B. 相位差恒定

    C. 几何路程相同   D. 相位差是 2π 的整数倍

8. 杨氏双缝干涉实验中，干涉条纹的特点有以下 〔 〕项。

    A. 相邻明纹或相邻暗纹之间的距离相同

    B. 是以中央明纹为中心，两边对称排列的明暗相间的条纹

    C. 当以不同的单色光入射时，波长越短，条纹越密

    D. 条纹间距和两缝距离有关，两缝间距越大，条纹越密

9. 以下几个物理概念中，属于电磁波的是 〔 〕。

    A. X 射线   B. γ 射线   C. 可见光   D. 声波

10. 强度为 I_0 的自然光连续通过两个偏振片，则从第二个偏振片出射的光的强度为 〔 〕。（两偏振片透射轴间的夹角为 θ）

    A. $\frac{1}{2}I_0\cos^2\theta$ B. $I_0\cos^4\theta$ C. $\frac{1}{2}I_0\cos^4\theta$ D. $I_0\cos^2\theta$

11. 用检偏器观察一光束时，在以光传播方向为轴转动检偏器的过程中，发现强度有一最大值，但无消光位置，则这束光线可能为 〔 〕。

    A. 自然光   B. 部分偏振光   C. 线偏振光   D. 椭圆偏振光

12. 光波与无线电波的区别是 〔 〕。

A. 在真空中的波长不同　　　　　　　B. 在真空中传播的速度不同

C. 在真空中的频率不同　　　　　　　D. 它们是不同类型的波

13. 用两种波长的单色光分别做单缝衍射实验，已知两光波长之比为 2:3，则两种单色光衍射的中央明纹宽度之比为 〔　　　〕。

A. 2:3　　　　　　B. 3:2　　　　　　C. 4:3　　　　　　D. 3:4

14. 钠光（589nm）通过单缝后在 1m 处的屏上产生衍射条纹，单缝宽度为 0.589mm，则衍射条纹中，两个第一暗纹之间的距离为 〔　　　〕。

A. 1.5mm　　　　　B. 2mm　　　　　　C. 2.5mm　　　　　D. 3mm

15. 一玻璃劈尖，折射率 $n=1.52$，波长 $\lambda=589.3nm$ 的钠光垂直入射到上面，测得相邻条纹间距 $L=0.5mm$，则劈尖夹角为 〔　　　〕。

A. 15″　　　　　　B. 13″　　　　　　C. 8″　　　　　　D. 28″

16. 用波长为 589nm 的钠光，垂直入射到每毫米 500 条缝的光栅上，最多能看到 〔　　　〕级明条纹。

A. 6　　　　　　　B. 5　　　　　　　C. 4　　　　　　　D. 3

17. 一单色光垂直入射一单缝，其衍射的第三级明纹位置恰与波长为 600nm 的单色光入射该缝时的第二级明纹位置重合，则该单色光的波长为 〔　　　〕。

A. 400nm　　　　　B. 429nm　　　　　C. 550nm　　　　　D. 336nm

18. 波长为 650nm 的红光通过狭缝后在 100cm 远的屏上产生衍射图样，若第三暗纹到中央明纹间距离为 2mm，则单缝宽度为 〔　　　〕。

A. 8.64×10^{-14} m　　　　　　　B. 9.35×10^{-14} m

C. 7.95×10^{-14} m　　　　　　　D. 8.87×10^{-14} m

19. 以下现象中，能够反映光的波动性的是 〔　　　〕。

A. 光的干涉　　　B. 光的衍射　　　C. 光的偏振　　　D. 光电效应

20. 自然光通过两个正交的偏振片后，没有光透过，现将一种旋光物质放入两个偏振片中间，则 〔　　　〕。

A. 一定有彩色光通过　　　　　　　　B. 一定有偏振光通过

C. 一定有自然光通过　　　　　　　　D. 可能仍然没有光通过

21. 由两相干光源发出的两列相干波，在光程差为半波长奇数倍的一些点相遇，则这些点 〔　　　〕。

A. 一定为暗点　　　B. 一定为亮点　　　C. 可能为亮点　　D. 可能为暗点

22. 光栅衍射所得到的衍射光谱各级像具有的特点为 〔　　　〕。

A. 谱线条数多　　　　　　　　　　　B. 谱线亮度大

C. 谱线彼此分得开　　　　　　　　　D. 谱线宽度很窄

23. 通过两块正交的偏振片观察某一单色光源，此时视野一片黑暗，在把其中一块偏振片旋转180°的过程中，透过两偏振片得光强将 〔　　　〕。

A. 始终增加
B. 增加后减小，然后再增加

C. 增加到最大后又减小到零
D. 增加后减小到不为零的极小值

24. 平行光线垂直照射到透明薄膜上，薄膜的折射率 $n>1$，薄膜厚度为 $\lambda/2n$，则反射光线 [　　]。

A. 相互加强
B. 相互削弱

C. 可能加强也可能削弱
D. 无法确定

25. 在夫琅禾费单缝衍射实验中，仅增大缝宽而其余条件均不改变时，中央明纹的宽度将 [　　]。

A. 增大　　　　　　B. 减小　　　　　　C. 不变　　　　　　D. 先增大后减小

26. 用波长为 600nm 和 400nm 的两种单色光分别做单缝衍射实验，且实验装置相同，若测得 400nm 光束的中央明纹宽度为 2mm，则 600nm 光束的中央明纹宽度为 [　　]。

A. 2mm　　　　　B. 4mm　　　　　C. 3mm　　　　　D. 5mm

27. 在光栅衍射实验中，光栅常数 $d=1.8\times10^{-6}$m，则观察到的第三级光谱的最长波长为 [　　]。

A. 400nm　　　　B. 500nm　　　　C. 600nm　　　　D. 700nm

28. 用每厘米 4000 条狭缝的光栅做衍射实验，欲看到第四级明纹，用的最长波长为 [　　]。

A. 600nm　　　　　B. 625nm　　　　　C. 650nm　　　　　D. 700nm

29. 利用布儒斯特定律，可测定不同介质的折射率，今在空气中测得某介质的偏振角为 57°，则这一介质的折射率为 [　　]。

A. 0.54　　　　　B. 0.65　　　　　C. 0.84　　　　　D. 1.54

30. 在双缝干涉实验中，两缝到屏上某点 P 的光程差为 5λ 时，则通过 P 点与双缝平行的条纹为 [　　]。

A. 第四级明纹　　　B. 第四级暗纹　　　C. 第五级明纹　D. 第五级暗纹

31. 用 500nm 的单色光垂直照射到每毫米 5000 条狭缝的光栅上，则第二级明纹的衍射角为 [　　]。

A. 15°　　　　　　B. 25°　　　　　　C. 35°　　　　　　D. 40°

32. 可见光的波长范围为 [　　]。

A. 400~760nm　　B. 300~860nm　　C. 40~760nm　　D. 100~400nm

33. 单色平行光垂直照射在薄膜上，经上下两表面反射的两束光发生干涉。若膜的厚度为 e，且 $n_1<n_2<n_3$，λ_1 为入射光在 n_1 中的波长，则两束反射光的光程差为 [　　]。

A. $2n_2e$

B. $2n_2e-\lambda_1/2n_1$

C. $2n_2e-\dfrac{1}{2}n_1\lambda_1$

D. $2n_2e-\dfrac{1}{2}n_2\lambda_2$

（三）计算题

1. 在某单缝衍射实验中，光源发出含有两种波长 λ_1 和 λ_2 的光垂直入射于单缝上，假如 λ_1 的第一级衍射极小与 λ_2 的第二级衍射极小相重合，试问：（1）这两种波长之间有何关系？（2）在这两种波长的光所形成的衍射图样中，是否还有其他极小相重合？

2. 薄钢片上有两条紧靠的平行细缝，用波长 $\lambda = 546.1\text{nm}$ 的平面光波垂直入射到钢片上。屏幕距双缝的距离为 $D = 2.00\text{m}$，测得中央明条纹两侧的第五级明条纹间的距离为 $\Delta x = 12.0\text{mm}$，（1）求两缝间的距离；（2）从任一明条纹（记作 0）向一边数到第 20 条明条纹，共经过多少距离？（3）如果使光波斜入射到钢片上，条纹间距将如何改变？

3. 为了测量金属细丝的直径，把金属丝夹在两块平玻璃之间，形成劈尖，如图 8-9 所示，如用单色光垂直照射，就得到等厚干涉条纹。测出干涉条纹的间距，就可以算出金属丝的直径。某次的测量结果为：单色光的波长 $\lambda = 589.3\text{nm}$，金属丝与劈尖顶点间的距离 $L = 28.880\text{mm}$，30 条明纹间的距离为 4.295mm，求金属丝的直径 D。

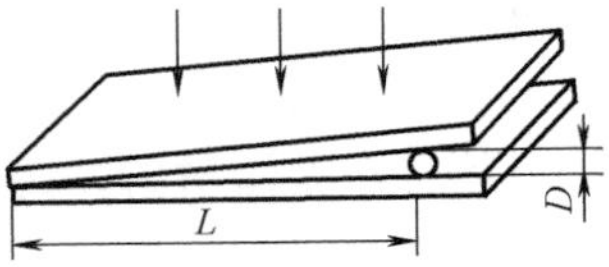

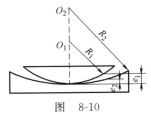

图 8-9

4. 利用牛顿环的条纹可以测定平凹球面的曲率半径，方法是将已知半径的平凸透镜的凸球面放置在待测的凹球面上，在两球面间形成空气薄层，如图 8-10 所示。用波长为 λ 的平行单色光垂直照射，观察反射光形成的干涉条纹，试证明若中心点处刚好接触，则第 k 个暗环的半径 r_k 与凹球面半径 R_2、凸面半径 R_1（$R_1 < R_2$）及入射光波长 λ 的关系为

图 8-10

$$r_k^2 = \frac{R_1 R_2 k\lambda}{R_2 - R_1} \qquad (k = 1, 2, 3, \cdots)$$

5. 若有一波长为 $\lambda = 600\text{nm}$ 的单色平行光，垂直入射到缝宽为 $a = 0.6\text{mm}$ 的单缝上，缝后有一焦距 $f = 40\text{cm}$ 的透镜。试求：（1）屏上中央明纹的宽度；（2）若在屏上 P 点观察到一明纹，$OP = 1.4\text{mm}$，问 P 点处是第几级明纹，对 P 点而言狭缝处波面可分成几个半波带？

6. 用每毫米刻有 500 条栅纹的光栅观察钠光谱线，$\lambda = 589.3\text{nm}$，问：（1）平行光线垂直入射时，最多能看见第几级条纹？总共有多少条条纹？（2）由于钠光谱线实际上是波长 $\lambda = 589.0\text{nm}$ 及 $\lambda = 589.6\text{nm}$ 两条谱线的平均波长，求在正入射时最高级条纹将此双线分开的角距离及在屏上分开的线距离。设光栅后透镜的焦距为 2m。

7. 为了对光强进行调制，在两偏振方向正交的起偏器 M 和检偏器 N 之间，插入一片以角速度 ω 旋转的理想偏振片 P，入射自然光强为 I_0，问由系统出射的光强是多少？

8. 水的折射率为 1.33，玻璃的折射率为 1.50。当光由水中射向玻璃而反射时，起偏角为多少？当光由玻璃射向水而反射时，起偏角又为多少？

9. 如图 8-11 所示，用方解石切割成一个 60° 的正三角棱镜，光轴垂直于棱镜的正三角截面。设非偏振光的入射角为 i，而 e 光在棱镜内的折射线与镜底边平行。求入射角 i，并在图中画出 o 光的光路。已知 $n_e = 1.49$，$n_o = 1.66$。

10. 如图 8-12 所示的沃拉斯顿棱镜是由两个 45° 的方解石组成的。光轴方向如图所示，以自然光入射，求：两束出射光线间的夹角和振动方向。已知 $n_o = 1.66$，$n_e = 1.49$。

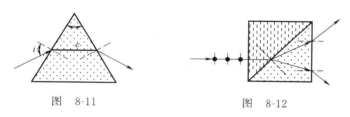

图　8-11　　　　　　　　　　图　8-12

四、习题答案

（一）填空题

1. 电磁波　400~760　2. 相干长度　3. 频率相同　振动方向相同　相位相同或相位差恒定　4. nL　5. 小　大　6. 半波损失　7. 菲涅耳衍射　夫琅禾费衍射　8. $1.22f\dfrac{\lambda}{d}$　9. 单缝衍射　多缝干涉　10. 上　4.83 μm　11. 劈棱　小　12. 宽　小　13. 紫　红　14. $\delta_\varphi = 1.22\dfrac{\lambda}{d}$　小　15. 大　大　亮　16. 偏振　17. $\dfrac{2\pi}{\lambda}(n-1)e$　4000　18. 上　$(n-1)e$　19. 0.75　20. 0.73　21. 1.2×10^{-6}　22. 1.5λ　23. $r_1{}^2/r_2{}^2$　24. 0.76mm　25. 1　3　26. 30°

（二）选择题

1. B　2. A　3. C　4. D　5. AC　6. B　7. D　8. ABCD　9. ABC　10. A　11. BD　12. AC　13. A　14. B　15. C　16. D　17. B　18. C　19. ABC　20. D　21. CD　22. BCD　23. C　24. B　25. B　26. C　27. C　28. B　29. D　30. C　31. C　32. A　33. A

（三）计算题

略

第九章

几 何 光 学

一、本章知识要点

（一）球面折射

1. 单球面折射（single spherical refraction）：当两种折射率不同的透明介质的分界面为球面的一部分时，光所产生的折射现象称为单球面折射。

2. 主光轴（principal optic axis）：单球面曲率中心与点光源之间的连线称为主光轴。

3. 单球面折射成像公式（single spherical surface refraction image formation formula）：主光轴与单球面相交于一点 P 称为折射面的顶点，点光源到折射面的顶点 P 的距离称为物距 u，点光源的像点到折射面的顶点 P 的距离称为像距 v。

$$\frac{n_1}{u}+\frac{n_2}{v}=\frac{n_2-n_1}{r} \tag{9-1}$$

式中，n_1 和 n_2 分别为物方折射率和像方折射率；r 为单球面的曲率半径。

4. 符号规则（mark rule）：实物物距 u 和实像像距 v 均取正值，虚物物距 u 和虚像像距 v 取负值；入射光射到凸球面上，r 取正号，射到凹球面上，r 取负号。

5. 第一焦点（first focal point）F_1 **和第一焦距**（First focal distance）f_1：位于主光轴上某点的点光源发出的光经单球面折射后成为平行光，该点称为单球面的第一焦点 F_1；第一焦点到折射面顶点的距离称为第一焦距 f_1，即

$$f_1=\frac{n_1}{n_2-n_1}r \tag{9-2}$$

6. 第二焦点（second focal point）F_2 **和第二焦距**（Second focal distance）f_2：平行于主光轴的入射光经单球面折射后会聚于主光轴上的某点，该点称为单球面的第二焦点 F_2；第二焦点到折射面顶点的距离称为第二焦距 f_2，即

$$f_2=\frac{n_2}{n_2-n_1}r \tag{9-3}$$

7. 焦度 (dioptric strength)：对于给定的物距 u，不同的折射球面(n_1、n_2、r) 将有不同的像距 v 与之对应，因此我们用(n_2-n_1)/r 表示球面的折射本领，称 为折射面的焦度，用 Φ 表示。

$$\Phi = \frac{n_2 - n_1}{r}$$
(9-4)

若 r 以 m 为单位，Φ 的单位是 m^{-1}，称为屈光度 (diopter)，用 D 表示。

$$D = \frac{n_1}{f_1} = \frac{n_2}{f_2} = \frac{n_2 - n_1}{r}$$
(9-5)

焦度是反映折射面的折光本领大小的物理量，焦度越大，折射面的折光本 领越强。

8. 共轴球面系统 (coaxial spherical system)：若两个或两个以上的折射面 的曲率中心在一条线上，这样组成的光学系统称为共轴球面系统，这一直线称 为共轴球面系统的主光轴。

光通过共轴球面系统的成像，决定于入射光依次在每一个折射面上折射的 结果。在成像过程中，前一个折射面所成的像，即为相邻的后一个折射面的物。 因此，可应用单球面折射公式，采用逐次成像法，直到求出最后一个折射面的 像，此像即为光线通过共轴球面系统所成的像。

(二) 透镜

1. 透镜 (lens)：是具有两个折射面的共轴系统，在两个折射曲面之间是均 匀的透明物质。根据透镜的厚度，可以将透镜分为薄透镜、厚透镜；根据透镜 折射面的形状可将透镜分为球面透镜（常简称透镜）及柱面透镜等。

2. 薄透镜 (thin lens)：透镜两曲面在其主光轴上的间隔称为透镜的厚 度，若透镜的厚度与球面的曲率半径相比可以忽略不计，这种透镜称为薄 透镜。

3. 厚透镜 (thick lens)：当透镜厚度与其曲率半径相比不可忽略不计时，称 为厚透镜。

4. 薄透镜成像公式 (thin lens image formation formula)：设透镜折射率为 n，两侧介质的折射率分别为 n_1、n_2，两球面半径分别为 r_1 和 r_2。则有

$$\frac{n_1}{u} + \frac{n_2}{v} = \frac{n - n_1}{r_1} - \frac{n - n_2}{r_2}$$
(9-6)

式中，物距 u、像距 v、球面的曲率半径 r 的正、负号遵守前面叙述的单球面成 像公式的规则。

5. 薄透镜的焦度：

$$\Phi = \frac{n - n_1}{r_1} - \frac{n - n_2}{r_2} = \frac{n - n_1}{r_1} + \frac{n_2 - n}{r_2} = \Phi_1 + \Phi_2$$
(9-7)

即透镜的焦度为两折射面的焦度之和。

6. 薄透镜的第一焦距：

$$f_1 = \frac{n_1}{\dfrac{n-n_1}{r_1} + \dfrac{n_2-n}{r_2}} = \frac{n_1}{\Phi} \tag{9-8}$$

7. 薄透镜的第二焦距：

$$f_2 = \frac{n_2}{\dfrac{n-n_1}{r_1} + \dfrac{n_2-n}{r_2}} = \frac{n_2}{\Phi} \tag{9-9}$$

式（9-8）和式（9-9）中，f_1 和 f_2 为薄透镜的第一焦距和第二焦距；n_1、n_2、n 分别为两侧介质和透镜材料的折射率；r_1、r_2 为透镜两曲面的曲率半径。

8. 空气中的薄透镜成像公式（高斯公式）：

$$\frac{1}{u} + \frac{1}{v} = \frac{1}{f} \tag{9-10}$$

其中

$$f = f_1 = f_2 = \frac{1}{(n_0-1)\left(\dfrac{1}{r_1} - \dfrac{1}{r_2}\right)} = \frac{1}{\Phi} \tag{9-11}$$

由于薄透镜置于空气中，它的两个焦距相等，其中 n_0 为透镜材料的折射率，r_1、r_2 为透镜两曲面的曲率半径。符号规则：凡实物、实像、实焦点，u、v、f 取正值；凡虚物、虚像、虚焦点，u、v、f 取负值。

9. 焦度：焦距的倒数 $1/f$ 表明了透镜会聚或发散光的本领，称为透镜的焦度。

10. 透镜组：由两个或两个以上薄透镜组成的共轴系统叫作透镜组。两个焦距分别为 f_1、f_2 的薄透镜密接时有

$$\frac{1}{u} + \frac{1}{v} = \frac{1}{f} \tag{9-12}$$

式中，f 为透镜组的焦距，其大小为

$$\frac{1}{f} = \frac{1}{f_1} + \frac{1}{f_2}, \quad \Phi = \Phi_1 + \Phi_2 \tag{9-13}$$

利用式（9-13）可测量透镜的焦距（或焦度）。

11. 柱面透镜（cylindrical lens）：薄透镜的两个折射曲面如果不是球面，而是圆柱体的一部分，这种透镜称为柱面透镜。柱面透镜的两个折射曲面可以都是圆柱面，也可以是一折射曲面为圆柱面，另一个折射曲面为平面。它与透镜一样，有凸凹两种形式，即凸柱面透镜、凹柱面透镜。

12. 子午面、子午线：通常将包含主光轴各个方向的平面称为子午面，子午面与折射曲面之间的交线称为子午线。如果折射曲面在各个方向上的子午线曲率半径不相同，这种折射曲面为非对称折射面。由这种折射曲面组成的共轴系

统称为非对称折射系统。非对称折射系统对通过各子午面光线的折射本领不同，因此，主光轴上点光源发出的光线经此系统折射后不能形成一个清晰的点像，柱面透镜的成像就是如此。

13. 透镜的像差（aberration）：由于各种因素的影响，由物体发出的光线经过透镜折射后所形成的像与原物体有偏差，这种现象称为透镜的像差。

14. 球面像差（spherical aberration）：主光轴上点状物发出的远轴光线和近轴光线经透镜折射后不能会聚于主光轴上某点，这种现象称为球面像差，简称球差。产生球差的原因是通过透镜边缘部分的远轴光线比通过透镜中央部分的近轴光线偏折得多一些，于是通过透镜的远轴光线与近轴光线不能会聚于同一点，点状物或点光源不能生成点像，而生成圆斑。

15. 减少球面像差的方法：

1）在透镜前加光阑挡住远轴光线不让其成像；

2）在会聚透镜之后放置发散透镜，因为发散透镜对远轴光线的发散作用强于近轴光线。

16. 色像差（chromatic aberration）：光学材料的折射率对不同波长有差异，波长越短，其折射率越大，所以白光通过透镜后，短波的光偏折较多，不同波长的光通过透镜后不能在同一点成像，我们把这种现象称为色像差。透镜越厚，色像差越明显。

17. 矫正色像差的方法：将具有不同折射率的凸透镜和凹透镜适当配合，使一个透镜的色像差能被另一个透镜抵消。

18. 厚透镜成像：厚透镜的两个折射曲面顶点之间的距离较大，不能忽略，厚透镜成像可以利用逐次成像法，也可以利用三对基点（cardinal points）。利用三对基点不仅可以简化厚透镜的成像过程，而且可以简化任何复杂的共轴球面系统的成像过程，并有助于了解整个共轴系统的特点。

19. 第一主焦点：把点光源放在主光轴上，若某一点发出的光线通过折射系统后变为平行主光轴的光线，这一点叫作共轴球面系统的第一主焦点，记作 F_1。

20. 第二主焦点：平行于主光轴的光线，通过折射系统后与主光轴相交的点称为系统的第二主焦点，记作 F_2。

21. 第一主平面和第一主点：通过 F_1 的入射光线的延长线与它通过系统后的出射光线的反向延长线相交于一点，通过该点作垂直于主光轴的平面，该平面称为第一主平面；第一主平面与主光轴的交点称为第一主点，记作 H_1。

22. 第二主平面和第二主点：平行于主光轴的入射光线的延长线与它通过系统后的出射光线的反向延长线相交于一点，通过该点作垂直于主光轴的平面，该平面称为第二主平面；第二主平面与主光轴的交点称为第二主点，记作 H_2。

23. 第一焦距和第二焦距：第一主焦点 F_1 与第一主点 H_1 间的距离称为第一

焦距 f_1；第二主焦点 F_2 与第二主点 H_2 间的距离称为第二焦距 f_2。

24. 物距和像距：物到第一主点 H_1 的距离称为物距 u；像到第二主点 H_2 的距离称为像距 v。

25. 第一节点和第二节点：若以任意角度向 N_1 入射的光线都以同样的角度从 N_2 射出，则分别称 N_1、N_2 为第一节点和第二节点。

（三）眼睛

1. 眼睛的光学系统（eye optical system）：外界物体发出的光线经角膜、前房、虹膜、晶状体及后房组成的共轴折射系统后成像在视网膜上，此共轴折射系统即为眼睛的光学系统。

2. 古氏平均眼：把角膜、前房、晶状体、后房组成的共轴光学系统简化成一个光学折射系统，这种眼睛的模型称为古氏平均眼。其全系统的焦度在未调节时为 58.64D，最大调节时为 70.57D。

3. 简约眼（reduced eye）：把眼睛简化为一个单球面折射系统，凸球面的曲率半径 $r=5\text{mm}$，像空间介质的等效折射率为 1.33，视网膜为系统的焦平面，第一、二焦距分别为 $f_1=15\text{mm}$、$f_2=20\text{mm}$。

4. 眼的调节（accommodation）：眼睛的焦度能在一定范围内改变，将远近不同物体成像在视网膜上，眼睛这种改变自身焦度的本领称为眼的调节。

5. 眼的远点（far point）：眼睛在完全不用调节的情况下能看清物体的最远点叫作眼的远点。

6. 眼的近点（near point）：眼睛通过调节能够看清的物体的最近点叫作眼的近点。

7. 明视距离（comfortable visual distance）：在日常工作中，最适宜的不致引起过分疲劳的距离约为 25cm，这个距离称为明视距离。

8. 视角（visual angle）：从物体两端射到眼中节点的光线所夹的角度称为视角，它决定了物体在视网膜上成像的大小。在白天照明较好时，眼能分辨的最小视角为 $1'$。

9. 视力（visual acuity）：眼睛所能分辨的最小视角 α 的倒数表示了眼的分辨本领，称为视力，即

$$视力=\frac{1}{\alpha} \tag{9-14}$$

式中，α 单位为 $(')$（分）。如 $\alpha=0.67'$，则视力为 1.5。

10. 正视眼：眼睛不调节时，若平行光进入眼内刚好在视网膜上形成一个清晰的像，这种眼睛叫正视眼。

11. 近视眼（near sight）：远点在有限距离处，即对较远的物体看不清楚的眼。眼不调节时，平行光在视网膜前一点会聚，然后又发散，致使在视网膜上

所成的像模糊不清。矫正方法：配戴适当焦度的凹透镜。所戴眼镜的度数为

$$\Phi=\frac{1}{f}=\frac{1}{-X_{\mathrm{f}}}(\times 100\ 度)<0 \qquad (9\text{-}15)$$

式中，X_{f} 为眼睛的远点。

12. 远视眼（far sight）：近点变远的眼，使眼前 25cm 处的物体成像在视网膜之后。眼不调节时，平行光会聚在视网膜后面，在视网膜上得不到清晰的像。矫正方法：配戴适当焦度的凸透镜。所戴眼镜的度数为

$$\Phi=\frac{1}{f}=(\frac{1}{X_{\mathrm{n}}}+\frac{1}{25})(\times 100\ 度) \qquad (9\text{-}16)$$

式中，X_{n} 为眼睛的近点。

13. 散光眼（astigmatism）：近视眼和远视眼是球面性屈光不正，而散光眼的角膜不是球面，而是一个非对称性折射面，不能将点物成点像，而是形成有一定长度的线段。矫正方法：配戴适当焦度的圆柱透镜。

（四）几种医用光学仪器

1. 放大镜（magnifier）：为了看清楚微小物体或物体的细节，需要把物体移近眼睛，增大物体对人眼的视角，使物体在视网膜上产生一较大的像。但是，眼睛的调节是有限的，要看清微小物体的细节，既要使物体对眼睛有足够大的视角，又要有合适的距离。对人眼来说这两个要求是相互矛盾的。解决此矛盾的办法是在眼前放置一个会聚透镜，用来增大物体对人眼的视角。这个会聚透镜称为放大镜。

2. 放大镜的角放大率（angular magnification）：使用放大镜时，将物体放在其焦点以内，使像成在明视距离处，设不用放大镜时，物放在明视距离处时的视角为 β，使用放大镜时像（或物）的视角为 γ，则放大镜的放大率 α 为

$$\alpha=\frac{\gamma}{\beta}=\frac{25}{f} \qquad (9\text{-}17)$$

式中，f 为放大镜的焦距，单位为 cm。

3. 光学显微镜（microscope）：光学显微镜是生物学和医学中广泛使用的仪器，其放大倍数为 $10^{2}\sim 10^{3}$ 倍，是我们了解微观世界的工具。普通光学显微镜由两组会聚透镜组成：物镜（objective）和目镜（eyepiece）。显微镜的光学原理是将观察物放在物镜焦点外接近焦点的位置，经物镜成一放大倒立的实像，目镜的作用相当于放大镜，因此该实像成在目镜焦点内靠近焦点的位置，经目镜放大后，最后获得一倒立放大的像。

4. 光学系统的分辨本领（resolving power）：利用光学系统观察较为复杂的物体，其画面可以看成由许多不同亮度、不同位置的物点的像所组成。每个物点所成的像实际上是具有一定大小的艾里斑，若两物点的像太近，艾里斑彼此重叠太多，物体的细节将变得模糊不清。因此，衍射现象限制了光学系统分辨

物体细节的能力，光学系统能分辨两物点间最短距离的倒数称为光学系统的分辨本领。

5. 瑞利判据（Rayleign criterion）：当一物点的衍射图样的亮斑中心，恰好与另一物点的衍射图样中的第一暗环重合时，两物点之间的距离恰好是可以分辨的极限距离，这一论据称为瑞利判据。

6. 显微镜的分辨本领：显微镜能分辨两点之间的最短距离称为最小分辨距离，最小分辨距离的倒数称为显微镜的分辨本领或分辨率。根据显微镜的具体使用情况，阿贝指出，物镜所能分辨两点之间的最短距离为

$$Z = \frac{1.22\lambda}{2n\sin u} \tag{9-18}$$

式中，λ 是光波的波长；n 是物镜与标本之间介质的折射率；u 为物点发出的光线与物镜边缘所成锥角的一半。$n\sin u$ 称为物镜的数值孔径（numerical aperture），用 N·A 表示，因此，上式可写成

$$Z = \frac{0.61}{N \cdot A}\lambda \tag{9-19}$$

可见，物镜孔径数越大，照射光波长越短，显微镜能分辨的最短距离越小，越能看清物体的细节，显微镜的分辨本领也越强。提高显微镜的分辨本领的方法：一是增大物镜的孔径数；二是减少照射光波的波长。

7. 纤镜（fiber scope）：由透明度很好的玻璃等拉成很细的丝，并在其外表面涂上一层折射率较低的物质构成光导纤维，由很多根光导纤维捆缚成束称为纤镜，又称纤维内镜。

当光束从空气向纤维端面投射时，不至于向侧面泄漏光的最大入射角满足

$$\sin i = \frac{1}{n_0}\sqrt{n_1^2 - n_2^2} \tag{9-20}$$

式中，n_1、n_2 分别为纤维的折射率和涂层物质的折射率；n_0 为纤维外介质的折射率；而 $n_0\sin i$ 称为光学玻璃纤维的数值孔径（N·A）。

纤镜在医学中的作用：

1）把外部强光导入人体器官内；

2）把器官内壁的图像导出体外。

8. 荧光显微镜（fluorescence microscope）：荧光显微镜与普通显微镜的主要区别是所用的光源不同。荧光显微镜以紫外线作光源，激发标本中荧光物质产生荧光，以进行观察，荧光显微镜得到的是物体的荧光图像。

9. 偏光显微镜（polarized light microscope）：偏光显微镜是将普通光源改变为偏振光进行镜检，以鉴别某一物质具有单折射性（各向同性）或双折射性（各向异性）。在使用前使起偏器和检偏器的透光轴互相垂直，此时显微镜中的视场呈黑暗（光强度为零），若将具有双折射性质的标本置于载物台的圆孔处，

视野将变亮，旋转载物台上的标本可以观察到明暗的变化。偏光显微镜主要用来观察某些具有双折射现象的物质和旋光物质，如生物体的某些组织：骨骼、牙齿、蛋白质、核酸等。

10. 相差显微镜（phase contrast microscope）：相差显微镜是一种将光线通过透明标本细节时所产生的光程差（即相位差）转化为光强差的特种显微镜。

光线通过比较透明的标本时，光的波长（颜色）和振幅（亮度）都没有明显的变化。因此，用普通光学显微镜观察未经染色的标本（如活的细胞）时，其形态和内部结构往往难以分辨。然而，由于细胞各部分的折射率和厚度不同，光线通过这种标本时，直射光和衍射光的光程就会有差别。随着光程的增加或减少，加快或落后的光波的相位会发生改变（产生相位差）。人的肉眼感觉不到光的相位差，但相差显微镜能通过其特殊装置——环状光阑和相板，利用光的干涉现象，将光的相位差转变为人眼可以察觉的振幅差（明暗差），从而使原来透明的物体表现出明显的明暗差异，对比度增强，使我们能比较清楚地观察到普通光学显微镜和暗视野显微镜下都看不到或看不清的活细胞及细胞内的某些细微结构。

11. 电子显微镜（electron microscope）：电子显微镜是根据电子光学原理，用电子束和电子透镜代替光束和光学透镜，使物质的细微结构在非常高的放大倍数下成像的仪器。

光学显微镜的分辨本领受到照射光波长的限制，波长越短，分辨本领越高。若用电子束代替光波，电子束在 10kV 的加速电压下，其物质波波长约为 0.12nm，远小于光波波长，尽管电子显微镜的孔径数只有 0.02，但实际分辨距离仍可小至 0.1nm 左右，使电子显微镜的分辨本领达到数百万倍。电子显微镜又分为透射式电子显微镜和扫描式电子显微镜两种。

12. 激光扫描共焦显微镜（laser scanning confocal microscope，LSCM）：激光扫描显微镜是建立在光学显微镜及各种扫描显微镜基础上的一种新型的扫描成像系统。利用聚焦的激光束在样品表面扫描，同时利用光电检测器件接收样品反射光（或透射光），样品结构的变化使反射光（或透射光）强度改变，因而使光电检测器的输出电流改变，经信号处理，同步显示在计算机屏幕上。

激光扫描共焦显微镜是 20 世纪 80 年代问世的一种新型分析仪器，由于其具有高分辨率、高灵敏度、高放大率等特点，在细胞水平上能做多种功能测量和分析，成为分析细胞学的重要研究工具。它对活细胞分层扫描后得到光学切片，可进行细胞三维重建。测量分析细胞形态学参数和荧光强度。利用荧光探针标记 LSCM 可以对细胞内微细结构和离子的动态变化进行定性、定量、定时和定位分析。LSCM 可以进行显微手术、细胞分选、细胞胞间通信和膜的流动性等测量。它的应用前景非常广泛，将为生物医学和生命科学领域的科研工作提供新的手段。

二、解题指导——典型例题

【例 9-1】 人眼前一小物体，距人眼 25cm，今在人眼和小物体之间放置一块平行平面玻璃板，玻璃板的折射率为 1.5，厚度为 5mm。试问此时看小物体相对它原来的位置移动多远？

已知：$u=a=25$cm，$n=1.5$，$d=5$mm，$r_1=r_2=\infty$；求：$\Delta S=?$

解：如图 9-1 所示，采用逐次成像法。第一次以 O_1 为原点，物距 $u=a$，曲率半径 $r_1=\infty$，代入单球面折射成像公式得

$$\frac{1}{a}+\frac{n}{v_1}=\frac{n-1}{r_1}=0$$

解得 $v_1=-na$。

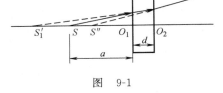

图 9-1

第二次成像，以 O_2 为原点，物距为

$$u_2=v_1-d=-na-d$$

曲率半径 $r_2=\infty$，代入单球面折射成像公式得

$$\frac{n}{-(na+d)}+\frac{1}{v_2}=\frac{1-n}{r_2}=0$$

解得

$$v_2=-\left(a+\frac{d}{n}\right)$$

小物体的像向着玻璃板移动了

$$\Delta S=a-（|v_2|-d）=d\left(1-\frac{1}{n}\right)=5\times\left(1-\frac{1}{1.5}\right)\text{mm}=\frac{5}{3}\text{mm}$$

答：小物体的像向着玻璃板移动了 5/3mm。

【例 9-2】 在报纸上放一个平凸透镜，如图 9-2 所示，眼睛通过透镜看报纸，当平面在上时，报纸的虚像在平面下 13.3mm 处，当凸面在上时，报纸的虚像在凸面下 14.6mm 处。若透镜的中央厚度为 20mm，求透镜的折射率和凸球面的曲率半径。

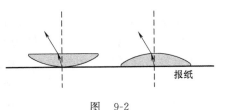

图 9-2

已知：$v_1=-13.3$mm，$v_2=-14.6$mm，$u_1=u_2=d=20$mm；求：$n=?$ $r=?$

解：人眼看到的是字透过透镜成的像。第一种情况，字在球面的顶点，字经过平面折射成像，由单球面折射成像公式得

$$\frac{n}{u_1}+\frac{1.0}{v_1}=0$$

代入已知得

$$\frac{n}{20}+\frac{1.0}{-13.3}=0 \tag{1}$$

第二种情况，字经过单球面折射成像，由单球面折射成像公式得

$$\frac{n}{u_2}+\frac{1.0}{v_2}=\frac{n-1.0}{r}$$

代入已知得

$$\frac{n}{20}+\frac{1.0}{-14.6}=\frac{n-1.0}{r} \tag{2}$$

解（1）、（2）两方程，得：$n=1.5$，$r=-76.48$mm。

答：透镜的折射率为 1.5，凸球面的曲率半径为 76.84mm。

【例 9-3】 如图 9-3 所示，薄透镜是一透明容器，两侧呈曲率半径相同的凹球面，器壁甚薄，可不计厚度。左侧为空气，右侧为 $n_2=4/3$ 的水。试问在容器中倒入液体的折射率 n_x 为多大时，才能对左侧轴上 10cm 远的实物产生一正立、同大的虚像？

已知：$r_1=-r$，$r_2=r$，$n_1=1.0$；**求**：$n_x=$？

解：产生正立同大的虚像，为无焦系统，系统的光焦度 $\Phi=0$。又因系统的焦度为两个折射球面的和，即

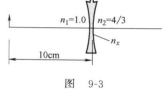

图 9-3

$$\Phi=\Phi_1+\Phi_2=\frac{n_x-n_1}{-r}+\frac{n_2-n_x}{r}=0$$

又 $n_2=4/3$，且 $r\neq\infty$，故有

$$-(n_x-n_1)+(n_2-n_x)=0$$

即

$$n_x=\frac{1}{2}(n_1+n_2)=\frac{1}{2}\left(1+\frac{4}{3}\right)=\frac{7}{6}$$

答：容器中到入液体的折射率为 7/6。

【例 9-4】 如图 9-4 所示，已知图中 1 和 1′是一对共轭光线，作图求 2 的共轭光线。

解：已知共轴球面系统的节点、主点、共轭光线 1 和 1′及光线 2，求 2 的共轭光线的步骤如下（见图 9-5）：

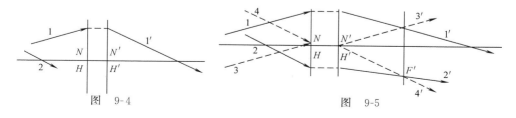

图 9-4   图 9-5

（1）过节点 N、N' 作平行于 1 的共轭辅助光线 3 和 3'，3' 必定和 1' 交于系统第二焦平面上一点，过此交点作光轴的垂线，得到第二主焦点。

（2）过节点 N、N' 作平行于 2 的共轭辅助光线 4 和 4'，4' 交于系统第二焦平面上一点。

（3）延长光线 2，交于第一主平面上一点，其共轭光线 2' 必定由第二主平面上的等高点出发，过 4' 与第二焦平面的交点出射。

【例 9-5】 眼睛的构造简单地可用一折射球面来表示，其曲率半径为 5.55mm，内部为折射率等于 4/3 的液体，外部是空气，其折射率近似地等于 1。试计算眼球的两个焦距。用右眼观察月球时月球对眼的张角为 1°，问视网膜上月球的像有多大？

已知：$r=5.55mm$，$n_2=4/3$，$\alpha=1°$；**求：**$f_1=?$ $f_2=?$ $h'=?$

解：第一焦距：当 $v=\infty$ 时，根据单球面折射成像公式

$$\frac{n_1}{u}+\frac{n_2}{v}=\frac{n_2-n_1}{r}$$

可得

$$f_1=\frac{n_1 r}{n_2-n_1}=\frac{5.55}{\frac{4}{3}-1}mm=16.65mm$$

第二焦距：当 $u=\infty$ 时，根据单球面折射成像公式

$$\frac{n_1}{u}+\frac{n_2}{v}=\frac{n_2-n_1}{r}$$

可得

$$f_2=\frac{n_2 r}{n_2-n_1}=\frac{\frac{4}{3}\times 5.55}{\frac{4}{3}-1}mm=22.2mm$$

如图 9-6 所示，当 $\alpha=1°$ 时，由折射定律 $n_1\sin\alpha=n_2\sin\beta$ 可得

$$\sin\beta=\frac{n_1}{n_2}\sin\alpha$$

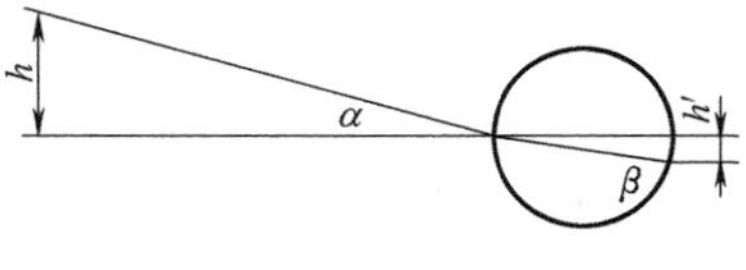

所以

图 9-6

$$h'=f_2\tan\beta\approx f_2\sin\beta=f_2\frac{n_1}{n_2}\sin\alpha=\left(22.2\times\frac{3}{4}\times 0.01746\right)mm=0.29mm$$

答：眼球的两个焦距分别为：第一焦距为 16.65mm，第二焦距为 22.2mm；用右眼观察月球时月球对眼的张角为 1°，视网膜上月球的像有 0.29mm 大。

【例 9-6】 把人眼的晶状体看成距视网膜 2cm 的一个简单透镜。有人能看清距离在 100cm 到 300cm 间的物体。试问：（1）此人看清远点和近点时，眼睛透

镜的焦距是多少？（2）为看清 25cm 远的物体，需配戴多少度的眼镜？

已知：$X_f = 300cm$，$X_n = 100cm$，$v = 2cm$，$u_n = 25cm$；**求**：$f_f = ?$ $f_n = ?$ $\Phi = ?$

解：根据透镜成像公式 $\dfrac{1}{u} + \dfrac{1}{v} = \dfrac{1}{f}$，可得近点时透镜焦距

$$f_n = \frac{uv}{u+v} = \frac{X_n v}{X_n + v} = \frac{100 \times 2}{100 + 2} cm = 1.96cm$$

同理可得远点时透镜焦距 $f_n = \dfrac{uv}{u+v} = \dfrac{X_f v}{X_f + v} = \dfrac{300 \times 2}{300 + 2} cm = 1.99cm$

为看清 25cm 远的物体，必须将此物体成像在眼前 100cm 处，即需配戴眼镜的焦度为

$$\Phi = \frac{1}{f} = \frac{1}{u} + \frac{1}{v} = \frac{1}{u_n} + \frac{1}{-X_n} = \left(\frac{1}{0.25} + \frac{1}{-1.00} \right) D = 3D = 300 \text{ 度}$$

答：此人看清远点和近点时，眼睛透镜的焦距分别为近点时透镜焦距 1.96cm 和远点时透镜焦距 1.99cm；为看清 25cm 远的物体，需配戴 300 度眼镜。

【例 9-7】 一架显微镜，物镜焦距为 4mm，中间像成在物镜第二焦点后 160mm 处。如果目镜是 20×，问显微镜总的放大率是多少？

已知：$f_1 = 4mm$，$v_1 = 164mm$，$\alpha = 20$；**求**：$M = ?$

解：根据透镜成像公式，显微镜的物镜成像公式为

$$\frac{1}{u_1} + \frac{1}{v_1} = \frac{1}{f_1}$$

可求得物距为

$$u_1 = \frac{f_1 v_1}{f_1 - v_1} = \frac{4 \times 164}{4 - 164} mm = -4.1mm$$

被观察物恰在物镜物方焦点外一点点的地方，所以物镜的线放大率为

$$m = \frac{v_1}{u_1} = \frac{164}{-4.1} = -40$$

所以显微镜的总放大率 $M = (-40) \times 20 = -800$，得放大的倒像。

答：显微镜总的放大率是 800。

【例 9-8】 如图 9-7 所示，惠更斯目镜由两片平凸薄透镜组成，物镜 L₁ 的焦距为 3a，接目镜 L₂ 的焦距为 a，两透镜间距为 2a。试用作图法求惠更斯目镜的焦距以及焦点、主点的位置。

解：如图 9-8 所示，作图法求系统的基点的步骤是：

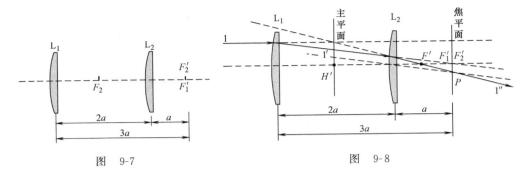

图 9-7　　　　　　　　　　　图　9-8

(1) 作一条平行于主光轴的入射光线 1，该光线过物镜 L_1 后，拐向 L_1 的焦点 F_1'；$1'$ 为光线 1 在物镜 L_1 和接目镜 L_2 之间的共轭光线。

(2) 过透镜 L_2 的光心（L_2 的主点和节点）作一条平行于光线 $1'$ 的辅助线（图中用虚线），该辅助线交接目镜 L_2 的焦平面于 P 点。

(3) $1'$ 在 L_1 后的共轭光线 $1''$ 必经过 P 点。

(4) $1''$ 与光轴的交点就是系统的第二主点焦点 F'；反向延长 $1''$，该延长线与光线 1 的延长线交点必在系统的第二主平面上。过两延长线交点作光轴的垂线，交光轴于第二主点（平行于光轴的入射光线到达第二主平面上开始拐折，并拐向系统的第二焦点）。

由图 9-8 可以看出，系统的第二焦距为 $1.5a$，为正值，是会聚系统。可以作一条平行光轴的出射光线，用同样的方法求系统的第一主点和第一主焦点。

【例 9-9】 已知地球到月球的距离是 3.84×10^8 m，设来自月球的光的波长为 600nm，若地球上用物镜直径为 1m 的天文望远镜观察时，刚好将月球的环形山上的两点分开，则两点的距离为多少？

已知：$R=3.84\times10^8$ m，$\lambda=600$ nm，$D=1$ m；**求**：$L=?$

解：直径 $D=1$ m 的望远镜的最小分辨角

$$\theta_R=1.22\frac{\lambda}{D}$$

地球到月球的距离 $R=3.84\times10^8$ m，若月球上点距离为 L，则分辨角为：$\theta_R\approx L/R$，所以

$$1.22\frac{\lambda}{D}\approx\frac{L}{R}$$

因此

$$L\approx1.22\frac{\lambda}{D}R=1.22\times\frac{600\times10^{-9}}{1}\times3.84\times10^8\,\text{m}=281\text{m}$$

答：刚好将月球的环形山上的两点分开，两点的距离为 281m。

【例 9-10】 一个折射率为 1.5 的双凸厚透镜的前后表面的曲率半径均为 10cm，中心厚度为 5cm，将一小物体置于距前表面的 50cm 的左侧光轴上，求最后成像的位置及像的虚实情况。

已知： $n=1.5$，$r_1=-r_2=10cm$，$d=5cm$，$u_1=50cm$；**求：** $v_2=?$

解： 本题是一个两次折射成像问题。第一次折射成像，根据单球面折射成像公式

$$\frac{1}{u_1}+\frac{n}{v_1}=\frac{n-1}{r_1}$$

所以有

$$\frac{1}{50}+\frac{1.5}{v_1}=\frac{1.5-1}{10}$$

解得 $v_1=50cm$。

第二次折射成像，根据单球面折射成像公式 $\quad \frac{n}{u_2}+\frac{1}{v_2}=\frac{1-n}{r_2}$

所以有

$$\frac{1.5}{-(50-5)}+\frac{1}{v_2}=\frac{1-1.5}{-10}$$

解得 $v_2=12cm$。

答： 最后成像于后表面右侧 12cm 处，为实像。

三、课后训练

(一) 填空题

1. 单球面成像公式只适用于_____。

2. 单球面的折射本领用_____来表示，它的单位是_____。

3. 对于两个或两个以上的单球面，若它的曲率中心在同一直线上，则这些单球面就构成一个_____。

4. 薄透镜的焦距越短，它对光线的会聚或发散本领越_____，因此人们用_____表示透镜对光线会聚或发散的本领，称为透镜的焦度。

5. 球面相差形成的原因是_____经透镜折射后不能会聚于光轴上一点，从而产生相差，消除球面相差的方法是_____。

6. 色相差的产生，是由于透镜对不同颜色的光线的_____不同，使得不同波长的光经透镜折射后不能在_____成像，消除色像差的方法是把具有不同折射率的_____和_____适当配合，使得一个透镜的色相差被另一个透镜所抵消。

7. 人眼之所以能把远近不同的物体成像在视网膜上，是因为眼的_____

能在一定范围内自动改变，眼睛能改变_____的这种本领称为_____。

8. 某同学所能分辨的最小视角为 $2'$，则其视力为_____。

9. 在日常工作中，在适当的照度下，最适宜而又不易引起眼睛过度疲劳的距离为_____，这一距离称为视力正常的人的_____。

10. 把焦距为 20cm 的凸透镜与焦距为－40cm 的凹透镜密接在一起，则透镜组的焦度为_____。

11. 一远视眼患者，其近点为 120cm，要使他看清眼前 12cm 处的物体，必须配戴_____度的凸透镜。

12. 正常人眼，远点在无穷远，近点约在眼前 10cm 处。与正常人眼相比，近视眼远点变得更加_____，近点变得更加_____；远视眼远点变得更加_____，近点变得更加_____。

13. 迎面驶来的汽车两盏前照灯相距 1.2m，则当汽车距离为_____时，人眼睛才能分辨这两盏前照灯。假设人的眼瞳直径为 0.5mm，而入射光波长为 550.0nm。

14. 角膜与晶状体之间充满水状液，称为_____，在晶状体后眼的内腔充满了黏性的透明体物质称为_____。

15. 一般来说散光眼的矫正应该配戴适当焦度的_____透镜。

16. 光学系统能分辨开两物体的最短距离称为_____，它的倒数称为光学系统的_____。

17. 提高显微镜分辨本领的两个途径是_____和_____。

（二）选择题

1. 单球面折射成像公式适用条件是［　　］。

A. 平行光入射　　　B. 近轴光线入射　　　C. $n_2 > n_1$　　　　　　D. $n_1 > n_2$

2. 有一玻璃球（$n=1.5$）放在空气中，其半径为 10cm，如一个点光源放在球前 40cm 处，则［　　］。

A. 所成的像在球后为实像　　　　　　　　B. 所成的像在球前为实像

C. 所成的像在球后为虚像　　　　　　　　D. 所成的像在球前为虚像

3. 不属于共轴球面系统的三对基点概念的是［　　］。

A. 两焦点　　　　B. 两主轴　　　　C. 两节点　　　　D. 两主点

4. 下列四种说法正确的是［　　］。

A. 游泳池的实际水深比站在池边的人所感觉到的水深要深

B. 二氧化碳（$n=1.63$）中的凸透镜（$n=1.50$）将具有会聚性质

C. 空气中的凸薄透镜对一切实物构成一倒立实象

D. 空气中的凹薄透镜对实物均得一正立的虚象

5. 两个薄凸透镜，焦距分别为 f_1 和 f_2，将它们叠在一起组成一个系统，则

其总的焦距应是 [ ]。

    A. $f=f_1+f_2$ B. $f=-f_1f_2/(f_1+f_2)$

    C. $f=f_1f_2/(f_1+f_2)$ D. $f=(f_1+f_2)/f_1f_2$

6. 戴一160 度眼镜的人一定是近视眼，其远点在 [ ] 处。

    A. 1m   B. 2.5m   C. 0.63m   D. 1.6m

7. 某人既是近视眼又是老花眼，他的眼睛的调节范围为 $0.40\sim2.0m$，他应该如何配镜才能将其调节范围扩大到 $0.25\sim\infty$ [ ]。

    A. 看远处时戴 0.5D 的凹透镜，看近处时戴 1.5D 凸透镜

    B. 看远处时戴 1.5D 的凹透镜，看近处时戴 0.5D 凸透镜

    C. 看远处时戴 0.5D 的凸透镜，看近处时戴 1.5D 凹透镜

    D. 看远处时戴 1.5D 的凸透镜，看近处时戴 0.5D 凹透镜

8. 在显微镜中，使用油浸物镜的目的是 [ ]。

    A. 增大数值孔径   B. 提高放大倍数

    C. 保护镜头，防止污染   D. 增大物镜的折射率

9. 使用电子显微镜的优点是 [ ]。

    A. 反差明显，灵敏度高   B. 不需对标本进行染色

    C. 便于观察蛋白质和核酸   D. 提高分辨本领，增大放大率

10. 关于显微镜分辨本领和放大率之间的关系，正确的说法是 [ ]。

    A. 显微镜分辨本领越高，放大率就越大

    B. 显微镜分辨本领只决定于物镜，与放大率无直接关系

    C. 提高显微镜的放大率，分辨本领不一定提高

    D. 以上说法均不正确

11. 关于显微镜的分辨本领，下列说法正确的是 [ ]。

    A. 分辨本领是显微镜分辨物体细微结构的能力

    B. 在所用光波波长一定的条件下，孔径数值越大，显微镜分辨本领越强

    C. 显微镜的分辨本领不仅与孔径数值有关，还同时与所用光波的波长有关

    D. 显微镜物镜所能分辨的两点间的最小距离越大，其分辨本领越大

12. 远视眼的常见原因是 [ ]。

    A. 角膜曲率半径大   B. 角膜离视网膜距离大

    C. 角膜离视网膜距离小   D. 角膜上各处曲率半径不同

13. 有关散光眼，下列说法正确的是 [ ]。

    A. 散光眼的角膜不是球面，而是一个非对称性折射面

    B. 散光眼不能将点物成点像，而是形成一定长度的线段

    C. 散光眼的矫正方法是配戴一定焦度的圆柱透镜

    D. 对于单纯近视散光，应配戴适当焦度的凸圆柱透镜

14. 关于眼睛，下列说法正确的是 〔　　　〕。

A. 从光学观点看，眼睛是由多种介质组成的共轴球面系统

B. 生理学上把眼睛简化为半径为 5cm、介质折射率为 1.33 的单球面折射系统

C. 眼睛的调节是通过改变晶状体表面的曲率来完成的

D. 正常人眼的视网膜位于角膜的焦点处

15. 照相机的透镜往往采用两个薄透镜胶合而成，一个是焦距为 10cm 的凸透镜另一个是焦距为 15cm 的凹透镜，那么这一透镜组的焦距为〔　　　〕。

A. 5cm　　　　　　　　B. 6cm　　　　　　　　C. 20cm　　　　　　　　D. 30cm

16. 已知某人一只眼睛的标准对数视力为 5.0，此眼的国际标准视力为〔　　　〕。

A. 0.1　　　　　　　　B. 0.5　　　　　　　　C. 1.0　　　　　　　　D. 1.5

（三）计算题

1. 一个折射率为 1.6 的玻璃哑铃，长 20cm，两端的曲率半径为 2cm。若在离哑铃左端 5cm 处的轴上有一物点，试求像的位置和性质。

2. 简化眼把人眼的成像归结为只有一个曲率半径为 5.7mm、介质折射率为 1.333 的单球面折射，求这种简化眼的焦点的位置和焦度。

3. 有一玻璃球，折射率为 n，半径为 R，放在空气中。（1）物在无穷远处时，经过球成像在何处？（2）物在球前 $2R$ 处时像在何处？像的大小如何？

4. 一个半径为 100mm 的玻璃球，折射率为 1.53。球内有两个气泡，看起来一个恰好在球心，另一个在球的表面和球心之间，求两个气泡的实际位置。

5. 某人在其眼前 2.5m 远的物看不清，问需配戴怎样焦度的眼睛才能使眼睛恢复正常。另一个人对在其眼前 1m 内的物看不清，问需配戴怎样焦度的眼镜才能使眼睛恢复正常。

6. 将凹面镜浸没在折射率为 1.33 的水中，小物置于此镜前 30cm 处的光轴上时，像成在镜前 9cm 处的光轴上，求该球面镜的曲率半径和焦度。

7. 由折射率为 1.5 的玻璃制成的薄透镜置于空气中时焦距为 10.0cm，问置于折射率为 1.33 的水中时焦距是多少？

8. 折射率为 1.5 的双凸薄透镜的焦距为 12cm，（1）若其前后表面的曲率半径相等，将其置于空气中，求它们的曲率半径。（2）让其一个面在空气中，且曲率半径不变。另一个面浸泡在折射率为 1.33 的水中。若要保持此双凸薄透镜的焦距仍为 12cm，求浸泡在水中的那个表面的曲率半径应当变为多少？

9. 三个焦距均为 20cm 的双凸薄透镜组成共轴光学系统，两相邻透镜间的距离都是 30cm，将高度为 1cm 的物体放置在距第一个透镜 60cm 的左侧光轴上，求最后成像的位置和高度以及像的倒正、放缩和虚实情况。

10. 若放大镜的焦距为 5cm，若像成在该放大镜前 25cm 处，求物距和横向放大率。

11. 显微镜的物镜焦距为 1cm，目镜焦距为 3cm，两镜间距为 20cm，求该显微镜的视角放大率。物体应放在何处才能使最终像成在目镜前 25cm 处？此时显微镜系统的放大率是多少？

12. 如图 9-9 所示，已知共轴球面系统的主点、焦点，作图求光线 1 的共轭光线 1′。

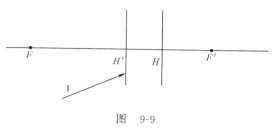

13. 一球形透明体放在空气中，它恰好能将无穷远处来的近轴平行光会聚在第二个折射面的顶点，则透明体的折射率为多少？

图 9-9

四、习题答案

（一）填空题

1. 近轴光线　2. 焦度　屈光度 D　3. 共轴球面系统　4. 强　焦距的倒数　5. 远近轴光线　增加光阑　6. 折射率　同一点　凸透镜　凹透镜　7. 焦度　自身焦度　眼的调节　8. 0.5　9. 25cm　明视距离　10. 2.5D　11. 750　12. 近　近　无限远　远　13. 900m　14. 房水　玻璃体　15. 柱面　16. 最小分辨距离　分辨本领　17. 增大物镜的数值孔径　减小照射光波的波长

（二）选择题

1. B　2. A　3. B　4. A　5. C　6. C　7. A　8. A　9. D　10. BC　11. ABC　12. AC　13. ABC　14. ABC　15. D　16. C

（三）计算题

略

第十章

X 射 线

一、本章知识要点

（一）X 射线的基本性质

1. 电离作用（electrolytic dissociation）：X 射线能使某些物质的原子、分子电离。

2. 荧光作用（fluorescence function）：X 射线本身是不可见光，但它能使某些物质发出可见的荧光。

3. 光化学作用（photochemical effect）：X 射线能使多种物质发生光化学反应，例如可使照相底片感光。

4. 生物效应（biological effect）：X 射线照射生物体，能使生物体产生各种生物效应，如使细胞损伤、生长受到抑制甚至坏死等。

5. 贯穿本领（penetrability capability）：X 射线对各种物质都具有一定的穿透作用，称为 X 射线的贯穿本领。研究表明，物质对 X 射线的吸收程度与 X 射线的波长有关，也与物质的原子序数或密度有关。

6. X 射线的衍射：利用晶体作为空间光栅，可获得 X 射线的衍射图样。由布拉格方程得反射时的相干加强条件为

$$2d\sin\theta = k\lambda, \ k=1, 2, 3, \cdots \tag{10-1}$$

式中，d 是晶格常数；θ 是掠射角。此式称为布拉格定律（Bragg law）。

（二）X 射线的产生

1. 韧致辐射（braking radiation）：高速运动的电子进入靶内，在靶核的库仑场作用下骤然减速，速度连续减小，发射出波长连续的 X 射线，这种辐射称韧致辐射。

2. 韧致辐射的基本条件（main conditions of braking radiation）：①有高速运动的电子流；②有适当的障碍物——靶，用来阻止电子的运动，把电子的动能转变为 X 射线的能量。

3. 同步辐射（synchrotron radiation）：电子在同步回旋加速器中做圆周运

动时产生的辐射，称同步辐射。

4. X 射线产生装置：X 射线管、低压电源、高压电源、整流电路。

5. 管电压（tube voltage）：阴阳两极间所加的几十千伏到几百千伏的直流高压。

6. 管电流（tube current）：阴极发射的热电子在电场作用下高速奔向阳极所形成的电流。

7. 实际焦点（actual focal point）：电子流撞击靶面上的面积称为实际焦点，实际焦点的大小和灯丝的形状有关。长灯丝，焦点大；短灯丝，焦点小。

8. 有效焦点（effective focal point）：实际焦点的投影面积。

（三）X 射线的强度和硬度

1. X 射线的强度：单位时间内通过与射线方向垂直的单位面积的辐射能量。X 射线的强度主要通过调节管电流的方法调节。医学上常用管电流的毫安数（mA）来表示，称为毫安率。

2. X 射线的硬度：指 X 射线的贯穿本领，由单个 X 光子的能量决定。主要通过调节管电压来调节。医学上常用管电压的千伏数（kV）来表示，称为千伏率。

（四）X 射线谱

1. X 射线谱（X-ray spectrum）：X 射线管产生的 X 射线，包含各种不同的波长成分，将其强度按照波长的顺序排列开来的图谱，称为 X 射线谱。

2. 连续 X 射线谱（continuous X-rays spectrum）：X 射线管中高速电子流被阳极靶阻挡急剧减速，产生韧致辐射，由于高速电子和靶原子核的相互作用不同，辐射出来的光子能量具有各种数值，因此该辐射谱被称为连续 X 射线谱。其短波极限 λ_{min}（单位：nm）与管电压 U（单位：kV）成反比：

$$\lambda_{min} = \frac{1.242}{U} \tag{10-2}$$

3. 标识 X 射线谱（characteristic X-rays spectrum）：高速电子轰击阳极靶打出靶原子的内层电子，形成的空位被较外层电子填补时产生辐射，由于阳极靶原子具有特定的能级，因此该辐射谱被称为标识 X 射线谱。

（五）X 射线的衰减

1. 单色 X 射线的衰减规律：单色平行 X 射线束通过物质时，沿入射方向 X 射线的强度的变化服从指数衰减规律，即

$$I = I_0 e^{-\mu x} \tag{10-3}$$

式中，I_0 是入射 X 射线的强度；I 是通过厚度为 x 的物质层后的射线强度；μ 称为线性衰减系数（linear attenuation coefficient）；x 是吸收层厚度。

2. 质量衰减系数（mass-attenuation coefficient）：线性衰减系数 μ 与物质的密度 ρ 的比值称为质量衰减系数，记作 μ_m，即

$$\mu_m = \frac{\mu}{\rho} \tag{10-4}$$

质量衰减系数用来比较各种物质对 X 射线的吸收本领。引入质量衰减系数后，X 射线的衰减规律可表示为

$$I = I_0 e^{-\mu x} = I_0 e^{-\mu_m x_m} \tag{10-5}$$

式中，x_m 是质量厚度（mass thickness），$x_m = \rho x$。

3. 半价层（half value layer）：X 射线在物质中强度衰减一半时穿过的物质厚度（或质量厚度）称为物质的半价层，记作 $x_{1/2}$。半价层与衰减系数的关系为

$$x_{1/2} = \frac{\ln 2}{\mu} = \frac{0.693}{\mu} \tag{10-6}$$

$$x_{m/2} = \frac{\ln 2}{\mu_m} = \frac{0.693}{\mu_m} \tag{10-7}$$

4. 衰减系数与波长、原子序数的关系：对于低能 X 射线，质量衰减系数 μ_m 与 X 射线波长 λ 以及吸收体原子序数 Z 的关系为

$$\mu_m = K Z^a \lambda^3 \tag{10-8}$$

式中，K 为常数；对于医用 X 射线，a 取 3.5 左右。从该式可知：①原子序数大的物质，吸收本领大；②波长越长的 X 射线，越容易被吸收。

（六）医用 X 射线透视与 X 射线摄影

1. X 射线在临床治疗上的应用：X 射线在临床上主要用于治疗癌症，其治疗机制是 X 射线通过人体能产生电离作用、康普顿散射及正负电子对，由此诱发一系列生物效应而对生物组织细胞产生破坏作用，尤其是对于分裂活动旺盛或正在分裂的细胞，其破坏力更强。

2. X 射线透视术（X-ray fluoroscopy）：由于体内不同组织或脏器对 X 射线的吸收本领不同，因此强度均匀的 X 射线透过人体不同部位后的强度是不同的，将透过人体后的 X 射线投射到荧光屏上，就可以显示出明暗不同的荧光像。这种方法称为 X 射线透视术。

3. X 射线摄影（X-ray photograph）：如果让透过人体的 X 射线投射到照相胶片上，显像后就可以在照片上看到组织或脏器的影像，该技术称为 X 射线摄影。

4. 数字减影血管造影（digital subtraction angiography，DSA）：利用数字图像技术，把未注入造影剂时获得的影像（称为原像或本底图像）和在血管内注入造影剂后的影像（称为造影像）相减而得到充盈造影剂的血管图像。

（七）X 射线 CT

1. 体素（voxel）：如果介质沿 X 射线传播路径的密度不均匀，则可将整个介质分成若干个很小的体积元，其限度为 l，每一个体积元可视为均匀介质，体积元中的 μ 值相同。该体积元称为体素。

2. X 射线穿过 n 个厚度为 l 的体素的衰减：

$$I_n = I_0 e^{-l(\mu_1 + \mu_2 + \cdots + \mu_n)} \tag{10-9}$$

I_n 值可以测量，I_0 和 l 值为已知，衰减系数之和为

$$\sum_{i=1}^{n} \mu_i = (\mu_1 + \mu_2 + \cdots + \mu_n) = \frac{1}{l}\ln\frac{I_0}{I_n} \tag{10-10}$$

常把某方向各体素衰减系数之和称为投影值，用 p 表示。

3. 图像重建的几种数学方法：①联立方程法；②反投影法；③滤波反投影法；④二维傅里叶变换法；⑤卷积反投影法；⑥迭代法。

4. X-CT 的基本原理：通过 X 射线与检测器的扫描来获得投影矩阵，再由计算机得到各体素的 μ 值和相应 CT 值，并组成图像矩阵，然后利用电子学方法通过数模转换、对比度增强等技术重建断层图像。

5. 像素 CT 值：表达组织密度的物理量，单位是 Hu（Houlsfield），通常以水的 μ 值为比较标准来计算组织的 CT 值，计算公式为

$$\text{CT 值} = \frac{\mu_x - \mu_水}{\mu_水} \cdot K \tag{10-11}$$

其中 K 取 1000。

6. 窗口技术：在 CT 成像中，常把感兴趣部位的对比度增强，无关紧要部位的对比度压缩，使 CT 值差别小的组织得以分辨，从而提高了对微细结构的观察能力和图像分辨能力。

二、解题指导——典型例题

【例 10-1】 某 X 光机的高压为 10 万伏，问发射光子的最大能量多大？算出发射 X 光的最短波长。

已知：$U = 10^5\,\text{V}$；**求**：$E_{max} = ?$ $\lambda_{min} = ?$

解：电子的全部能量转换为光子的能量时，光子的最大能量是 $E_{max} = Ue = 10^5\,\text{eV}$；此时 X 光子的波长最短，为

$$\lambda_{min} = \frac{hc}{eU} = \frac{1.242}{U(\text{kV})} = \frac{1.242}{10^2}\text{nm} = 0.0124\text{nm}$$

答：发射光子的最大能量为 $10^5\,\text{eV}$；发射 X 光的最短波长为 0.0124nm。

【例 10-2】 利用普通光学反射光栅可以测定 X 光的波长，如图 10-1 所示。当掠射角为 θ 而出现 n 级极大值时，出射光线偏离入射光线为 $\theta + \alpha$，α 是偏离 n 级极大出射光线的角度。试证出现 n 级极大的条件是

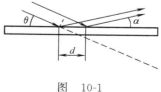

图　10-1

$$2d\sin\frac{2\theta+\alpha}{2}\sin\frac{\alpha}{2}=n\lambda$$

d 为光栅常数（即两刻纹中心之间的距离）。当 θ 和 α 都很小时公式可简化为 $d\left(\theta\alpha+\frac{\alpha^2}{2}\right)=n\lambda$。

证： 相干光出现 n 级极大的条件是两束光的光程差等于 $n\lambda$。而光程差为

$$\delta=d\cos\theta-d\cos(\theta+\alpha)=2d\sin\frac{2\theta+\alpha}{2}\sin\frac{\alpha}{2}$$

根据出现极大值的条件 $\delta=n\lambda$，应有

$$2d\sin\frac{2\theta+\alpha}{2}\sin\frac{\alpha}{2}=n\lambda$$

当 θ 和 α 都很小时，有

$$\sin\frac{2\theta+\alpha}{2}\approx\frac{2\theta+\alpha}{2}=\theta+\frac{\alpha}{2}$$

由此，上式化为

$$d\left(\theta\alpha+\frac{\alpha^2}{2}\right)=n\lambda$$

【例 10-3】 一束 X 光射向每毫米刻有 100 条纹的反射光栅，其掠射角为 $20'$。已知第一级极大与 0 级极大的夹角也是 $20'$。算出入射 X 光的波长。

已知： $d=10^{-2}\text{mm}$，$\theta=20'$，$\alpha=20'$，$n=1$；**求：** $\lambda=?$

解： 根据上例的导出公式 $\qquad 2d\sin\frac{2\theta+\alpha}{2}\sin\frac{\alpha}{2}=n\lambda$

由于 $\theta=20'$，$\alpha=20'$，二者皆很小，故可用简化公式

$$d\left(\theta\alpha+\frac{\alpha^2}{2}\right)=n\lambda$$

由此，得 $\qquad \lambda=\frac{d\alpha}{n}\left(\theta+\frac{\alpha}{2}\right)=\frac{10^{-2}\pi}{3\times180}\left(\frac{\pi}{3\times180}+\frac{\pi}{6\times180}\right)\text{mm}=0.507\text{nm}$

答： 入射 X 光的波长为 0.507nm。

【例 10-4】 已知 Al 和 Cu 对于 $\lambda=7\text{nm}$ 的 X 光的质量衰减系数分别是 $0.5\text{m}^2\cdot\text{kg}^{-1}$ 和 $5.0\text{m}^2\cdot\text{kg}^{-1}$，Al 和 Cu 的密度分别是 $2.7\times10^3\text{kg}\cdot\text{m}^{-3}$ 和 $8.93\times10^3\text{kg}\cdot\text{m}^{-3}$。现若分别单独用 Al 板或 Cu 板作为挡板，使 $\lambda=7\text{nm}$ 的 X 光的强度减至原来强度的 $1/100$。问应选用多厚的 Al 板或 Cu 板？

已知： $\lambda=7\text{nm}$，$\mu_{m1}=0.5\text{m}^2\cdot\text{kg}^{-1}$，$\mu_{m2}=5.0\text{m}^2\cdot\text{kg}^{-1}$，$\rho_1=2.7\times10^3\text{kg}\cdot\text{m}^{-3}$，$\rho_2=8.93\times10^3\text{kg}\cdot\text{m}^{-3}$，$I/I_0=1/100$；**求：** $x_1=?$ $x_2=?$

解： 根据 X 射线的衰减规律 $I=I_0e^{-\mu x}=I_0e^{-\mu_m\rho x}$，可得 $I/I_0=e^{-\mu_m\rho x}$，解得

$$x=\frac{1}{\mu_m\rho}\ln\frac{I_0}{I}$$

对于 Al 板：

$$x_1=\frac{1}{\mu_{m1}\rho_1}\ln\frac{I_0}{I}=\frac{1}{0.5\times2.7\times10^3}\ln100\mathrm{m}=3.41\mathrm{mm}$$

对于 Cu 板：

$$x_2=\frac{1}{\mu_{m2}\rho_2}\ln\frac{I_0}{I}=\frac{1}{5.0\times8.93\times10^3}\ln100\mathrm{m}=0.103\mathrm{mm}$$

答：要选用的 Al 板应厚 3.41mm，Cu 板应厚 0.103mm。

【例 10-5】　滤线板对 X 射线能起什么作用？当同时使用两种不同物质制作的滤线板时，应按什么顺序放置？为什么？

答：滤线板对 X 射线所起的作用是：使软 X 射线成分被强烈吸收，剩下硬度高且放射谱范围比较窄的 X 射线。顺序要求是：后一种滤线板能吸收前一种滤线板发出的标识 X 射线。这是因为各种物质在吸收 X 射线时都发出它自己的标识 X 射线，所以要求后一种滤线板能吸收前一种滤线板发出的标识 X 射线，而后一种滤线板发出的标识 X 射线能被空气吸收。

【例 10-6】　已知某种物质的线性衰减系数为 $200\mathrm{cm}^{-1}$，现有一束单色 X 射线通过该物质后强度减弱了 90%，则该物质的厚度应为多少？

已知：$\mu=200\mathrm{cm}^{-1}$，$I/I_0=10\%$；**求**：$x=?$

解：根据 X 射线的衰减规律 $I=I_0\mathrm{e}^{-\mu x}$，得到 $0.1I_0=I_0\mathrm{e}^{-\mu x}$，即 $\mathrm{e}^{-\mu x}=0.1$。因此

$$x=\frac{\ln10}{\mu}=\frac{2.30}{200}\mathrm{cm}=1.15\times10^{-2}\mathrm{cm}$$

答：物质的厚度应为 $1.15\times10^{-2}\mathrm{cm}$。

三、课后训练

（一）填空题

1. X 射线产生的条件是_____和_____。

2. X 射线的产生装置主要包括_____、_____和_____三部分。

3. 通常情况下用_____来表示 X 射线的强度。

4. 医学上所说的 X 射线的量是指_____与_____的乘积。

5. 在医学上通常用_____来表示 X 射线的硬度。

6. 医学上常根据用途把 X 射线按硬度分为_____、_____、_____和_____四类。

7. 极硬 X 射线的主要用途是用于_____。

8. X 射线谱包含两个部分，即_____和_____。

9. 某 X 射线管的管电压为 80kV，则其发出 X 射线的最短波长为_____ nm。

10. X 射线除具有电磁波的性质外，还具有_____、_____、_____、_____和_____五个特性。

11. X 射线_____是研究晶体结构的主要方法之一。

12. X 射线与物质相互作用的方式有三种，即_____、_____和_____。

13. 对于医学上常用的 X 射线，各元素的质量衰减系数近似为 $\mu_m = KZ^a\lambda^3$，由此得出两个有实际意义的结论：原子序数越大的物质，吸收本领越_____；波长越_____的 X 射线，越容易被吸收。

14. X 射线在医疗上的应用主要有_____和_____两个方面。

15. 对于某种波长，水的线性衰减系数为 1.0cm^{-1}，骨的线性衰减系数为 2.0cm^{-1}，则骨的 CT 值为_____ Hu。

16. 在窗口技术中，若窗宽为 500Hu，窗口上限为 400Hu，则窗位为_____ Hu。

（二）选择题

1. X 射线的管电压一般为〔   〕。

A. 几百伏　　　　　　　　　　B. 几千伏

C. 几千万伏　　　　　　　　　D. 几万至几十万伏

2. 在产生 X 射线时，提高效率的方法是〔   〕。

A. 利用较轻的元素作靶　　　　B. 利用熔点高的元素作靶

C. 利用原子序数高的元素作靶　D. 加强散热装置的效率

3. 连续 X 射线束随着通过物质厚度增加〔   〕。

A. 强度降低，硬度增大　　　　B. 强度增大，硬度增大

C. 强度降低，硬度降低　　　　D. 强度增大，硬度降低

4. 有关 X 射线的强度，下列说法正确的是〔   〕。

A. X 射线的强度是通过与射线方向垂直的单位面积的辐射功率

B. 在一定的管电压下，增加管电流，可以提高 X 射线的强度

C. X 射线的强度与管电压无关

D. 通常在一定的管电压下，用管电流的毫安数表示 X 射线的强度

5. 用管电流的毫安数表示 X 射线的辐射强度是因为〔   〕。

A. 管电流毫安数就是打在靶上的高速电子数

B. X 射线的辐射强度与管电流成正比

C. 管电流毫安数就是 X 射线的总电子数

D. 管电流毫安数就是 X 射线的实际辐射强度

6. X 射线的贯穿本领决定于 〔　　〕。

A. X 射线的强度　　　　　　　　　　　B. X 射线的硬度

C. X 射线焦点的大小　　　　　　　　　D. X 射线束的粗细

7. X 射线用于透视和照相时，所应用的是 X 射线的 〔　　〕特征。

A. 荧光作用　　　　B. 光化学作用　　　　C. 贯穿本领　　　　D. 电离作用

8. 连续 X 射线谱的特征为 〔　　〕。

A. 在一定的管电压下，谱线的强度从长波开始逐渐上升达到最大值后很快下降为零

B. 管电压增大时，各波长的强度都增大

C. 连续 X 射线谱的短波极限与管电压成正比

D. 管电压增大时，强度最大的波长向短波方向移动

9. 强度为 I_0 的 X 射线，通过厚度为 x 的物质层，若该物质线性衰减系数为 μ，则被物质层吸收的 X 射线强度为 〔　　〕。

A. $I = I_0 e^{-\mu x}$　　　　　　　　　B. $I = I_0 e^{\mu x}$

C. $I = 1 - I_0 e^{-\mu x}$　　　　　　　D. $I = I_0 (1 - e^{-\mu x})$

10. 管电压为 100kV 的 X 射线光子的最大能量和最短波长分别为 E_{max}、λ_{min}，则 〔　　〕。

A. $E_{max} = 100 keV$，$\lambda_{min} = 1.24 \times 10^{-5} nm$

B. $E_{max} = 100 keV$，$\lambda_{min} = 0.124 nm$

C. $E_{max} = 100 keV$，$\lambda_{min} = 0.0124 nm$

D. $E_{max} = 100 keV$，$\lambda_{min} = 0.00124 nm$

11. 某物质的密度为 $7.8 g \cdot cm^{-3}$，1 μm 厚的该物质其质量厚度为 〔　　〕。

A. $7.8 \times 10^{-6} g \cdot cm^{-2}$　　　　　　B. $7.8 \times 10^{-3} g \cdot cm^{-2}$

C. $7.8 \times 10^{-4} g \cdot cm^{-2}$　　　　　　D. $7.8 \times 10^{-9} g \cdot cm^{-2}$

12. 两种物质对某一波长 X 射线吸收的半价层之比为 $1 : \sqrt{2}$，则它的衰减系数之比为 〔　　〕。

A. $1 : 2$　　　　　　B. $2 : 1$　　　　　　C. $1 : \sqrt{2}$　　　　　　D. $\sqrt{2} : 1$

13. 密度为 $7.8 g \cdot cm^{-3}$ 的物质，对某种射线的质量衰减系数为 $0.6 cm^2 \cdot g^{-1}$，则这种射线穿过厚度为 1mm 的该物质后的强度为原来强度的 〔　　〕。

A. 62%　　　　　　B. 95%　　　　　　C. 38%　　　　　　D. 42%

14. 铅对波长为 0.154nm 的射线的线性衰减系数为 $2610 cm^{-1}$。若该射线透过铅板后，强度变为原来的 10%，则铅板的厚度为 〔　　〕。

A. $8.8 \times 10^{-3} m$　　　　　　B. $8.8 \times 10^{-6} m$

C. $8.8 \times 10^{-4} m$　　　　　　D. $8.8 \times 10^{-5} m$

15. X 射线与物质的相互作用过程主要有 〔　　〕。

A. 光电效应   B. 康普顿散射

C. 经典散射   D. 生成电子对

16. 当管电压高于 70kV 时，获得的射线谱是 〔   〕。

A. 只有连续 X 射线谱

B. 只有标识 X 射线谱

C. 吸收光谱

D. 是连续 X 射线谱与标识 X 射线谱的叠加

17. 调节 X 射线强度的主要方法是 〔   〕。

A. 调节灯丝电压   B. 调节散热装置

C. 调节管电压   D. 调节辐射时间

18. 滤线板是一种用来硬化 X 射线的装置。有关滤线板，下列叙述正确的是 〔   〕。

A. 实际用 X 射线滤线板由铜板和铝板合并而成

B. 使用滤线板时，铝板应在 X 射线最后射出的一侧

C. 使用滤线板时，铜板应在 X 射线最后射出的一侧

D. 以上叙述均不正确

19. 标识射线的波长决定于 〔   〕。

A. 阳极靶的材料   B. 阳极靶的面积

C. 管电压的高低   D. 管电流的大小

20. 临床应用中，靶元素是确定的，通常先调节 X 射线的硬度，再调节其强度，方法是〔   〕。

A. 先调节管电流，再调节管电压

B. 管电压、管电流同时调节

C. 先调节管电压，再调节管电流

D. 不拘方法，调到硬度、强度合适为止

21. 影响连续 X 射线谱的最短波长的因素是〔   〕。

A. 管电流   B. 靶材料   C. 靶面积   D. 管电压

22. 用 X 射线治疗癌症主要是利用其〔   〕。

A. 感光作用   B. 贯穿本领   C. 生物作用   D. 荧光作用

（三）计算题

1. 一个连续工作的 X 射线管，工作电压为 250kV，电流是 40mA，问靶上每分钟产生的热量是多少？

2. 若已知 X 射线管上的电压增加了 1 倍后，连续 X 射线谱的最短波长变化了 0.05nm，试求该波长的最小值。

3. 如果要得到最短波长为 0.05nm 的 X 射线，至少要加多大的电压于 X 射

线管？在此情况下，电子运动到阳极具有多大的动能？

4. X 射线入射在 KCl 晶面上产生二级像的反射角 θ 为 30°，若晶面为简单立方体，其晶格常数 $d=0.314nm$，试求入射 X 射线的波长。

5. 水对能量为 1MeV 的 X 射线的半价层为 10.2cm。求：（1）水的线性衰减系数和质量衰减系数；（2）此射线的波长。

6. X 射线被衰减时，要经过多少个半价层，强度才减少到原来的 0.1%。

7. 密度为 $2.7 \times 10^3 kg \cdot m^{-3}$ 的铅板，对波长为 $0.7 \times 10^{-10} m$ 的 X 射线的质量衰减系数为 $0.5m^2 \cdot kg^{-1}$，要使该波长的 X 射线的强度减至原来强度的 1%，问铅板厚度应为多少？

8. 对波长为 0.154nm 的射线，铝、镍和铅的线性衰减系数分别为 $132cm^{-1}$、$427cm^{-1}$、$2610cm^{-1}$，把它们作为吸收体，求使出射射线强度减为原来的 20% 的厚度。

9. 密度为 $3g \cdot cm^{-3}$ 的物质对某种 X 射线束的质量衰减系数为 $0.02cm^2 \cdot g^{-1}$，求这种 X 射线束穿过厚度为 1mm、2mm 的吸收层后的强度为原强度的百分之几？

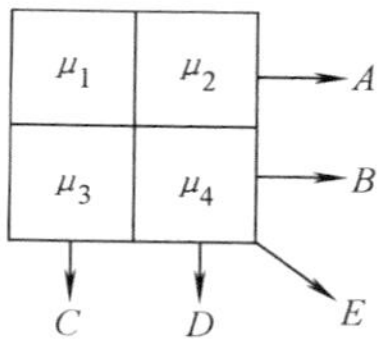

10. 如图 10-2 所示，四个体素的衰减系数分别为 μ_1、μ_2、μ_3、μ_4，由几个方向投影得到下列投影数据。投影 A：$\mu_1 + \mu_2 = 10$；投影 B：$\mu_3 + \mu_4 = 9$；投影 C：$\mu_1 + \mu_3 = 11$；投影 D：$\mu_2 + \mu_4 = 8$；投影 E：$\mu_1 + \mu_4 = 6$。试求 μ_1、μ_2、μ_3、μ_4 的值各是多少？

图 10-2

四、习题答案

（一）填空题

1. 高速电子流　阻碍电子运动的靶　2. X 射线管　低压电源　高压电源
3. 管电流的毫安数（mA）　4. 光电流　时间　5. 管电压的千伏数（kV）　6. 极软　软　硬　极硬　7. 深部组织治疗　8. 连续谱　标识谱　9. 0.0155　10. 电离　荧光　光化学　生物　贯穿　11. 晶体衍射　12. 光电效应　康普顿散射　电子对产生　13. 强　长　14. 诊断　治疗　15. 1000　16. 150

（二）选择题

1. D　2. C　3. A　4. ABD　5. B　6. B　7. ABC　8. ABD　9. D　10. B
11. C　12. D　13. B　14. B　15. ABD　16. D　17. AC　18. AB　19. A
20. B　21. D　22. C

（三）计算题

略

第十一章

原子核物理与核磁共振成像

一、本章知识要点

（一）原子核的一般性质

1. 原子核的组成（atomic nucleus composition）：原子核是原子的中心体，其重要特征是带正电和有一定的质量，由质子（proton）p 和中子（neutron）n 两种粒子组成，p 和 n 统称为核子（nucleon）。

2. 原子核的大小（atomic nucleus size）：原子核的形状近似球形，半径小于 10^{-15} m；原子核密度 $\rho \approx 10^{17}$ kg·m^{-3}，是非常高的。

3. 统一原子质量单位（unified atomic mass unit）：我们规定自然界中碳最丰富的同位素 $^{12}_{6}$C 原子质量的 1/12 为原子质量单位 u。

$$1u = 1.660540 \times 10^{-27} kg = 931.5 MeV/c^2 \tag{11-1}$$

4. 原子核的质量数（atomic nucleus mass number）：原子核的核子总数称为该原子核的质量数，并记为 A。$A = N + Z$ 为核子数，N 为中子数，Z 为质子数。

5. 核素（nuclide）：具有一定数目的中子和质子以及特定能态的一种原子核或原子称为核素。原子核的表示符号为：$^A_Z X_N$ 其中 X 为元素符号，$A = N + Z$ 为核子数，N 为中子数，Z 为质子数，简写为 $^A X$。

6. 同位素（isotope）：质子数相同、中子数不同的一类核素，它们在元素周期表中处于同一位置上，彼此称为同位素。同位素的化学性质基本相同，但物理性质可能有很大不同。

7. 同位素丰度（isotope abundance）：某元素中各同位素天然含量的原子数百分比称为同位素丰度。

8. 同中子异位素（isotone）：中子数 N 相同，质子数 Z 不同的核素。也称为同中子异核素。

9. 同量异位素（isobar）：质量数 A 相同，质子数 Z 不同的核素，称为同量异位素。

10. 同核异能素（isomer）：质量数和质子数均相同而处于不同能量状态的一类核素，称为同核异能素。

11. 原子核的自旋（nuclear spin）：原子核具有角动量，原子核的角动量习惯上称为核自旋。原子核角动量矢量的大小为

$$P_I = \sqrt{I(I+1)}\, h \tag{11-2}$$

式中，$h = \dfrac{h}{2\pi}$；I 为核自旋量子数，它可以取整数或半整数。原子核角动量在空间某一选定方向上的投影也是量子化的：$P_{IZ} = m_I h$，m_I 是核自旋量子数。

12. 原子核的磁矩（nuclear magnetic moment）：

$$\mu_I = g\,\frac{e}{2m_{\mathrm{p}}}\, P_I \tag{11-3}$$

式中，m_{p} 为质子质量；g 称为朗德因子（Landeg factor），或称为原子核的 g 因子；核磁矩在 Z 轴方向上的投影为

$$\mu_{IZ} = g\,\frac{e}{2m_{\mathrm{p}}}\, P_{IZ} = g\,\frac{e}{2m_{\mathrm{p}}}\, m_I h = g m_I \mu_N \tag{11-4}$$

式中，μ_N 称为核磁子。μ_{IZ} 也是量子化的，共有 $2I+1$ 个取值。组成原子核的质子和中子也具有自旋和磁矩。

13. 质量亏损（mass defect）：组成原子核所有核子的质量与原子核质量之差叫作质量亏损。

14. 原子核的结合能（binding energy）：核子结合成原子核时释放的能量称为原子核的结合能。

15. 原子核的比结合能（specific binding energy）：原子核中每个核子的结合能称为原子核的比结合能。把原子核的结合能 ΔE 除以该核的核子数 A 就得到核的比结合能，即平均结合能，它可以用来比较不同原子核的稳定程度。

16. 宇称（parity）：是表征微观粒子运动特性的一个物理量。通常用波函数在空间坐标反演下的变换性质来表示。

当 $\Psi(r) = +\Psi(-r)$ 时，称粒子的运动状态具有偶宇称（或称其宇称为正）；

当 $\Psi(r) = -\Psi(-r)$ 时，称粒子的运动状态具有奇宇称（或称其宇称为负）。

（二）原子核的放射性衰变

1. 放射性衰变（radioactive decay）：原子核由于放出某种粒子而转变为新核的变化叫作原子核的衰变。

2. α 衰变（α decay）：质量数 $A > 209$ 的放射性核素自发地放射出 α 射线而变成电荷数减少 2，核子数减少 4 的另一种核素的现象称为 α 衰变，衰变式为

$$^{A}_{Z}\mathrm{X} \rightarrow\, ^{A-4}_{Z-2}\mathrm{Y} + ^{4}_{2}\mathrm{He} + Q \tag{11-5}$$

式中，X 称母核；Y 称子核；Q 为衰变过程放出的能量，以 MeV 为单位，称为衰变能，在数值上等于 α 粒子的动能与子核反冲动能之和。衰变前后核子数和

电荷数守恒。

3. β 衰变 (β decay)：放射性核素自发地放射出 β 射线（高速电子）或俘获轨道电子而变成另一个核素的现象称为 β 衰变，有 β⁺ 衰变、β⁻ 衰变和电子俘获三种类型。

4. β⁻ 衰变：放射性核素自发地发射 β⁻ 粒子的衰变称 β⁻ 衰变。β⁻ 粒子实质上是一个负电子。

$$_Z^A\mathrm{X} \rightarrow {}_{Z+1}^A\mathrm{Y} + \mathrm{e}^- + \bar{v}_e + Q \tag{11-6}$$

5. β⁺ 衰变：放射性核素自发地发射 β⁺ 粒子的衰变称为 β⁺ 衰变。β⁺ 衰变的核素都是人工放射性核素。β⁺ 粒子实质上是一个正电子。

$$_Z^A\mathrm{X} \rightarrow {}_{Z+1}^A\mathrm{Y} + \mathrm{e}^+ + v_e + Q \tag{11-7}$$

6. 电子俘获 (electron capture)：母核俘获核外轨道电子，使核内质子转化为中子，过渡到子核的同时，放出中微子，称轨道电子俘获（EC）。显然 K 层电子最易被母核俘获。

$$_Z^A\mathrm{X} + \mathrm{e}^- \rightarrow {}_{Z-1}^A\mathrm{Y} + v_e + Q \tag{11-8}$$

7. 俄歇电子 (auger electron)：母核发生 K 俘获后，子核的 K 层电子就少了一个，留下一个空位，比 K 层电子能量更高的电子层如 L 层的电子就有可能跃迁到该空位，多余的能量 $E = h\nu = E_L - E_K$ 也可不以 X 射线放射出来，而是把能量传递给同壳层的另一个电子，使该电子摆脱核的吸引力而形成自由电子放射出来，这种效应被称为俄歇效应，其电子称为俄歇电子。

8. γ 衰变 (γ decay)：处于激发态的原子核在不改变其组成的情况下，以放出 γ 射线（光子）的形式释放能量而跃迁到较低能级的现象称为 γ 衰变，γ 衰变过程中除能量、角动量守恒外，还要求宇称守恒。

9. 内转换 (internal conversion)：在某些情况下，原子核从激发态向较低能级跃迁时不一定放出 γ 光子，而是把这部分能量直接交给核外电子，使其脱离原子的束缚而成为自由电子，这称为内转换，释放的电子称为内转换电子 (internal conversion electron)。

10. 衰变规律 (decay rule)：设 $t=0$ 时原子核的数目为 N_0，则 t 时刻原子核数目 N 为

$$N = N_0 \mathrm{e}^{-\lambda t} \tag{11-9}$$

式中，λ 称为衰变常量 (decay constant)。

11. 半衰期 (half life)：原子核数目因衰变减少到原来的一半所需的时间，称为半衰期，是用来表示放射性核素衰变快慢的物理量，即半衰期

$$T = \frac{\ln 2}{\lambda} = \frac{0.693}{\lambda} \tag{11-10}$$

12. 平均寿命 (mean life)：放射性原子核平均生存的时间，称为平均寿命。

平均寿命与半衰期的关系为

$$\tau = \frac{1}{\lambda} = 1.44T \tag{11-11}$$

13. 生物半衰期（biological half life）：由于各种排泄作用而使生物体内的放射性原子核数目减少一半所需的时间 T_b 称为生物半衰期。生物肌体排出放射性核素的规律，也近似服从指数衰减定律，即

$$N = N_0 e^{-\lambda_b t} \tag{11-12}$$

同样生物衰变常量（biological decay constant）λ_b 与生物半衰期 T_b 也满足

$$T_b = \frac{\ln 2}{\lambda_b} = \frac{0.693}{\lambda_b} \tag{11-13}$$

14. 有效半衰期（effective half life）：在生物体内，放射性原子核数目由于自身衰变和排泄而减少，同时考虑物理衰变和生物衰变，使生物机体内放射性原子核数目减少一半所需的时间称为有效半衰期。它们的衰变常量分别称为物理衰变常量 λ 和生物衰变常量 λ_b，衰变定律为

$$N = N_0 e^{-(\lambda + \lambda_b)t} = N_0 e^{-\lambda_e t} \tag{11-14}$$

式中，$\lambda_e = \lambda + \lambda_b$ 称为有效衰变常量（effective decay constant）。有效半衰期 T_e、物理半衰期 T 和生物半衰期 T_b 之间的关系为

$$\frac{1}{T_e} = \frac{1}{T} + \frac{1}{T_b} \tag{11-15}$$

15. 放射性活度（activity）：放射性物质在单位时间内发生衰变的原子核数称为该物质的放射性活度，根据定义有

$$A = -\frac{dN}{dt} = \lambda N = \lambda N_0 e^{-\lambda t} = A_0 e^{-\lambda t} \tag{11-16}$$

式中，A_0 表示 $t = 0$ 时刻的放射性活度。在国际单位制中，A 的单位是 Bq（贝可），$1Bq = 1$ 次核衰变/秒；放射性活度的单位也用 Ci（居里），$1Ci = 3.7 \times 10^{10} Bq$。

16. 比活度（specific activity）：单位质量放射源的放射性活度称为比活度，$a = A/m$。比活度单位是 $Ci \cdot g^{-1}$、$Bq \cdot g^{-1}$ 等。它表示放射源物质纯度的高低。

17. 级联衰变（cascade decay）：许多放射性核素并非一次衰变就达到稳定，而是它们的子核仍有放射性，会接着衰变，直到衰变的子核为稳定核素为止，这样就产生了多代连续放射性衰变，称之为递次衰变或级联衰变。

18. 递次级联衰变规律 A→B→C（稳定）：设 A 和 B 的衰变常数分别为 λ_A 和 λ_B；$t = 0$ 时，A 的数目为 N_{A_0}，B 的数目为 $N_{B_0} = 0$，C 的数目为 $N_{C_0} = 0$。t 时刻，B 的数目的变化为

$$N_B(t) = N_{A_0} \frac{\lambda_A}{\lambda_B - \lambda_A} (e^{-\lambda_A t} - e^{-\lambda_B t}) \tag{11-17}$$

（三）放射性射线与物质的相互作用

1. 电离（ionization）：当带电粒子通过物质时，与物质中的原子相互作用，将能量传给原子中的电子，使原子由原来的低能态跃迁到高能态，即原子被激发。如果原子中的电子得到了足够多的能量，就脱离原子成为自由电子，这一现象称为电离。

2. 韧致辐射（bremsstrahlung radiation）：高速带电粒子通过物质时在物质原子核静电场的作用下迅速减速，将多余的能量以光子的形式辐射出来，这一现象成为韧致辐射。

（四）磁共振成像

1. 电流的磁矩（electric current magnetic moment）：如果把环形电流放在匀强磁场中，当环形电流的平面与磁场方向平行时，磁场作用在环形电流的最大力矩为 $M=ISB_0$，其中 I 为电流，S 为环形面积，I 与 S 的乘积称为环形电流的磁矩。磁矩是一个矢量，用 μ 表示，单位是 $J \cdot T^{-1}$。

2. 电流磁矩的势能：当具有磁矩为 μ 的环形电流在磁场 B_0 中转动时，它所具有的势能与 μ 和 B_0 成正比，用 φ 表示磁矩与磁场方向的夹角，环形电流具有的势能 E 的大小可用下式表示：$E=-\mu B_0 \cos\varphi$。当 $\varphi=\pi$ 时，$E=\mu B_0$ 势能最大，这时力矩虽然为零，但不稳定，当磁矩方向稍有偏转，就要转到 $\varphi=0$、$E=-\mu B_0$ 势能最小的稳定平衡位置。

3. 原子的核自旋（atomic nuclear spin）：根据量子力学的观点，原子核的自旋角动量大小只能取一系列不连续的值，即 $P_I = \dfrac{h}{2\pi}\sqrt{I(I+1)}$，其中 h 为普朗克常量，I 称为自旋量子数（spin quantum number），它的值由构成原子核的质子和中子数决定。

质子和中子数都是偶数的核，$I=0$；质子和中子数有一个是奇数的核，$I=n/2(n=0,1,2,\cdots)$；对于质子和中子数都是奇数的情况，$I=n(n=0,1,2,\cdots)$。

4. 核磁矩（nuclear magnetic moment）：原子核带有电荷，且具有自旋运动，因而具有核自旋磁矩，称为核磁矩，其大小为

$$\mu_I = g\frac{e}{2m}P_I = g\mu_N\sqrt{I(I+1)} \tag{11-18}$$

式中，g 为核的朗德因子，对质子，$g=5.586$；m 为原子核质量；μ_N 为核磁子，$\mu_N = 5.0509 \times 10^{-27} J \cdot T^{-1}$。

5. 进动（precession）：当具有磁矩的核置于外磁场中，它在外磁场的作用下，核自旋产生的磁场与外磁场发生相互作用，因而原子核的运动状态除了自旋外，还要附加一个以外磁场方向为轴线的回旋，它一面自旋，一面团绕着磁场方向发生回旋，这种回旋运动称为进动或旋进。

6. 核磁矩的势能：由于原子核具有核磁矩，因此当它处于磁场中时将具有势能

$$E = -\mu_I B_0 \cos\varphi \tag{11-19}$$

根据量子力学的理论，这能量是量子化的。因此 μ_I 在 B_0 方向的分量可以表示为 $\mu_m = g\mu_N m_I$，其中 m_I 称为磁量子数（magnetic quantum numbe），其值为 0，± 1，± 2，…，$\pm I$。当时 $m_I = I$，有最大值 $g\mu_N I$。相邻两能级之差为：$\Delta E = g\mu_N B_0$。

7. 宏观磁化矢量（macroscopic magnetization）：氢原子核是一个质子，带有一个正电荷，有自旋和磁矩，其自旋量子数等于 $1/2$。氢核磁矩又称质子磁矩，用 μ 表示。当含有大量氢核的物体处于外磁场中，由于平行于磁场 B_0 的分量多于反平行于磁场 B_0 的分量，使得氢核磁矩不能完全抵消，于是在外磁场方向便出现一个磁矩，即

$$M = \sum_{i=1}^{n} \mu_i \tag{11-20}$$

这是氢核磁矩从无序排列变成有序排列的结果。磁场越强，氢核磁矩取向一致的倾向越强烈，物体表现出磁性越明显，这个磁矩称为宏观磁化矢量。

8. 拉莫方程（Larmor equation）：当原子核处在外磁场，同时又在频率为 ν 的电磁辐射（radio frequency，RF）的作用下，其量子能量 $h\nu$ 等于能级差 ΔE 时，处于低能级的原子核就有可能吸收 RF 能量跃迁到高能级。此时 $\Delta E = h\nu = g\mu_N B_0$，即 $\nu = g\mu_N B_0 / h = \gamma B_0 / 2\pi$，式中，$\gamma$ 称为原子核的回磁比（gyromagnetic ratio），$\gamma = ge/2m_p$，因此得

$$2\pi\nu = \omega = \gamma B_0 \tag{11-21}$$

式中，ω 为进动角频率，又称为拉莫尔频率（Larmor frequency），该频率的大小与外磁感应强度成正比，这个公式就是著名的拉莫尔方程。

9. 核磁共振（nuclear magnetic resonance，NMR）：处于外磁场 B_0 中的核系统（如氢核），若在垂直于 B_0 方向上施加一射频磁场 RF，当 RF 的角频率 ω 满足拉莫尔方程（$\omega = \gamma B_0$）时，氢核磁矩将有可能吸收 RF 的能量，使部分氢核激发，此过程叫作共振吸收。去掉 RF，氢核磁矩又会把吸收能量中的一部分以 RF 的形式发射出来，此过程叫作共振发射。大量氢核磁矩吸收和发射 RF 都会在环绕氢核系统的接收线圈上产生感生电动势，这就是磁共振信号。

10. 稳定平衡状态：大量氢核磁矩顺着外磁场方向排列的状态并不随时间变化，称为稳定平衡状态。

11. 弛豫过程（relaxation process）：大量氢核磁矩受到 RF 的激发，宏观磁矩 M 的方向就要偏离平衡态，撤去 RF，M 就要逐渐恢复到平衡状态，这个恢复过程叫作弛豫过程，它反映了氢核之间以及氢核与周围环境之间相互作用的过程。

12. 弛豫时间（relaxation time）：撤去射频磁场 RF，宏观磁矩 M 就要逐渐恢复到平衡状态，而逐渐恢复到原来平衡状态所需的时间则称为弛豫时间。

13. 自旋-自旋弛豫（spin-spin relaxation）：同种核相互交换能量的过程，叫作自旋-自旋弛豫过程或横向弛豫（transverse relaxation）过程，其横向磁化矢量（transverse magnetization）M_{xy} 是按 $M_{xy} = M_{xymax} e^{-t/T_2}$ 随时间变化，式中 M_{xymax} 是 90°RF 过后，磁化矢量在水平方向的最大值，T_2 是 M_{xymax} 损失 63% 时所需时间，叫作横向弛豫时间（transverse relaxation time）。

14. 自旋-晶格弛豫（spin-lattice relaxation time）：处于高能态的氢核，把能量转移给周围的分子（固体为晶格，液体则为周围的溶剂分子或同类分子）变成热运动，氢核与周围物质进行热交换最后达到热平衡的过程，叫作自旋-晶格弛豫过程或纵向弛豫（longitudinal relaxation）过程，纵向磁化矢量（longitudinal magnetization）M_z 是按指数规律 $M_z = M_0(1 - e^{-t/T_1})$ 随时间变化，式中 M_0 是 90°RF 作用前氢核系统的宏观磁矩，T_1 是 M_z 达到最大值 M_0 的 63% 时所需时间，叫作纵向弛豫时间（longitudinal relaxation time）。

由于人体中各种组织的 T_1、T_2 值不同，正常组织与病变组织的含水量和 T_1、T_2 值均有差异，因此可以用 T_1、T_2 值作为成像参数来实现磁共振成像。

15. 选片（selected slice）：将成像物体置于 z 轴方向的均匀磁场 B_0 中，并在其上叠加一个同方向的线性梯度磁场 G_z，使垂直于 z 轴方向不同层面的梯度磁场不同，然后用设计好的 RF 脉冲，只使某一层面的氢核发生共振，这一过程称为选片。G_z 称为选片梯度场。

16. 相位编码（phase coding）：在选片后的层面某方向上施加一个梯度很小的线性梯度场 G_x，磁场沿 x 轴由小逐渐增大，显然层面中垂直 x 轴方向的同一条直线的磁场均匀相同，而不同直线磁场略有差异，磁矩旋进的速度也不一样，这就使各体素中磁矩旋进的相位发生变化，用这种相位差作为一种标记，以识别沿 x 轴方向的每一条直线各体素的 MR 信号，这一过程称为相位编码。

17. 频率编码（frequency coding）：在接收信号时，沿 y 轴方向施加一个梯度较大的线性梯度场，使垂直于 y 轴方向的不同直线处磁场不同，磁矩旋进频率也有差异，把这种旋进频率的差异作为一种标记，以识别垂直于 y 轴的各条直线各体素的 MR 信号，这一过程称为频率编码。

18. 图像重建：经过选片、相位编码、频率编码，把整个层面的体素一一进行标定。由于观察层面中的磁矩是在射频脉冲激励下旋进，停止射频脉冲时，各体素的磁矩在回到平衡态的过程中，磁矩的方向发生变化，在接收线圈中可感应出这种由磁矩取向变化而产生的感应信号。这个信号是各体素带有相位和频率特征的 MR 信号的总和。为取得层面各体素 MR 信号的大小，需要利用 MR 信号所携带的相位编码和频率编码的特征，把各体素的信号分离出来，该过程称为解码。这一工作完全由计算机来完成，即计算机对探测到的强度随时间变化的 MR 信号进行二维傅里叶变换处理，得到具有相位和频率特征的 MR 大小信号，最后根据与层面各体素编码的对应关系，把体素的信号大小与对应的像素依次显示在荧光屏上，信号大小用灰度等级表示，信号大，像素亮度高；信号小，像素亮度低。

目前临床上 NMR 成像的主要有三个参数：氢核密度 ρ、纵向弛豫时间 T_1 和横向弛豫时间 T_2 的成像。

19. 序列（sequence）：指检查中使用的脉冲程序组合，常用的有自旋回波（SE）、快速自旋回波（FSE）、梯度回波（GE）、翻转恢复序列（IR）和平面回波序列（EP）。

20. 自旋回波（spin echo，SE）**序列**：是由 1 个 90°激发脉冲后跟随 1 个 180°复相脉冲组成的，1 次 90°激发脉冲后仅能产生一个 MR 信号（自旋回波）。由于相位编码的需要，一幅 256×256 的 MR 矩阵图像需要用不同的相位编码梯度场编码并采集 256 个回波方能完成 K 空间的填充，也就是说需要进行 256 次 90°～180°的脉冲重复。在 SE 序列中，用 90°脉冲产生一个最大的宏观横向磁化矢量，然后利用 180°复相脉冲产生一个自旋回波。把 90°脉冲中点到回波中点的时间间隔定义为回波时间（echo time，T_E）；把两次相邻的 90°脉冲中点的时间间隔定义为重复时间（repetition time，T_R）。由核磁共振的原理可以证明，在自旋回波序列作用下，MR 信号的幅度满足

$$A = A_0 \rho e^{-T_E/T_2}(1 - e^{-T_R/T_1}) \tag{11-22}$$

式中，A_0 为常数；ρ 是氢核密度。

21. 氢核密度像：当 $T_R \gg T_1$、$T_E \ll T_2$ 时，$A = A_0 \rho e^{-T_E/T_2}(1 - e^{-T_R/T_1})$ 可写成 $A = A_0 \rho$，即信号幅度仅取决于氢核密度，用这种信号重建的图像称为氢核密度像。在实际操作中获得密度图像的典型数据是 $T_E \leqslant 30ms$，$T_R \geqslant 1500ms$。

22. 加权像（weight image，WI）：为了评判被检测组织的各种参数，通过调节重复时间 T_R 和回波时间 T_E，可以得到突出某种组织特征参数的图像，此图像称为加权像。

23. T_1 加权（T_1 weighted）**图像**：当 $T_R \ll T_1$、$T_E \ll T_2$ 时，$A = A_0 \rho e^{-T_E/T_2}(1 - e^{-T_R/T_1})$ 可写成 $A = A_0 \rho(1 - e^{-T_R/T_1})$，信号幅度由 ρ 和 T_1 决定，用这种信号重建图像称为 T_1 加权图像。T_R 取得越短，信号幅度 A 受 T_1 的影响越大，则称 T_1 加权越重。当然，T_R 不能取得太短，否则若 T_R 接近 T_2，A 便与 T_2 有关了。在实际操作中，获得 T_1 加权图像的典型数据是 $T_R \leqslant 300ms$，$T_E \geqslant 30ms$。

24. T_2 加权（T_2 weighted）**图像**：当 $T_R \gg T_1$、$T_E \gg T_2$ 时，$A = A_0 \rho(e^{-T_E/T_2})(1 - e^{-T_R/T_1})$ 可写成 $A = A_0 \rho(e^{-T_E/T_2})$，信号幅度决定于 ρ 和 T_2，用这种信号重建图像称为 T_2 加权图像。T_E 取得越长，信号幅度 A 受 T_2 的影响越大，

则称 T_2 加权越重。同样，T_E 不能取得太长，否则信号减弱太大，影响图像质量。在实际操作中，获得 T_2 加权图像的典型数据是 $T_E \geqslant 60\mathrm{ms}$，$T_R \gg 1500\mathrm{ms}$。

25. 流空效应（flowing void effect）：心血管内的血液由于流动迅速，使发射 MR 信号的氢质子离开接受范围，而测不到 MR 信号的现象称为流空效应。

26. MR 血管成像：有两种血管成像的模式，一是时间飞越法（time off light）即 TOF 法；二是相位对比法（phase contrast）即 PC 法。前者通过血流的质子群与静止组织之间的纵向矢量变化来成像，后者通过相位对比变化而区别周围静止组织，突出重建血管图像。目前以 TOP 法临床应用较广泛。

二、解题指导——典型例题

【**例 11-1**】 $_1^1\mathrm{H}$ 和 $_0^1\mathrm{n}$ 的质量分别是 1.0078252 质量单位和 1.0086654 质量单位，算出 $_6^{12}\mathrm{C}$ 中每个核子的平均结合能（1 原子质量单位＝$931.5\mathrm{MeV}/c^2$）。

已知：$M(_1^1\mathrm{H}) = 1.0078252\mathrm{u}$，$M(_0^1\mathrm{n}) = 1.0086654\mathrm{u}$，$M(_6^{12}\mathrm{C}) = 12\mathrm{u}$，$Z=6$，$A=12$；**求：**$e=?$

解：原子核的结合能为

$$\Delta E = [ZM(_1^1\mathrm{H}) + (A-Z)M(_0^1\mathrm{n}) - M(_Z^A\mathrm{X})]c^2$$
$$= [6 \times 1.0078252 + (12-6) \times 1.0086654 - 12] \times 931.5\mathrm{MeV}$$
$$= 92.16\mathrm{MeV}$$

核子的平均结合能为　　$e = \dfrac{\Delta E}{A} = \dfrac{92.16}{12}\mathrm{MeV} = 7.680\mathrm{MeV}$

答：$_6^{12}\mathrm{C}$ 中每个核子的平均结合能为 $7.680\mathrm{MeV}$。

【**例 11-2**】 $_{90}^{232}\mathrm{Th}$ 放射 α 射线成为 $_{88}^{228}\mathrm{Ra}$，从含有 1 克 $_{90}^{232}\mathrm{Th}$ 的一片薄膜测得每秒放射 4100 粒 α 粒子，试计算出 $_{90}^{232}\mathrm{Th}$ 的半衰期。

已知：$M(_1^2\mathrm{H}) = 2.014102\mathrm{u}$，$M=1\mathrm{g}$，$\Delta N = 4100$，$t=1\mathrm{s}$；**求：**$T=?$

解：根据放射性衰变规律：$N = N_0 \mathrm{e}^{-\lambda t}$。

如果在短时间 $\mathrm{d}t$ 内有 $\mathrm{d}N$ 个核衰变，则衰变率的 $\mathrm{d}N/\mathrm{d}t$ 必定与当时存在的总原子核数目 N 成正比，即　　$-\dfrac{\mathrm{d}N}{\mathrm{d}t} = \lambda N = \lambda N_0 \mathrm{e}^{-\lambda t}$

此式可写成　　　　　　　　$\lambda \mathrm{e}^{-\lambda t} = -\dfrac{1}{N_0} \cdot \dfrac{\mathrm{d}N}{\mathrm{d}t}$

其中　$N_0 = \dfrac{N_A}{A} \times M = \dfrac{6.022 \times 10^{23}}{232} \times 1 = 2.596 \times 10^{21}$，$-\dfrac{\mathrm{d}N}{\mathrm{d}t} = 4100$，$t=1\mathrm{s}$

将各已知代入得　　　　$\lambda \mathrm{e}^{-\lambda} = \dfrac{4100}{2.596 \times 10^{21}} = \dfrac{41}{2.596 \times 10^{19}}$

可以看出 $\lambda e^{-\lambda}$ 很小，因此可以将 $e^{+\lambda}$ 展开成级数，取前两项即有 $e^{+\lambda} \approx 1+\lambda$，这样上式变为

$$\frac{\lambda}{\lambda+1} = \frac{41}{2.596 \times 10^{19}}$$

由此得 $\quad \lambda = 1.58 \times 10^{-18} \mathrm{s}^{-1}$，$T = \dfrac{\ln 2}{\lambda} = 0.438 \times 10^{18} \mathrm{s} = 1.4 \times 10^{10}$ 年

答：$_{90}^{232}$Th 的半衰期为 1.4×10^{10} 年。

【例 11-3】 在考古工作中，可以从古生物遗骸中 ^{14}C 的含量推算古生物到现在的时间 t。设 ρ 是古生物遗骸中 ^{14}C 和 ^{12}C 存量之比，ρ_0 是空气中 ^{14}C 和 ^{12}C 存量之比，试推导出下列公式：$t = T \dfrac{\ln(\rho_0/\rho)}{\ln 2}$，式中 T 为 ^{14}C 的半衰期。

证：设古生物中 ^{12}C 的含量为 $N(^{12}\mathrm{C})$。刚死时的古生物中 ^{14}C 的含量为 $N_0(^{14}\mathrm{C})$；现在古生物遗骸中 ^{14}C 的含量为 $N(^{14}\mathrm{C})$。

根据衰变规律有 $\qquad N(^{14}\mathrm{C}) = N_0(^{14}\mathrm{C}) e^{-\lambda t}$

由题意知 $\qquad\qquad \rho = \dfrac{N(^{14}\mathrm{C})}{N(^{12}\mathrm{C})}$

古生物刚死时 ^{14}C 与 ^{12}C 的含量之比与当时空气中 ^{14}C 与 ^{12}C 的含量之比相等：

$$\rho_0 = \frac{N_0(^{14}\mathrm{C})}{N(^{12}\mathrm{C})}$$

所以 $\qquad\qquad \dfrac{\rho_0}{\rho} = e^{\lambda t}$

因此得 $\lambda t = \ln \dfrac{\rho_0}{\rho}$，即

$$t = \frac{1}{\lambda} \ln \frac{\rho_0}{\rho} = T \frac{\ln(\rho_0/\rho)}{\ln 2}$$

【例 11-4】 利用 ^{131}I 的溶液做甲状腺扫描，在溶液刚出厂时需注射 1.0mL，如果该溶液最多只能注射 4.0mL，求最多可存放多长时间用作甲状腺扫描？（^{131}I 半衰期为 8.04d，可用 8.0d 来近似计算）

解：做同样扫描必须保证同样的放射性活度，设单位体积内 ^{131}I 核素数目为 n，根据衰变定律可得 $n = n_0 \left(\dfrac{1}{2}\right)^{t/T}$。

刚出厂时，$V_0 = 1.0\mathrm{mL}$ 溶液的放射性活度为 $\qquad A_0 = \lambda N_0 = \lambda n_0 V_0$

存放时间 t 时，$V = 4.0\mathrm{mL}$ 溶液放射性活度为 $\qquad A = \lambda N = \lambda n V$

根据 $A_0 = A$，得 $n_0 A_0 = n A$，即 $n_0 V_0 = n V = n_0 \left(\dfrac{1}{2}\right)^{t/T} V$，求出 $t = 2T = 16.0\mathrm{d}$。

答：最多可以存放 16.0d 用作甲状腺扫描。

【例 11-5】 某放射性元素的半衰期为 20 天，问：（1）衰变掉原有原子数的 3/4 所需的时间有多长？（2）剩下原有原子数的 1/8，所需的时间多长？（3）该元素的衰变常数和平均寿命各是多少？

已知： $T=20d$，$N_1/N_0=1/4$，$N_2/N_0=1/8$；**求：** $t_1=?$ $t_2=?$ $\lambda=?$ $\tau=?$

解： 由核衰变定律 $N=N_0\left(\dfrac{1}{2}\right)^{t/T}$ 得 $t=T\log_2\dfrac{N_0}{N}$，所以

$$t_1=T\log_2\frac{N_0}{N_1}=20\log_2\frac{4}{1}=40d,\ t_2=T\log_2\frac{N_0}{N_2}=20\log_2\frac{8}{1}=60d$$

衰变常数
$$\lambda=\frac{\ln2}{T}=\frac{0.693}{20}=0.0347d^{-1}$$

平均寿命
$$\tau=\frac{1}{\lambda}=\frac{1}{0.0347}=28.8d$$

答：（1）衰变掉原有原子数的 3/4 所需的时间为 40 天；（2）剩下原有原子数的 1/8，所需的时间为 60 天；（3）该元素的衰变常数是 $0.0347d^{-1}$，平均寿命各是为 28.8 天。

【例 11-6】 测得某样品的放射性活度经 30 天减为原来的 12.5％，求该样品的衰变常数、半衰期和平均寿命。

已知： $t=30d$，$A(t)=0.125A_0=0.125\lambda N_0$；**求：** $\lambda=?$ $T=?$ $\tau=?$

解： 根据放射性活度的指数规律有

$$A(t)=\lambda N(t)=\lambda N_0 e^{-\lambda t}$$

代入已知得
$$e^{-\lambda t}=e^{-30\lambda}=0.125$$

取对数得
$$-30\lambda=\ln 0.125$$

解出
$$\lambda=8.02\times10^{-7}s^{-1}$$

所以有
$$T=\frac{\ln2}{\lambda}=8.64\times10^5 s,\ \tau=\frac{1}{\lambda}=1.24\times10^6 s$$

答： 该样品的衰变常数为 $8.02\times10^{-7}s^{-1}$，半衰期为 $8.64\times10^5 s$，平均寿命为 $1.24\times10^6 s$。

【例 11-7】 试讨论 $^{16}O\rightarrow{}^{12}C+{}^4He$ 反应式是否可能？

已知： $m(^{16}O)=15.994915u$，$m(^{12}C)=12.000000u$，$m(^4He)=4.002603u$。

解： 质量亏损为：$\Delta m=m(^{16}O)-m(^{12}C)-m(^4He)$
$$=(15.994915-12.000000-4.002603)u$$
$$=-0.007688u$$

答： $\Delta m<0$，说明衰变能 $Q<0$，因此以上反应式是不可能发生。

【例 11-8】　已知 $^{226}_{88}$Ra 的质量为 1.8×10^{-8}g，$T=1620$a，若离放射源 1cm 远处有一面积为 0.03cm^2 的闪烁晶体（设每束射线可引起一次闪烁），求 1min 内在闪烁晶体上可出现多少次闪烁？

已知：$m=1.8\times10^{-8}$g，$A=226$，$T=1620$a，$d=1$cm，$S=0.03$cm^2，$t=1$min；求：$N'=?$

解：质量为 1.8×10^{-8}g 的 $^{226}_{88}$Ra 总核数为

$$N_0=\frac{mN_A}{A}=\frac{1.8\times10^{-8}}{226}\times6.022\times10^{23}=4.796\times10^{13}$$

则其放射性活度为

$$A_0=\lambda N_0=\frac{0.693}{T}\times N_0=\frac{0.693\times4.796\times10^{13}}{1620\times365\times24\times60\times60}\text{Bq}=650.6\text{Bq}$$

所以每分钟 $^{226}_{88}$Ra 放出射线数

$$N=A_0t=650.6\times60=3.9\times10^4$$

这个数目射线是由于原子核衰变向整个 4π 立体角释放射线的总数，1cm 远外的 0.03cm^2 闪烁体接收到射线数为 N'，则有

$$\frac{N}{4\pi\times1^2}=\frac{N'}{0.03}，N'=\frac{0.03N}{4\pi\times1^2}=\frac{0.03\times3.9\times10^4}{4\times3.14\times1^2}=93$$

答：在 1min 内闪烁晶体可出现 93 次闪烁光点。

【例 11-9】　临床上常用 ^{59}Fe 检查患者血液的异常情况。已知 ^{59}Fe 的物理半衰期 $T=46.3$d，生物半衰期 $T_b=65$d，问患者服用 13.5d 后，残留于患者体内的放射性核素的相对量 N/N_0 为多大？

已知：$T=46.3$d，$T_b=65$d，$t=13.5$d；求：$N/N_0=?$

解：由 $\frac{1}{T_e}=\frac{1}{T}+\frac{1}{T_b}=\frac{1}{46.3}+\frac{1}{65}$，得 $T_e=27$d，故 $\frac{N}{N_0}=\left(\frac{1}{2}\right)^{\frac{t}{T}}=\left(\frac{1}{2}\right)^{\frac{13.5}{27}}=70.7\%$。

答：患者服用 13.5d 后，残留于患者体内的放射性核素的相对量为 70.7%。

【例 11-10】　向一病人静脉注射含有放射性 ^{24}Na 而活度为 3.0×10^5Bq 的食盐水。10h 后抽取该病人的血液 1cm^3 测得其活度是 30Bq。试求此病人全身血液的总体积。（已知的 ^{24}Na 半衰期为 $T=14.8$h）

已知：$A_0=3.0\times10^5$Bq，$t=10$h，$A=30$Bq，$T=14.8$h；求：$V=?$

解：由于 10h 后抽取该病人的血液 1cm^3 测得其活度是 30Bq，因此 10h 后该病人的全身血液活度为 30VBq，已知半衰期 $T=14.8$h，衰变常数：$\lambda=\frac{\ln2}{T}=\frac{0.693}{14.8}h^{-1}=0.0468$h^{-1}

根据题意知 $A_0 = 3.0 \times 10^5 \mathrm{Bq}$，由放射性活度

$$A = \lambda N = \lambda N_0 \mathrm{e}^{-\lambda t} = A_0 \mathrm{e}^{-\lambda t}$$

知

$$30V = A_0 \mathrm{e}^{-\lambda t} = 3.0 \times 10^5 \times \mathrm{e}^{-0.0468 \times 10} = 1.88 \times 10^5$$

因此

$$V = 6.27 \times 10^3 \mathrm{cm}^3 = 6.27 \mathrm{L}$$

答：此病人全身血液的总体积为 6.27 升。

【例 11-11】 一患者体重 60kg，受 8g 纯钴($^{60}\mathrm{Co}$)源照射 30s，若放射源所发出的 γ 射线有 1% 到达患者，试计算患者接受的剂量有多大？设 $^{60}\mathrm{Co}$ 每次衰变产生两个 γ 光子，每个光子平均能量为 1MeV，在人体组织减弱一半的厚度为 10cm。(已知 $^{60}\mathrm{Co}$ 的半衰期为 $T = 5.27\mathrm{a} = 1.662 \times 10^8 \mathrm{s}$)

已知：$W = 60\mathrm{kg}$，$m = 8\mathrm{g}$，$t = 30\mathrm{s}$，$\eta = 1\%$，$A = 60$，$T = 5.27\mathrm{a} = 1.662 \times 10^8 \mathrm{s}$，$x_{1/2} = 10\mathrm{cm}$；**求**：$D = ?$

解：$8\mathrm{g}^{60}\mathrm{Co}$ 的放射性活度为

$$A = \lambda N = \frac{\ln 2}{T} \cdot \frac{N_A m}{A} = \left(\frac{0.693}{1.662 \times 10^8} \times \frac{8 \times 6.022 \times 10^{23}}{60} \right) \mathrm{Bq} = 3.35 \times 10^{14} \mathrm{Bq}$$

由于 $^{60}\mathrm{Co}$ 每次衰变产生两个 γ 光子，故 $8\mathrm{g}^{60}\mathrm{Co}$ 每秒应该产 6.7×10^{14} 个 γ 光子。为简化起见，设人体前后的平均厚度为 10cm，根据题意知入射到患者的 γ 射线约有一半穿过人体而未发生相互作用，另一半则被人体吸收；又由于每个光子平均能量为 1MeV，放射源所发出的 γ 射线有 1% 到达患者，因此人体每千克秒所吸收的能量为

$$E = \frac{\dfrac{6.7 \times 10^{14}}{2} \times 1.602 \times 10^{-13} \times 1\%}{60} \mathrm{J} \cdot \mathrm{kg}^{-1} \cdot \mathrm{s}^{-1}$$

$$= 8.94 \times 10^{-3} \mathrm{J} \cdot \mathrm{kg}^{-1} \cdot \mathrm{s}^{-1} = 0.894 \mathrm{rad} \cdot \mathrm{s}^{-1}$$

照射 30s 患者接受的剂量为

$$D = 0.894 \times 30 = 26.82 \mathrm{rad}$$

答：照射 30s 患者接受的剂量为 26.82rad。

【例 11-12】 已知 $^{31}\mathrm{P}$ 核系统处于磁场强度为 3.600～3.602T 的磁场中，今欲使其发生共振吸收，应施加射频波(RF)的频率范围是多少？已知 $^{31}\mathrm{P}$ 的旋磁比 $\gamma = 17.24 \mathrm{MHz} \cdot \mathrm{T}^{-1}$。

解：依拉莫尔公式 $\omega = \gamma B$，$^{31}\mathrm{P}$ 核的旋磁比为 $\gamma = 17.24 \mathrm{MHz} \cdot \mathrm{T}^{-1}$。

当 $B = 3.600\mathrm{T}$ 时，$f_1 = \dfrac{\gamma B}{2\pi} = \dfrac{17.24 \times 3.600}{2\pi} = 9.883 \mathrm{MHz}$

当 $B = 3.602\mathrm{T}$ 时，$f_2 = \dfrac{\gamma B}{2\pi} = \dfrac{17.24 \times 3.602}{2\pi} = 9.888 \mathrm{MHz}$

答：应施加射频波（RF）的频率范围是 9.883～9.888MHz。

三、课后训练

（一）填空题

1. 在原子核物理中，标记原子核用 $^A_Z X$，其中左上角的数值 A 代表＿＿＿＿，左下角的数字 Z 表示＿＿＿＿。

2. 原子核是由质子和中子组成的，它们统称为＿＿＿＿。

3. 原子核内质子数、中子数和能量状态都相同的同类原子称为＿＿＿＿。

4. 相对原子质量不同、而化学性质相同的元素在化学元素周期表中处于同一位置，有相同的 Z，这种元素称为＿＿＿＿。

5. 质子数和中子数相同，而处于不同能量状态的核素称为＿＿＿＿。

6. 当质子和中子组成核子时，有大量的能量放出，这能量称为原子核的＿＿＿＿。

7. 放射性核素在进行 α 衰变时，与母体核比较，子体核的质量数减少＿＿＿＿，原子序数减少＿＿＿＿。

8. ＿＿＿＿是表示带电粒子电离本领强弱的物理量。

9. ^{32}P 的衰变常数为 $5.96 \times 10^{-7} s^{-1}$，则其半衰期为＿＿＿＿ d。

10. 生物体内的放射性核素，由于物理衰变和机体代谢使放射性母核素减少一半所需的时间称为＿＿＿＿。

11. 某放射性核素在 5min 内减少了 34.2%，则其平均寿命为＿＿＿＿ min。

12. ^{131}I 的半衰期为 8d，若某年 4 月 1 日检测时，^{131}I 放射性活度为 8.24×10^5 Bq，则到 4 月 17 日时放射性活度为＿＿＿＿ Bq。

13. 某放射性核素的半衰期为 30y，放射性活度减为原来的 12.5% 所需的时间为＿＿＿＿ y。

14. $^{235}_{92}U$ 要经过＿＿＿＿衰变和＿＿＿＿衰变才变成 $^{207}_{82}Pb$。

15. 关于辐射剂量，国际上规定，经过长期积累或一次性照射后，对机体既无损害、又不发生遗传危害的最大剂量为＿＿＿＿。

（二）选择题

1. 在原子核中核子的密度 〔　　　〕。

A. 随质量数 A 的增加而增加　　　　B. 随质量数 A 的增加而减少

C. 与核外电子分布有关　　　　　　D. 大体上不变

2. 原子核内，核子之间的结合力为 〔　　　〕。

A. 电磁力　　　　B. 万有引力　　　　C. 库仑力　　　　D. 强力

3. 原子核发生衰变后，新生成的子核的原子序数比母核大了，说明原子核中一定发生了 [　　]。

　A. α 衰变　　　　　　B. β 衰变　　　　　　C. 电子俘获　　　　D. 内转换

4. 一种放射性核素，经 24h 后的数目是它开始时数目的 1/8，该放射性核素的半衰期为 [　　]。

　A. 3h　　　　　　　　B. 6h　　　　　　　　C. 8h　　　　　　　D. 12h

5. 某放射性核素的放射性活度减为原来 12.5% 所需的时间为 90y，则该放射性核素的平均寿命为 [　　]。

　A. 30.3y　　　　　　B. 43.3y　　　　　　C. 50.3y　　　　　D. 55.2y

6. 锝 99 的生物半衰期为 1d，物理半衰期为 0.25d，若锝作为药物被患者服用，经过多长时间放射性活度减为原来的一半 [　　]。

　A. 0.2d　　　　　　B. 0.25d　　　　　　C. 0.5d　　　　　　D. 1d

7. 镭的半衰期为 1590y，则镭的放射性活度为 [　　]。

　A. 7.85mC_i　　　　B. 3.68mC_i　　　　C. 9.95mC_i　　　D. 6.55mC_i

8. 在下列各种衰变中，位移法则相同的是 [　　]。

　A. β 衰变和 β^+ 衰变　　　　　　　　B. β 衰变与电子俘获

　C. α 衰变和 β 衰变　　　　　　　　　　D. β^+ 衰变与电子俘获

9. 某原子核经过 2 次 β 衰变和 1 次 α 衰变后，新生成的子核 [　　]。

　A. 质量数与母核相等　　　　　　　　　B. 质子数比母核少 2 个

　C. 电荷数与母核相等　　　　　　　　　D. 中子数比母核少 4 个

10. 一种放射性核素能同时进行几种核衰变，且各个衰变过程中的衰变常数分别为 λ_1，λ_2，λ_3，…，若总的衰变常数为 λ_0，则 [　　]。

　A. $\lambda_0 = \lambda_1 + \lambda_2 + \lambda_3 + \cdots$　　　　　　B. $\dfrac{1}{\lambda_0} = \dfrac{1}{\lambda_1} + \dfrac{1}{\lambda_2} + \dfrac{1}{\lambda_3} + \cdots$

　C. $\lambda_0 = \lambda_1 = \lambda_2 = \lambda_3 = \cdots$　　　　　　D. 以上各式均不正确

11. ^{32}P 的半衰期为 14.3d，则 1mg 纯 ^{32}P 的放射性活度为 [　　] Bq。

　A. 1.06×10^{10}　　　　　　　　　B. 2.04×10^{10}

　C. 2.6×10^{10}　　　　　　　　　　D. 1.82×10^{10}

12. 一个含 ^3H 的样品的放射性活度为 3.7×10^2 Bq，则样品中 ^3H 的含量有 [　　] g。

　A. 2.42×10^{-12}　　　　　　　　B. 3.68×10^{-12}

　C. 1.56×10^{-12}　　　　　　　　D. 1.03×10^{-12}

13. 当放射系放射平衡时，母体的放射性活度 A_1 与子体的放射性活度 A_2

的关系为 〔　〕。

A. $A_1 < A_2$

B. $A_1 > A_2$

C. $A_1 = A_2$

D. 无法确定

14. 每单位质量的照射物质从射线吸收的能量称为 〔　〕。

A. 放射性活度

B. 照射量

C. 吸收剂量

D. 吸收剂量率

15. 每单位质量的空气中因电离作用而产生的电量称为 〔　〕。

A. 照射量

B. 吸收剂量

C. 剂量当量

D. 吸收剂量率

16. 照射量为1R的α射线与β射线对人体的等效剂量之比约为 〔　〕。

A. 20：1

B. 1：20

C. 1：2

D. 2：1

17. 在进行辐射预防时，对各种射线应选用的物质为 〔　〕。

A. X射线和γ射线用铝屏蔽

B. β射线用石蜡屏蔽

C. 中子用水和石蜡屏蔽

D. β射线用原子序数低的物质如塑料等进行屏蔽

18. 下列衰变不产生新核素的是〔　〕。

A. α衰变

B. β衰变

C. β^+衰变

D. γ衰变

19. $^A_Z X$ 发生电子俘获后子核为〔　〕。

A. $^A_{Z+1} Y$

B. $^A_{Z-1} Y$

C. $^{A+1}_Z Y$

D. $^{A-1}_{Z-1} Y$

20. 质子的质量为m_p，中子的质量为m_n，它们结合成质量为m的氘核，放出的能量应为〔　〕。

A. $(m_p + m_n - m)c^2$

B. $(m_p + m_n)c^2$

C. mc^2

D. $(m - m_p)c^2$

（三）计算题

1. ^{6}He核的质量是6.01779原子质量单位，^{6}Li核的质量是6.01348原子质量单位，试分别计算两核的结合能和比结合能。

2. 氘核每个核子的结合能为1.09MeV，氦核为7.06MeV，问两个氘核组成氦核时放出多少能量，由氘核组成1kg氦核时，可放出多少热量？为了得到同样多的热量，需要多少煤（煤的燃烧值为2.97×10^7 J·kg^{-1}）？

3. 给病人身上注射1cm^{3}含放射性同位素^{24}Na的溶液，其放射性活度为2000Bq，注射5h后，1cm^{3}血液的活度为0.27Bq，已知^{24}Na的半衰期为15h，求此病人体内血液的总量。

4. 已知^{32}P的半衰期为14.3d，试计算2μg纯粹的^{32}P放射性活度。

5. 某矿石中含有甲、乙两种放射核素，已知甲的半衰期为10d，乙的半衰期为30d，经过60d后，矿石中两种放射性核素的质量恰好相等，则矿石中原来甲、乙两种核素的质量之比是多少？

6. 利用^{131}I（半衰期为8d）溶液做甲状腺扫描，在溶液出厂时，只需注射0.5ml就够了，（1）溶液出厂后储存了4d，做同样扫描需注射多少溶液？（2）如果每次扫描时注射量不应超过8ml，溶液的有效寿命为多少天？

7. ^{32}P是医学中放射治疗用的一种核素（半衰期为14.3d）。现有^{32}P1μg，问一昼夜中放出多少β粒子？

8. ^{24}Na的半衰期为14.8h，现需100μCi的^{24}Na，从生产地到使用地需6h，问应从生产地取多少μCi ^{24}Na？

9. ^{131}I是医疗中常用的放射性核素，它的物理半衰期为8d，在甲状腺中生物半衰期为15d，问其有效半衰期为多少天？在甲状腺治疗中可给病人口服4mCi含碘的药液，问经过10d后，体内的放射性活度为多少？

10. 一放射性物质含有两种放射性元素，其中一种半衰期为1d，另一种半衰期为8d，在开始时，短寿命核素的活度为长寿命核素核128倍，问经过多少时间后两者的活度将相等？

11. ^{226}Ra的半衰期是1600y，问一克^{226}Ra中每秒有多少原子衰变？（1y＝$3.1557×10^7$s）

12. 放射性核素的物理半衰期为8d，在体内的生物半衰期为3d，如果体内原来的放射性活度为$3.7×10^9$Bq，则24d后还有多少？

13. 某患者口服^{131}I治疗甲状腺功能亢进症，设每克甲状腺实际吸收100μCi的^{131}I，其有效半衰期约为5d，衰变时发射的β射线的平均能量约为200keV，全部在甲状腺内吸收，射线的吸收可忽略，试计算甲状腺接受的剂量。

14. 要测得某物质的质子NMR谱，若仪器的操作频率为100兆周/秒，问需多大的磁场强度才能共振。（$g_N＝5.5854$，$β＝5.0508×10^{-27}$J·T^{-1}）

四、习题答案

（一）填空题

1. 质量数 质子数 2. 核子 3. 核素 4. 同位素 5. 同质异能素 6. 结合能 7. 4 2 8. 电离比值 9. 13.46 10. 有效半衰期 11. 27.5 12. 2.06

13. 90　14. 7次 α　4次 β　15. 最大容许剂量

（二）选择题

1. A　2. D　3. B　4. C　5. B　6. A　7. C　8. D　9. D　10. A　11. A
12. C　13. A　14. C　15. A　16. A　17. CD　18. D　19. B　20. A

（三）计算题

略

参 考 文 献

[1] 石永峰，王淑萍，阮平. 医用物理学导读 [M]. 哈尔滨：东北林业大学出版社，1999.

[2] 甘平. 医学物理学学习指导 [M]. 南京：江苏科学技术出版社，2013.

[3] 盖立平，李乐霞，潘志达. 医学物理学学习指导 [M]. 北京：科学出版社，2013.

[4] 王光昶. 医学物理学学习指导 [M]. 北京：清华大学出版社，2012.

[5] 潘志达. 医学物理学学习指导及习题集 [M]. 北京：人民卫生出版社，2009.

[6] 胡新珉. 医学物理学学习指导 [M]. 北京：人民卫生出版社，2000.

[7] 马远新，樊孝喜. 医学物理学学习指导 [M]. 北京：科学出版社，2006.

[8] 李宾中. 医学物理学学习指导与习题解答 [M]. 北京：科学出版社，2010.

[9] 仇惠，刘东华. 医学物理学学习指导 [M]. 北京：科学出版社，2008.

[10] 张立平，薛俭雷. 医学物理学学习指导 [M]. 北京：机械工业出版社，2015.